中医传统技法

韩冰凌　史百成　王振江　主编
李国平　刘从明　徐洪杰　审订

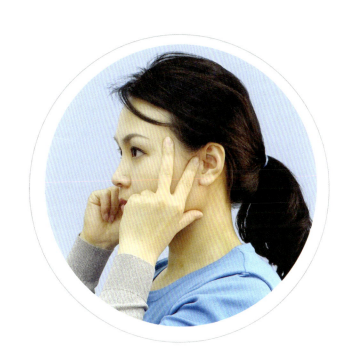

中国第一部运用意会图解读《内经》十四经脉湄布理论的书
中国第一部运用病质三态理论和自身打磨理论讲解针刺奥秘的书
中国第一部将带有浓郁的传承意味的针灸治疗技术引向家庭的书
中国第一部由没有项目资金却能攻克中医院校针灸课题的民间团队编著的书
中国第一部将健身疗法分类为体贴健身疗法、扶助健身疗法和自力健身疗法的书

中医古籍出版社

图书在版编目（CIP）数据

中医传统技法/韩冰凌等主编. —北京：中医古籍出版社，2017.11
ISBN 978-7-5152-1641-6

Ⅰ.①中… Ⅱ.①韩… Ⅲ.①中医治疗法 Ⅳ.①R242

中国版本图书馆CIP数据核字（2017）第287101号

中医传统技法

韩冰凌 史百成 王振江 主编

责任编辑	焦浩英
封面设计	韩博玥
出版发行	中医古籍出版社
社　　址	北京东直门内南小街16号（100700）
印　　刷	三河市华东印刷有限公司
开　　本	889mm×1194mm 1/16
印　　张	18.75
字　　数	300千字
版　　次	2017年11月第1版　2017年11月第1次印刷
印　　数	0001～2000册
书　　号	ISBN 978-7-5152-1641-6
定　　价	68.00元

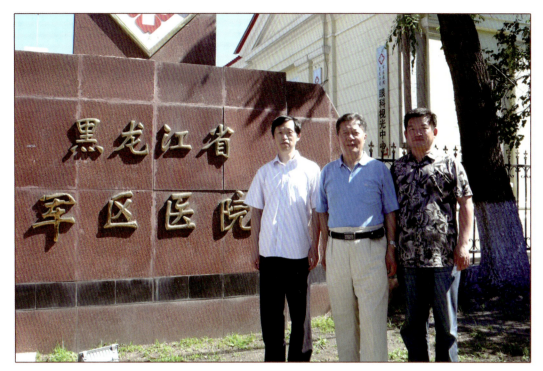

《工程》作品的主编史百成、韩冰凌与编审李国平教授合影

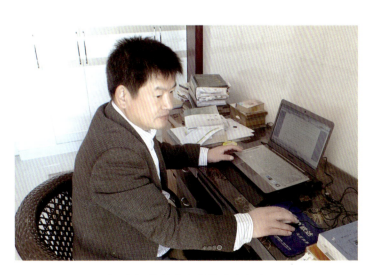

《工程》作品的主编韩冰凌先生

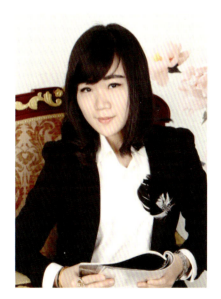

《工程》作品的副主编郑成奇

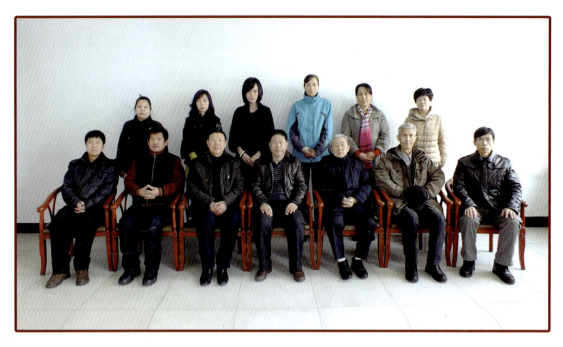

《工程》部分组创人员合影

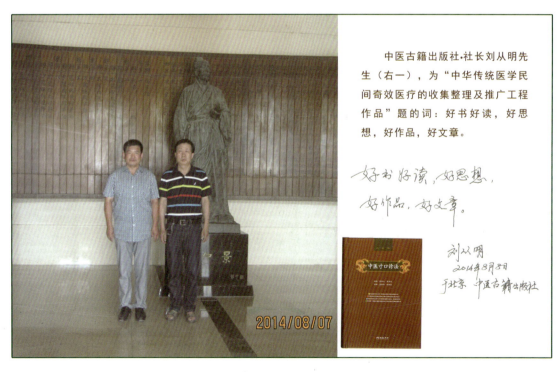

《工程》创始人韩冰凌先生与中医古籍出版社社长刘从明教授在共建"中华传统医学民间奇效医疗的收集整理及推广工程"合作协议书上签字后的合影，社长刘从明教授为《工程》作品题词"好书好读，好思想，好作品，好文章。"

《中医传统技法》编委会

主　　编　韩冰凌　史百成　王振江
副主编　郑成奇　张　颖　刘静波
编　审　李国平　刘从明　徐洪杰
顾　问　王国禄　于　忠　苗先志
　　　　李　忠
编　委　张全彬　徐　晶　程宝锋
　　　　高　超　朴莲姬　何宝忠
　　　　王月红　王力娟　赵晓明
　　　　霍瑞麒
绘　图　韩冰凌　王振江

作者介绍

韩冰凌，《中医寸口诊法》《中医传统技法》《传统理念经络意会图解》《象素脉诊学》的作者，《中华传统医学民间奇效医疗的收集整理及推广工程》的设计者和发起人之一，《工程》作品的主编及著作权人，"中医病质理论、中医脉质理论、中医象素理论，脉体四纲理论、脉诊公式化理论和脉轴主病理论"的创立者，"十四经脉意会图"的创意者和绘制者，"中医自重网站"（www.zhongyizizhong.com）的创始人。

1996年他在贵州开展医疗扶贫，就是运用祖传的中医诊治技术，一个月内治愈了李盛荣二十多年的老胃病，一周内使患手足不遂近十年的王少清恢复了肢体功能，五日内使患中风半年之久的伍永明扔掉了双拐。

他创立的"中医病质理论"，从物质形态领域揭开了针刺治疗疾病的奥秘，同时也向世人揭示了人体的自身打磨与开启机关关节，恢复或改善肢体活动能力的自然规律。"脉体四纲理论"，从人体及人体运动结构中总结出脉象分析中的诸多规律，不仅丰富了中医脉学的基础理论，还填补了中医脉象分析理论中的一页空白。"中医象素理论"，不仅使象证分析变得更加的条理化、清晰化了，从而有效地提高了脉象的分辨率，还能使读者摆脱两千年以来靠背套脉条推病的传统模式；"脉诊公式化理论"，不仅使脉诊结构层次化和数据化了，还大大提高了诊脉的速度和准确性。

韩氏认为，中医的特色即是中医的诊治优势，临床主要表现在"脉诊、针灸、中药"三个方面；发展中医当从中医的实际情况出发，立足于根本，着实提高基层中医的辨证能力和技术能力，努力做到中药和针灸的同步发展；中西医结合，首先是指"中西医辨证理念"的结合，在结合中共同分析和研究患者的病情，商讨和制定合理的治疗方案，而不是一见患者就这边用中医治一治，那边又用西医治一治，更不能单纯地理解为中西医的治疗手段齐上；中西医结合也是指临床中的中西医诊治优势的结合，中西医要协调发展就必须坚持"优势发展"的战略方针，切实做到中西医间的"优者先行"。

相关信息

工程网站：www.zhongyizizhong.com（"中医自重"网站）

博客地址：http://blog.sina.com.cn/u/3931976531

电子信箱：hanbingling.doc@163.com

微信账号：17710290248（预约咨询）

语音联系：13763768005、13194552285（语音咨询）

序　言

　　皇甫谧在《黄帝三部针灸甲乙经》之序中曰："黄帝咨访岐伯、伯高、少俞之徒，内考五脏六腑，外综经络血气色候，参之天地，验之人物，本性命，穷神极变而针道生焉。其论至妙，雷公受业传之于后……"。斯"黄帝三部"，即《素问》、《针经》、《明堂》三部医书。黄帝三部医书的问世，为针灸技法的广泛运用奠定了理论基础。

　　承远古之恩，行仙人医道。熠此，韩冰凌同志将全书分"〈传统技法概论〉〈绿色健身疗法〉和〈传统针刺疗法与家庭实用灸法〉"三篇，着重讲解了"传统针刺疗法、传统灸熨疗法和绿色健身疗法"。作者竭尽能力，以其简而精确的语句，从通俗易懂的基础理论到精妙适用的操作技法，引导读者一步步地走入临床。

　　《中医传统技法》是自《中医寸口诊法》之后，由冰凌同志执笔撰写的又一部中医学专著。从脉诊到中医传统技法，随后便是作者的又一部专著《中医针灸临床》。韩冰凌同志是"中医病质理论、中医象素理论、脉体四纲理论和脉诊公式化理论"的创立者，由此被誉为建国以来在针灸界推出创新型理论的第一人。1996年他在麻山腹地开展医疗扶贫，就是运用传统的针灸疗法，一个月内治愈了李盛荣的二十多年的老胃病，一周内使患手足不遂近十年的王少清恢复了肢体功能，五日内使患中风半年之久的伍永明扔掉了双拐。他所创立的"中医病质理论"，从物质形态领域揭开了针刺治疗疾病的奥秘，从而赢得了中医界众多同仁的赞赏。

　　除此之外，韩冰凌同志也是"十四经脉意会图"的创意者和绘制者。他的意会图所表达的是《内经》中的原版内容，这给读者学习《内经》的经脉循布理论带来了很多方便。韩冰凌同志的"十四经脉意会图"并没有人体的外部轮廓，却能将十四经脉的内行情况和外行情况清晰而准确地表达出来，让我们一眼看上去就有一种心清目爽的感觉。几千年传承下来的中医经络理论，在今天能让后人以意会图的形式进行清晰的解读，这是时代所创造的一个奇迹。

　　韩冰凌、史百成都是我的学生，他们对中医的执着的奉献精神，及其对中医理论的研究成就是令人钦佩和赞赏的，他们是时代的楷模。我坚信在不久的将来，他们的创新理论一定能对中医的传承和发展产生积极的影响。

李国平
2014年12月24日于家中

韩冰凌同志心中的全民健康梦

李国平

  2003年的12月份，我收到了由徐洪杰同志推荐的名为"对针刺关节痹证的探究"的医学论文，当时我任《黑龙江中医药》杂志的编审。这篇论文被刊登在《黑龙江中医药》2004年第2期上，作者是韩冰凌。文章中推出两个创新型理论，即病质三态理论和自身打磨理论，统称为中医病质理论。从文章的结构到内容，以及作者着实的创作精神，超前的健康意识，无不让人赞叹。文章登出后，我破例给他写了封信，对它的创新型理论给予了很高的评价，希望他再接再厉，多写一些这样的文章。2004年的4月份，韩冰凌同志特意到哈尔滨来看我，他给我的第一印象是刚毅、文气，也有几分帅气。让我没有想到的是，年仅30几岁的年轻人竟然写出了这样颇有建树的文章。从那天起我俩就建立了师生关系，至今已有12年了。

  韩冰凌，当代最优秀的民间中医之一，当代青年之楷模。1996年他在贵州麻山腹地开展医疗扶贫，运用家传的中医诊治技术，一个月内治愈了李盛荣二十多年的老胃病，一周内使患手足不遂近十年的王少清恢复了肢体功能，五日内使患中风半年之久的伍永明扔掉了双拐，这些成绩在紫云县政府、镇政府出具的扶贫鉴定中都有记载。

  贫困地区不仅是缺医少药，还缺少医疗技术。那里的很多疾病都应当由中医来诊治，尤其是肢体病症，可是由于缺少中医，很多患者都因西医的诊治不当而致残。触目惊心的医疗状况，使他产生了立志为中医的技术传承做些事情的想法，于是他开始了对中医理论进行深层的探究和对中医理论作品的创作。屈指一数已经整整20年了，他推出了很多创新型理论，诸如"中医病质理论、中医脉质理论、中医象素理论，脉体四纲理论、脉诊公式化理论和脉轴主病理论"等，这对中医的技术传承起到了不可忽视的带动作用。

  说他是中医中的奇才，一点都不夸张。在《中医寸口诊法》中，他说："孝敬父母，关爱老人，是中华民族的传统美德。为了家人的健康，我们不妨效仿古人，自修医道。此举能使您在家中，对老人可表孝敬之心，对爱人可表体贴之情，对儿女可表仁慈之爱。崇尚科学，纯正民风，利国利民。"这一超前的思想意识，与国家的"大卫生、大健康，促进健康中国建设"的理念是相吻合的。

  最令人敬佩的是他做事的远见性和着实性，20年来他一直都在为"中医技术传承"的远大梦想辛勤地工作着。我们知道，中医的传统特色是"脉诊、针灸和方剂"，可是从实际讲，由于中医被西化，使中医的临床诊治失去了传统特色。尤其是脉诊，由于诊脉不准确，使临床辨证失去了最重要的信息渠道。脉诊好比裁缝的量体定尺寸，脉诊不准确则会使临床辨证及治疗进入误区，从而不仅会影响到针灸组方，还会影响到方剂的药物配伍。脉诊是中医临床必须注重的一项技术，中医用"大处方"，是因为医生不精通脉诊，从而无法把握用药的尺度，便自以为"大处方药"治病疗效来得快，忽略了中医的平衡用药理念。

  2010年国家中医药管理局颁发了《"治未病"健康工程实施方案》，决定在各级医院设立中医"治未病"科室。从实际讲，"治未病"的临床诊断的难度要比"治已病"大得多，由于是未来疾病，医生的诊断怎样才能让患者信服，这就得靠疗效说话。诊断不准确，治疗就不会贴合病情，疗效就不会让患者满意，相反还会使患者失去最佳的治疗时机。于是，治未病科的中医一定得精通脉诊，否则就无法担当这一责任和使命。

  韩冰凌同志从全民的健康需求出发，富有远见地推出了"中华传统医学民间奇效医疗的收集整理及推广工程"，这是一个旨在将一些珍贵的中医诊治技术推向社会的健民工程。工程拟定推出六部作品，即《中医寸口诊法》《中医传统技法》《传统理念经络意会图解》《象素脉诊学》《中医针灸临床》和《中医用药理念与组方》。根本意图有三个：一是通过《中医寸口诊法》和《象素脉诊学》，大幅度地提升中医的脉诊技术；二是通过《中医传统技法》《传统理念经络意会图解》和《中医针灸临床》，规范中医传统技法的技术操作，尤其是针灸临床技术，将一些珍贵的针灸治病秘方推向社会；三是通过《中医寸口诊法》《象素脉诊学》和《中医用药理念与组方》，规范中医的用药理念，全面提升中医辨证用药的技术能力。

"大健康"是全民的健康，建设健康中国，实现"两个一百年"的中国梦，是十三亿中国人心中的共同愿望和追求。"中华传统医学民间奇效医疗的收集整理及推广工程"是全社会的健康工程，我们希望能有更多的人参与到我们的工程建设中来，大家齐心努力，一同将这一健康工程做大做强做好，同时我们也希望得到国家的政策扶持！

真诚的请求和呼唤

郑成奇

读了《中医寸口诊法》和《中医传统技法》的读者，都会了解我们这个团队的创作风格。我们创建"中华传统医学民间奇效医疗的收集整理及推广工程"（简称《工程》），并向全社会推出我们的《工程》作品，就是想为百姓做些实事儿，同时也想通过我们的劳动为国家和社会创造一点财富。我们这个团队有国内知名的专家教授、国际知名的中医古籍总编，还有世界著名的企业家、发明家及国家技能大师，以及民间的中医爱好者。要特别向读者介绍的是我们《工程》作品的创作者、主编及著作权人，也是《工程》的创始人韩冰凌先生，他是一名真正得到很多真传的特长中医，承家传和名师秘传，他创立了很多新理论，诸如"中医病质理论、脉体四纲理论、脉轴主病理论和脉诊公式化理论"等，为中医的传承和发展作出了突出的贡献。

他用知识和技能，朴实的中医辨证思想和新颖独特的创新理论创造了很多医疗奇迹，这是最珍贵的，也是最值得全社会推崇和赞扬的。

如今各国的医疗检测体系都与世界接轨，发达国家是这样，发展中国家也是如此。但是各国的治疗情况未必是统一的，有些国家有自己的特色医疗，比如中国有中医的特色"脉诊、针灸和中药"。然而从各国特色医疗的理论体系来看，中医的理论体系是最系统也是最庞大的，这是人类最宝贵的知识财富。作为炎黄子孙、龙的传人，我们既要继承，也有责任一代代地传下去，使中医的特色诊治技术像太阳和月亮一样永远发光。

国际医疗体系中有很多急需研究和攻克的医疗课题，中医要积极地参与研究，不要受以西医为主的现代医疗体系的束缚。中医核心技术的力量是传统的而不是现代的，因而广大的中医一定要挺起腰杆做事，要在临床中充分发挥出自己的聪明才智和技术优势。对那些在临床中出现了医疗奇迹的中医，国家要给予政策等方面的支持，使其医疗成果及时地转化为生产力，为人类的健康服务。

此书中有韩冰凌老师的一篇文章，题目是"关节痛证的中医治疗理念"，文章中讲述了四川宜宾的小患者张巍翰，一家三口千里迢迢来黑龙江求医治病的真实故事。文章中清晰地记载了小患者张巍翰的治疗情况，检验也都是国际化的标准。让人振奋和惊喜的是，伟大的中医治疗奇迹就出现在张巍翰和韩医生的身上。经过3天的针灸和三个月的中药治疗，小患者张巍翰身上的抗"O"（ASO）值，从563降到了292，使这个孩子基本上摆脱了关节痛的折磨。张巍翰的爸爸张全兵发信息说，"尊敬的韩先生，您好。我今天带孩子去医院检查了，刚得到结果，抗链球菌溶血素O（ASO）为292（正常值0~200），我来黑龙江前为563（正常值也是0~200），这两次检查在同一个医院同一个检验科，是非常可信的。您的药的效果会大大超出西医的预料，尊敬的韩先生，您创造了奇迹，中医创造了奇迹，您救了我儿一命，我们全家终身难忘"。

这个治疗结果绝对不是巧合，这是韩医生在治疗之前就和孩子的爸爸谈论过的。由于治疗理念的偏差，从而使小患者在7年的治疗中病情始终不见好转。血清检验中的"抗链球菌溶血素O（ASO）值"的成倍增加，是国际医疗体系中正在研究和探讨的课题。以往的治疗都是以西医为主，病情严重时西医都要给患者注射"长效青霉素"进行控制，再严重则要注射"免疫球蛋白"。对小患者张巍翰，西医也多次建议过注射长效青霉素，但是张巍翰的爸爸没有同意。因为他的同事的孩子就是长期注射了长效青霉素，今年刚满17岁，已经残了。令人感动的是，小患者张巍翰的爸爸为了孩子一直在自学中医，孩子是2岁时得的病，今年孩子9岁，他自学中医已经整整7年了。

我们创建"中华传统医学民间奇效医疗的收集整理及推广工程"，也是设想通过《工程》的实际建设将一些珍贵的中医诊治技术传播出去，为人类的健康服务，为中医的发展服务，使那些时时受着病魔折磨的患者尽快摆脱疾苦。一个患者至少要影响一个家庭，这不仅仅是个人的健康问题，也是家庭的幸福问题，同时也是共建和谐社会中的社会财富的积累问题。在此我们真诚请求国家给我们一点鼓励和支持，从而使更多的人参与我们的《工程》建设。同时，遵照习近平主席"让中医药走向世界"的指示精神，利用民间中医的传承力量和诊治优势，与科研机构一同开发和推广高端的中医药产品，从而让世界更深层地认识中医，让中医的伟大事业更加繁荣光大。

　　谢谢您们，同时祝福大家身体健康，工作顺利，家庭幸福！

目 录

第一篇 传统技法概论 (2)
第一章 中医传统技法 (2)
第一节 针灸疗法 (2)
第二节 拔罐疗法 (5)
第三节 揪㧟疗法 (7)
　　附：口吮疗法 (8)
第四节 绿色健身疗法 (8)
第五节 火手指针气功疗法 (10)
第六节 中医传统舒适性疗法 (12)

第二章 中医传统针法 (14)
第一节 古今针具 (14)
第二节 针刺的禁忌 (19)
第三节 针刺异常情况的处理 (20)
第四节 针刺前的准备与要求 (23)
第五节 针刺的角度、方向、深度 (26)
第六节 针刺中的补泻 (27)

第三章 中医传统灸法 (29)
第一节 灸法概论 (29)
第二节 艾炷灸 (30)
第三节 艾条灸 (31)
第四节 其它灸法 (32)

第二篇 经络系统理论 (35)
第一章 经络系统理论 (35)
第一节 经络系统 (35)
一、经络概要 (35)
　经络系统简述图 (36)
　（一）经脉的分布与走向 (36)
　十四经气血流注图 (37)
　（二）从经脉别出的经别与别络 (37)
　（三）经络系统中的经筋与皮部 (38)
　（四）人体经络的内外联系 (38)
　人体经络内外联系简述图 (39)
　（1）气街 (39)
　（2）腠理 (39)
　（3）溪谷 (39)
　（4）开阖枢 (39)
　（5）四关八虚 (40)
　（6）标本四街 (40)
二、经络气血 (43)

（一）人体正气 ……………………………………………………………（43）
　　　（1）营气 ……………………………………………………………（43）
　　　（2）卫气 ……………………………………………………………（43）
　　　（3）宗气 ……………………………………………………………（44）
　　　（4）原气 ……………………………………………………………（44）
　　　（5）经气 ……………………………………………………………（44）
　　　（6）神 ………………………………………………………………（44）
　　（二）精血津液 ………………………………………………………（45）
　　　（1）精 ………………………………………………………………（45）
　　　（2）血 ………………………………………………………………（45）
　　　（3）津液 ……………………………………………………………（45）
　　　（4）经水 ……………………………………………………………（46）
三、经络气穴 …………………………………………………………………（49）
　　气穴分类简述图 ………………………………………………………（49）
　　（一）经脉根结 ………………………………………………………（49）
　　　（1）根结 ……………………………………………………………（49）
　　　（2）根溜注入 ………………………………………………………（50）
　　　（3）出溜注行入 ……………………………………………………（52）
　　（二）特定穴一 ………………………………………………………（55）
　　　（1）五腧穴 …………………………………………………………（55）
　　　（2）八会穴 …………………………………………………………（57）
　　　（3）交会穴 …………………………………………………………（57）
　　　（4）下合穴 …………………………………………………………（57）
　　　（5）背俞穴 …………………………………………………………（58）
　　　（6）募穴 ……………………………………………………………（59）
　　（三）特定穴二 ………………………………………………………（59）
　　　（1）十二原穴 ………………………………………………………（59）
　　　（2）十六络穴 ………………………………………………………（60）
　　　（3）十六郄穴 ………………………………………………………（61）
　　　（4）八脉交会穴 ……………………………………………………（61）
　　　（5）四总穴 …………………………………………………………（61）
　　　（6）经外奇穴 ………………………………………………………（62）
　　（四）不定穴 …………………………………………………………（62）
　　　（1）阿是穴 …………………………………………………………（62）
　　　（2）扶助穴 …………………………………………………………（62）
四、经络诊治系统 ……………………………………………………………（64）
　　（一）实用理论 ………………………………………………………（64）
　　　（1）经络相通理论 …………………………………………………（64）
　　　（2）经络感传理论 …………………………………………………（64）
　　（二）诊治系统 ………………………………………………………（64）
　　　（1）人体诊病系统 …………………………………………………（64）
　　　人体诊病系统简述图 ………………………………………………（65）
　　　（2）人体治病系统 …………………………………………………（65）

人体治病系统简述图 ……………………………………………………………（65）
　（三）经络疗法 ……………………………………………………………………（66）
　　（1）针刺治病的奥秘 …………………………………………………………（66）
　　（2）灸熨治病的奥秘 …………………………………………………………（66）
　　附：中药与食疗 ……………………………………………………………………（66）
　　（1）中药治病理论 ……………………………………………………………（66）
　　（2）食疗祛病理念 ……………………………………………………………（66）
第二节　十四经脉 …………………………………………………………………（71）
　一、手太阴肺脉 ……………………………………………………………………（71）
　（一）【循布】 ……………………………………………………………………（71）
　（二）【病候】 ……………………………………………………………………（77）
　（三）【针灸】 ……………………………………………………………………（77）
　二、手阳明大肠脉 …………………………………………………………………（79）
　（一）【循布】 ……………………………………………………………………（80）
　（二）【病候】 ……………………………………………………………………（84）
　（三）【针灸】 ……………………………………………………………………（84）
　三、足阳明胃脉 ……………………………………………………………………（85）
　（一）【循布】 ……………………………………………………………………（85）
　（二）【病候】 ……………………………………………………………………（89）
　（三）【针灸】 ……………………………………………………………………（89）
　四、足太阴脾脉 ……………………………………………………………………（90）
　（一）【循布】 ……………………………………………………………………（90）
　（二）【病候】 ……………………………………………………………………（94）
　（三）【针灸】 ……………………………………………………………………（94）
　五、手少阴心脉 ……………………………………………………………………（95）
　（一）【循布】 ……………………………………………………………………（95）
　（二）【病候】 ……………………………………………………………………（98）
　（三）【针灸】 ……………………………………………………………………（98）
　六、手太阳小肠脉 …………………………………………………………………（99）
　（一）【循布】 ……………………………………………………………………（99）
　（二）【病候】 …………………………………………………………………（103）
　（三）【针灸】 …………………………………………………………………（103）
　七、足太阳膀胱脉 ………………………………………………………………（106）
　（一）【循布】 …………………………………………………………………（106）
　（二）【病候】 …………………………………………………………………（110）
　（三）【针灸】 …………………………………………………………………（110）
　八、足少阴肾脉 …………………………………………………………………（112）
　（一）【循布】 …………………………………………………………………（112）
　（二）【病候】 …………………………………………………………………（113）
　（三）【针灸】 …………………………………………………………………（116）
　九、手厥阴心包经 ………………………………………………………………（117）
　（一）【循布】 …………………………………………………………………（117）
　（二）【病候】 …………………………………………………………………（121）

（三）【针灸】 …………………………………………………………………………（121）
　十、手少阳三焦脉 ……………………………………………………………………（121）
　　（一）【循布】 …………………………………………………………………………（121）
　　（二）【病候】 …………………………………………………………………………（125）
　　（三）【针灸】 …………………………………………………………………………（125）
　十一、足少阳胆经 ……………………………………………………………………（125）
　　（一）【循布】 …………………………………………………………………………（125）
　　（二）【病候】 …………………………………………………………………………（129）
　　（三）【针灸】 …………………………………………………………………………（130）
　十二、足厥阴肝经 ……………………………………………………………………（131）
　　（一）【循布】 …………………………………………………………………………（131）
　　（二）【病候】 …………………………………………………………………………（134）
　　（三）【针灸】 …………………………………………………………………………（134）
　十三、任脉 ……………………………………………………………………………（138）
　　（一）【循布】 …………………………………………………………………………（138）
　　（二）【病候】 …………………………………………………………………………（142）
　　（三）【针灸】 …………………………………………………………………………（142）
　十四、督脉 ……………………………………………………………………………（142）
　　（一）【循布】 …………………………………………………………………………（142）
　　（二）【病候】 …………………………………………………………………………（145）
　　（三）【针灸】 …………………………………………………………………………（148）

第二章　腧穴定位方法 …………………………………………………………………（150）
　第一节　经脉循布的平面展示 ………………………………………………………（150）
　　一、经脉循布的平面认识 …………………………………………………………（150）
　　二、经脉图示的基本内容 …………………………………………………………（150）
　第二节　腧穴定位的基本方法 ………………………………………………………（151）
　　一、解剖标志定位法 ………………………………………………………………（151）
　　二、骨度折量定位法 ………………………………………………………………（151）
　　三、同身尺寸定位法 ………………………………………………………………（153）
　第三节　实用型针灸解剖挂图 ………………………………………………………（154）

第三篇　绿色健身疗法 …………………………………………………………………（156）
第一章　体贴健身疗法 …………………………………………………………………（156）
　第一节　动摩手法与动揉手法 ………………………………………………………（156）
　　一、动摩手法 ………………………………………………………………………（156）
　　　（一）操作要点 …………………………………………………………………（156）
　　　（二）派生手法 …………………………………………………………………（164）
　　　　1. 抓摩手法 ……………………………………………………………………（164）
　　　　2. 搓捋手法 ……………………………………………………………………（164）
　　二、动揉手法 ………………………………………………………………………（165）
　第二节　推挤手法与夹挤手法 ………………………………………………………（166）
　　一、推挤手法 ………………………………………………………………………（166）
　　　（一）要点说明 …………………………………………………………………（166）
　　　（二）派生手法 …………………………………………………………………（167）

— 4 —

二、夹挤手法 …………………………………………………………………………（168）
　　　（一）要点说明 ………………………………………………………………………（168）
　　　（二）派生手法 ………………………………………………………………………（169）
　第三节　捋捏手法与捏拿手法 …………………………………………………………（171）
　　一、捋捏手法 …………………………………………………………………………（171）
　　二、捏拿手法 …………………………………………………………………………（173）
　第四节　扣拍手法与击打手法 …………………………………………………………（175）
　　一、扣拍手法 …………………………………………………………………………（175）
　　二、击打手法 …………………………………………………………………………（175）
　第五节　指力点穴与重力指针 …………………………………………………………（175）
　　一、指力点穴 …………………………………………………………………………（175）
　　二、重力指针 …………………………………………………………………………（176）
第二章　扶助健身疗法 ……………………………………………………………………（179）
　第一节　被动屈伸法 ……………………………………………………………………（179）
　第二节　护体升降法 ……………………………………………………………………（181）
　第三节　被动旋转法 ……………………………………………………………………（182）
　第四节　推拉坐卧法 ……………………………………………………………………（184）
第三章　自力健身疗法 ……………………………………………………………………（186）
　第一节　整体功能恢复法 ………………………………………………………………（186）
　第二节　肢节功能恢复法 ………………………………………………………………（187）
　第三节　颈项功能恢复法 ………………………………………………………………（195）
　第四节　自力健身保健操 ………………………………………………………………（198）

第四篇　传统针刺疗法与家庭实用灸法 …………………………………………………（208）
第一章　治理、治则与治法 ………………………………………………………………（208）
　第一节　治理 ……………………………………………………………………………（209）
　第二节　治则 ……………………………………………………………………………（209）
　第三节　治法 ……………………………………………………………………………（210）
第二章　针刺运用理论 ……………………………………………………………………（212）
　第一节　病质理论 ………………………………………………………………………（212）
　第二节　针刺基理 ………………………………………………………………………（212）
　第三节　分部刺法 ………………………………………………………………………（213）
　第四节　针刺调理 ………………………………………………………………………（217）
　第五节　刺手押手 ………………………………………………………………………（218）
　第六节　补泻手法 ………………………………………………………………………（224）
　第七节　针刺要求 ………………………………………………………………………（233）
第三章　针刺操作 …………………………………………………………………………（236）
　第一节　毫针操作 ………………………………………………………………………（236）
　第二节　三棱针操作 ……………………………………………………………………（238）
　第三节　员利针操作 ……………………………………………………………………（240）
　第四节　长针与粗针 ……………………………………………………………………（241）
　第五节　毛针与扁柄针 …………………………………………………………………（241）
　第六节　温针与暖针 ……………………………………………………………………（242）
第四章　灸熨基理与家庭实用灸法 ………………………………………………………（243）

第一节　灸熨基理 …………………………………………………………………………（243）
   第二节　家庭实用灸法 ……………………………………………………………………（243）
附篇　中华传统医学民间奇效医疗的收集整理及推广工程 ……………………………………（246）
  第一部分　中华传统医学民间奇效医疗的收集整理及推广工程 …………………………（247）
    一、《工程》简介 …………………………………………………………………………（247）
    二、《工程》作品 …………………………………………………………………………（247）
  第二部分　韩冰凌的创新理论 ………………………………………………………………（248）
    一、中医病质理论 …………………………………………………………………………（248）
    二、脉体四纲理论 …………………………………………………………………………（249）
    三、中医象素理论 …………………………………………………………………………（249）
    四、脉诊公式化理论 ………………………………………………………………………（249）
  第三部分　中医的过去、现在与未来 ………………………………………………………（250）
  第四部分　客观对待"中西医结合" …………………………………………………………（251）
    一、中西医结合的科学内涵 ………………………………………………………………（251）
    二、中医药的特色优势 ……………………………………………………………………（251）
    三、促进中西医结合的文化动力 …………………………………………………………（252）
  第五部分　韩冰凌的医学文章 ………………………………………………………………（253）
    一、有关创新理论的文章（文章整理：史百成　郑成奇）………………………………（253）
      文章1. 中医病质理论及经络感传理论在针灸临床中的地位 …………………………（253）
      文章2. 对针刺"关节痹证"的探究 ………………………………………………………（256）
      文章3. 痔灶的"治疗－护理－保健"理论 ………………………………………………（257）
      文章4. 正确的"瘦身减肥"理念 …………………………………………………………（259）
      文章5. 正确的"面部祛痘"理念 …………………………………………………………（260）
      文章6. 正确的"中医降糖"理念 …………………………………………………………（263）
      文章7. 关节痛证的"中医治疗"理念 ……………………………………………………（267）
    二、有关针灸临床的文章（文章整理：史百成　何宝忠）………………………………（272）
      文章1. 中医治疗"亚健康证" ……………………………………………………………（272）
      文章2. 针刺治疗"七十二番痧" …………………………………………………………（274）
      文章3. 被猪琏球菌感染人群的针灸救治 ………………………………………………（275）
      文章4. 针灸治疗"初中风偏枯" …………………………………………………………（277）
      文章5. 针灸治疗"腰椎间盘突出症" ……………………………………………………（278）
      文章6. 针灸治疗"股骨头坏死" …………………………………………………………（280）
      文章7. 针灸治疗"胃肠疾病" ……………………………………………………………（282）
      文章8. 针刺治疗"风瘾疹症" ……………………………………………………………（284）

第一篇　传统技法概论

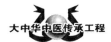

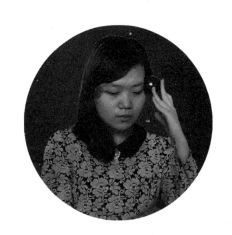

第一章　中医传统技法

第一节　针灸疗法

第二节　拔罐疗法

第三节　揪挦疗法

　　附：口呅疗法

第四节　绿色健身疗法

第五节　火手指针气功疗法

第六节　中医传统舒适性疗法

第一篇 传统技法概论

第一章 中医传统技法

第一节 针灸疗法

一、针刺疗法

"凡治病必先去其血,乃去其所苦,伺之所欲,然后泻有余,补不足。"(《素问·血气形志论》)

"血脉者,盛坚以赤,上下无常处,小者如针,大者如筋,则而泻之万全也。"(《灵枢·血络论》)

"大抵治喉痹,用针出血最为上策。但人畏针,委曲旁求,瞬息丧命。"(《儒门事亲》)

"拯救之法,妙用者针。上古神良之医,针为先务;末世失其传,故莫知其妙。"(《针方六集》)

针刺疗法是传统针灸中最便捷、最有效的疗法之一,适用于可以针刺的任何穴位及脉络,是一种损伤性疗法。针刺可以"巧开遂道,直达病所,引泻游离态的病质",从而具有祛邪排毒之功效;针刺可以"振奋经气,输通经络,调和气血",从而具有平衡阴阳之功效。

病质也就是古医书中所说的病气,通常有三种形态,即气态、液态和固态。液态和气态的病质无形,通常呈游离态;固态的病质有形,通常贴附不动。病质所成之物,诸如积聚、癥瘕等,有些是靠病气的亲和而渐长,有些是靠吸取人体的养分而渐长,或两者皆有。

针刺治病,现代临床最常用的针具有"毫针、毛针、圆利针、三棱针、扁柄针"等。用三棱针或用扁柄针点刺脉络(脉指经脉,络指络脉),使其出血,即为刺血疗法(刺络脉时,称其刺络疗法;刺经脉时,如果一个针眼的出血量仅为几豆许,则称刺血疗法;如果一个针眼的出血量达一毫升以上,就称放血疗法)。刺血疗法对很多疑难病证、危急病证、顽固性疾病等都有奇好的疗效,在我国古代,扁鹊医太子之尸厥、华佗治曹操之头风,都采用了刺血疗法。

1. **所适病证**

针刺疗法治病广泛,对一些危急病证、外感病证及肢节病证等疗效奇特,对西医不能诊治的某些疑难疾病疗效显著,它适用于西医"内科、外科、妇科、男科、皮肤科、神经科"中的多种疾病的治疗。

2. **不宜针者**

(1)穴位书标注的不可以针刺的部位或穴位一定不要针刺,凡有自发性出血或损伤后出血不止者,通常情况下绝对不可以针刺。

(2)通常情况下孕妇不可以针刺,女子行经期间若无特殊需要也不可以针刺,但病情危急而急需针灸救治者可以酌情用针。

(3)针刺小儿时除了"选针宜细,针刺宜浅"之外,取穴一定要慎重,囟门未合时不要针刺小儿的头部,如果没有特别需求通常都是以手部穴为主。

(4)通常情况下体质极度衰弱者不宜针刺,当先酌情采用体贴健身疗法进行扶正,脏腑之气严重不足的患者还要用中药调养真气,待其体质好一些后再酌情用针治疗。

（5）过饥或过饱、酒醉、劳累或精神高度紧张的患者都不宜立时用针治疗，待其相关情况消除、缓解或改善后才可以酌情用针，但要少用针且轻刺激。

（6）皮肤有感染、溃疡、疮疤、创伤、肿瘤、肿胀者，不可以在患部及其周边部位进行针刺，身体肿胀者可以酌情实施轻度的指针疗法，待其肿胀基本消除后再酌情用针，水肿比较严重的患者还要用中药利湿消肿。

注意： 家庭医疗，对上述情况理解不够，或对患者的身体情况认识不清者，须向专科医师咨询。

3. 操作量度

针刺的角度和深度均要适度，严防刺伤脏器；近脏器的部位或穴位千万不要深刺，也不要作大幅度的捻转或提插，且不宜留针；针刺小儿时，千万不可以深刺、强刺激及久留针。

4. 注意事项

（1）环境要求：要求环境温和、清静、湿度适中，切不可在寒冷、通风、噪杂、潮湿或燥热的环境中进行针刺。

（2）检查针具：请翻阅"针刺前的准备"。

（3）严格消毒：请翻阅"针刺前的准备"。

（4）针前少食：嘱患者针刺前的一个半小时之内尽量少吃东西，需要空腹的患者要空腹。

（5）针前排尿：嘱患者在针刺前的五分钟主观排尿一次。

（6）参考体质：体质虚弱及气血亏缺的患者，体位当以卧位为主，而且针刺手法不宜过重。

（7）选择体位：请翻阅"针刺前的准备"。

（8）针前调理：请翻阅"针刺调理"。

（9）针中调理：请翻阅"针刺调理"。

（10）针后调理：请翻阅"针刺调理"。

二、灸熨疗法

"大抵不可刺者，宜灸之。一则沉寒痼冷，二则无脉，知阳绝也，三则腹皮急而阳陷也。舍此三者，余皆不可灸，盖恐致逆也。"（《针灸问对》）

"虚者灸之，使火气以助元阳也；实者灸之，使实邪随火气而发散也。寒者灸之，使其气复温也；热者灸之，引郁热之邪外发，火就燥之义也。"（《医学正传》）

"凡用灸法，必其元气暴脱，及营卫血气不调。欲收速效，唯艾火为良。然用火之法，唯阳虚多寒，经络凝滞者为宜。"（《景岳全书》）

《说文解字》中曰："灸，灼也，从火音久。灸乃治病之法，以艾燃火，按而灼也。"——可见古代最初的灸法是点燃灸，是以艾为燃料，将艾火直接按灼在人体的某些穴位或部位上。点燃灸是指将艾绒或含有艾绒的中药点燃后，酌选"触灼、近熏、贴燃、隔物近燃"中的某种施灸方式，利用已燃物质的灼热性能，以及中草药的物理及化学作用，一同发挥其"开郁、散热、排毒或温经化寒、助阳益气"等诸多治疗作用的施治过程。

然而我们通常所说的灸熨疗法则是指灸法和熨法。熨法是指将导热性能良好且不易散热的物体单独加热，或与某些药末或药泥等一同加热到一定温度后，随即热覆或热敷在人体的某些穴位上，以对人体的某些部位施加较持久的温热刺激，从而影响或改善人体经气运行的施治过程。

从理论上讲，熨法是灸法的延伸，也可以说随着灸法的发展，熨法早已成了灸法中的一种治疗和保健形式。从功效上讲，灸法是一种典型的外治疗法，它具有"温补热泻"的作用：温补可以温经散寒，助阳益气，通经活血；热泻可以开辟门户，开郁散热，又可以散瘀消肿，驱除阴毒等。

1. 所适病证

适宜于一切寒证，以及阳陷、阳脱、阳微欲绝之证。

2．不宜灸者

（1）穴位书中标注的不宜用灸的部位及穴位一定不要施灸，文献记载这些穴位大多分布在重要的器官及动脉附近，诸如眼睛附近的睛明穴、颈动脉附近的人迎穴等。

（2）妇女妊娠期内，其少腹部及腰骶部都不宜施灸。

（3）颜面部及乳房部位，不宜施瘢痕灸。

（4）外感高热及阴虚发热者，也不宜施灸。

注意：家庭医疗，对上述情况理解不够，或对患者的身体情况认识不清者，须向专科医师咨询。

3．灸后调理

请翻阅"中华传统灸法"

4．注意事项

请翻阅"中华传统灸法"

三、火针疗法

"焠针者，以麻油满盏，灯草令多如大指许丛，其灯火烧针，频以麻油蘸其针，烧令通红，用方有功。若不红者，反损于人，不能去病。"（《针灸聚英》）

火针疗法是指将烧得通红的针体按照火针的操作要求，趁红刺入穴位或患处的一种针刺疗法。火针在古医书中又称作燔针、焠针，诸如《灵枢·经筋》中曰"手少阴之筋，起于小指之内侧（商阳穴），结于锐骨，上结肘内廉，……其病当所过者支，转筋筋痛。治在燔针劫刺，以知为数（以患者知道了疗效为针刺数度），以痛为输（以痛处为输穴）"。

临床证实，火针疗法对风寒湿痹、中风后遗症及痛风等都有奇好的疗效。

1．临床操作

先将所要针刺的部位进行常规消毒，待皮肤上的水液完全消失后方可进行火针操作。具体的操作方法是：将针体用酒精火烧得通红，必须趁红迅速刺入待刺的穴位或患处，针刺到位即急出针，出针后速以消毒干棉球轻贴针口片刻，若有液体流出则要将液体吸净。如果针刺的目的仅是为了"泻除病质（病邪）"，则将流出的液体吸净后通常不必封闭针孔，但要谨防风、寒、湿等邪气侵入体内；如果针刺的目的是为了"益行经气"，则待针孔无液体流出时要用"针灸专用胶贴"封闭针孔。

读者必须注意的是，用火针时皮肤上不得有水湿，若是针刺穴位则要先用指腹按压穴位片刻，且要用"十字切痕"作好针刺标记。

2．治病机理

火针能大开针孔，令针孔不闭，且能气化一部分液态的病质，使气态的病质从针孔逸出，同时也能引泻液态的病质；火针之针体炽热，入穴后不仅能激发阳气，还能温经活血，从而具有调理阴阳、疏经通络、益气行血之功效。

3．所适病证

适宜于一切寒证，以及风寒湿痹中的痛证、肌肤麻木、皮肤瘙痒等。

4．注意事项

（1）火针操作一定要做到"红、快、准"，红指针刺入穴时针体之赤红，快指针刺操作之迅速，准指针刺入穴之准确。

（2）针刺深度既不可以深，深则反伤经络、经筋等，也不可以浅，浅则疗效不高，通常以针刺不伤血脉、针尖巧入分肉或肤内为度。实际的针刺深度，医生要根据患者的病情、身体情况及所刺的穴位等综合情况客观地推定。

（3）面部尽可能不用火针，没有特殊需求夏季最好不用火针，治顽固性痹痛夏季尽量不用火针刺两脚掌及手掌心。

（4）针后必须避风气、寒气及湿气等，针刺的部位不能沾水，其一切禁忌必须在针伤痊愈后方可以解除。余项内容，请参照"针刺疗法"。

（5）针孔若有化脓或感染，轻者要用干药棉吸取脓液，再用脱脂棉蘸浓度为95％的酒精对患部进行消毒处理，稍后涂抹一层"针灸祛脓膏"即可，重者必须转由西医作消炎处理。

第二节 拔罐疗法

1. 拔罐疗法

拔罐疗法是一种传统的中医疗法，相对肤表而言是无损伤疗法，相对肤内络脉而言则是损伤性疗法。拔罐的吸附作用，可以将肤内的病气由毛孔吸到罐内，并能使罐口内的肤内络杪破裂（络杪，细小脉络之末梢），迫使络内血气外溢，从而发挥其祛邪泻毒之功效。由于溢出的血液要暂瘀于肤下，从而使皮肤局部出现潮红或紫红等现象，中医称出毒，俗称出火，或者称之出色祛火。

拔罐出色是血液瘀于肤下的缘故，就像刮痧出色一样。临床中我们可以根据拔罐处的皮肤颜色变化进行寒热辨证及虚实辨证。诸如，寒火重者色泛黑透紫或青紫，实火重者色鲜红或紫红，虚火重者色淡红或粉红，湿火重者出色部分发亮，气虚者拔罐的颜色就浅，血虚风气入皮络者拔罐就不爱出色，出花斑者气血循布不均且夹杂着邪气。

在治疗机理上，拔罐与刺络有些相近，都是使络脉泄血，但刺络疗法是使所泄之血大部分溢出肤外，拔罐疗法却是将所泄之血全部瘀留于肤内。拔罐的吸附作用对人体皮肤的刺激，可使多数患者产生舒服或舒心的感觉，近年广为中国女性所接受。

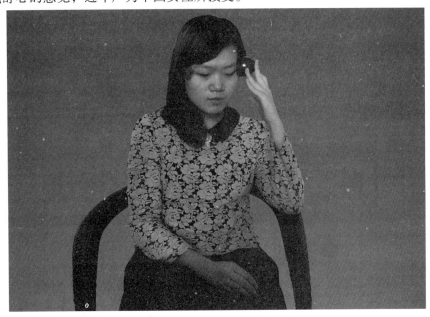

拔罐图片

2. 所适病证

由于拔罐可以祛皮肤及腠理之邪，又可以泻络脉之毒，从而多用于外感证的初期治疗。

3. 不宜拔罐者

（1）高烧抽搐、阴虚血热、皮肤过敏、水肿或有出血倾向者，均不宜拔罐。

（2）孕妇的腹部，婴幼儿的头部，均不宜拔罐。

（3）体质极度衰弱者不宜拔罐，皮肤易发紫癜者不宜拔罐。

（4）皮肤有感染、溃疡、疮疤、创伤、肿瘤、肿胀，有上述情况者不宜在患部拔罐。

4．临床操作

（1）选罐：根据患者的年龄、身体状况及拔罐部位，选取大小相当、罐口平整光滑的火罐（竹罐、陶罐、瓷罐、玻璃罐等）。

（2）扣罐：用长镊子夹住酒精棉球，点燃后送入罐内，瞬间排出罐内空气后立即抽出，并迅速将罐口轻稳地扣在需要拔罐的部位。倘若患者的皮肤比较干燥，则要在扣罐之前在要拔罐的部位上涂抹一层薄薄的油脂；倘若患者的皮肤皱纹较多，则要在扣罐之前在要拔罐的部位扣上一个比罐口稍大一些的中间留一个小孔的薄面饼。面饼的制做过程非常的简单，只要用适量的温水和适量的白面粉，和好后用掌心对揉几下，将其抻捏成比罐口稍大的薄饼，再在中央处抠出一个黄豆般大的小孔即可。

（3）起罐：用指腹侧压罐口旁之皮肤，指甲背紧贴罐口边缘，向心前伸，使空气自然进入罐内就可以起罐了，千万不可以硬拔或硬薅。

注意：家庭医疗，人们通常都习惯用"投火法"拔罐。用投火法拔罐，操作时最好使用面饼，以防火苗燎伤皮肤。用投火法拔罐，小火罐通常都用火柴投火，稍大一些的火罐则要用纸片投火。具体的做法是，将已燃的火柴或小纸片投放在小火罐内，或者将刚点燃的大纸片投放在大火罐内，感觉火势最旺时即将罐口扣在要拔罐的部位上。临床证实，扣面饼拔罐要比不扣面饼舒服得多。

读者需要注意的是，用小火罐拔额头时如果不用面饼，不仅要在火最旺时扣罐，还要使火罐的上边先接触皮肤；用大火罐拔罐时如果不用面饼，不仅要在火最旺时扣罐，还要在扣罐前的一瞬间用掌心快速地拍一下罐口。这样不仅能使火罐的吸力最大，还不会使火燃外燎到罐口而燎伤皮肤。

必须提醒读者的是，拔罐最好使用陶罐或瓷罐，其次是玻璃罐。陶瓷罐的特点是吸附性好，玻璃罐的最大特点是透明而能观察到罐内皮肤的颜色变化。本书不主张使用塑料罐，是因为塑料罐翘皮鼓包，会使皮肤与肉分离，就像墙皮与墙壁分离一样，会降低皮肉的贴合性，从而使皮肉对组织的保护和对六淫的防御能力一并降低。

读者还要注意的是，凡事有利则必有弊，利大于弊时就做，利小于弊时就不要做了。拔罐和刮痧、揪痧一样都有成瘾性，长期运用很多患者都会对此产生依赖性。这是因为长期在同处拔罐不仅会损伤肤络，还会破坏腠理的通气性，从而使肌肉变得有些僵硬；长期在同处刮痧揪痧不仅会损伤体表脉络及血气，还会使络砂微孔闭合而降低体表脉络的溢气性，从而使人体气机出入相对困难。于是很多患者一不定期刮痧揪痧或拔罐心情就会特别郁闷或烦躁，觉得浑身都不舒服。

5．注意事项

（1）拔罐为泻：拔罐单独使用通常属泻，针后拔罐是为了吸出穴道中的液态及气态的病质，属于重泻，临床运用必须把握好分寸。

（2）罐内吸力：罐内吸力不宜过大，通常以患者能够耐受且有一点舒适的感觉为宜。如果罐内吸力过大，就用指腹轻轻地压在罐口旁，适度地放进一丝空气即可。

（3）拔罐时间：拔罐的时间不宜过长，成人通常为4~8分钟，儿童为1~2分钟。

（4）起罐方式：起罐时不要硬拔，要以指腹侧压在罐口旁，并使指甲背紧贴罐口向心前伸，让空气进入罐内即可。

（5）罐后余症：拔罐后局部皮肤常有潮红或紫红等现象，通常在一周内就能自行消失；如果皮肤有水泡出现，则属拔毒现象，小的几天后便能自行消失，大的则需用针刺破或挑破，而后用脱脂棉轻轻挤压，以吸取其湿毒、津液，再用脱脂棉蘸浓度为95%的酒精进行局部消毒，稍后涂抹一层"针灸祛脓膏"即可。如果水泡再次鼓起，就要按划线部分再操作一次了。

（6）罐后避风：起罐后的一个小时内不可以外出，且要谨避风寒湿气，以防外邪从拔罐处的毛孔内入。

（7）拔罐次数：如果没有特殊需求，短期内不宜在同处多次拔罐；如果是在额头及太阳穴处拔罐，时间则不宜过长，吸力也不宜过大，以心感舒适为宜；头部拔罐，起罐后要用指腹轻轻地按摩两三分钟。

第三节　揪捋疗法

1. 揪捋疗法

揪捋疗法是一种既传统又独特的指针疗法，常施用于不宜针刺的部位，如敏感的颈部，具有通经活络、祛邪泻毒之功效。揪捋疗法可使患者的皮肤渐出潮红或紫红等现象，中医称其出毒，俗称出色祛火。如果施揪于敏感的颈部，民间称其为揪脖子，有痧气者则为揪痧。

痧为阳毒，由寒化热者俗称寒火，由湿化热者俗称湿火；也有由热直接化火者，中医称其为实火。很多书都将揪捋疗法称作揪痧，这种说法不够准确，因为有痧毒者揪出来的含有痧气，故称其为揪痧；没痧毒者揪出来的并不含痧气，则不能称其为揪痧。因此揪捋之后，皮肤呈紫红色者为有痧气，为寒热；皮肤呈紫黑色者为痧气重，为寒热，但寒气重；皮肤呈鲜红色者为有痧气，为实热；揪后皮肤有血泡者为有痧气，为湿气重，但要根据皮肤颜色分辨寒热；皮肤呈暗红色且有几分鲜明者为常色，皮肤呈粉红色或淡红色者为精血虚，但并不含痧气，色泽异常鲜明者夹虚火。

揪捋疗法，操作时若是采用韩氏配制的"揪捋舒适液"，只要手法得当，患者会油然而生体贴、慰抚之感。

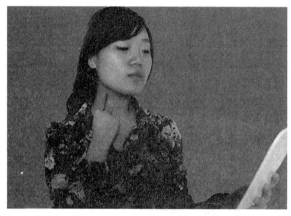
揪捋图片 1

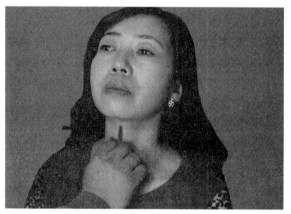
揪捋图片 2

2. 所适病证

由于揪捋疗法的治病机理与刮痧、拔罐相近，因而其所适病症也很接近。揪捋疗法适用于外感所引起的伤风感冒、咽喉肿痛、中暑、口眼歪斜等，且有美颈使肥颈变瘦之功效。有书记载：蘸冷水揪颈前部和颈侧部，使皮肤出色出毒，能够镇晕、止呕、治痧、疗中暑等。

3. 不宜揪者

（1）皮肤有创伤、感染、溃疡、疮疤、肿瘤、手术刀口者，都不宜在其患处及临近处施揪。

（2）凡有自发性出血或损伤后出血不止者不宜施揪，皮肤易发紫癜者也不宜施揪。

（3）婴幼儿，不宜施揪（儿童可用"口吮法"）。

（4）身体极度虚弱者，不宜施揪。

4. 临床操作

先用香皂及清水将皮肤洗净，再用干毛巾祛湿，随后将"揪捋舒适液"薄薄地涂抹在患者的皮肤上，并用指腹在皮肤上做轻轻的动摩（要求先对手施消毒），然后进行揪捋操作（家庭未备揪捋液，也可用手指蘸取洁净的香皂水或白酒进行揪捋）：将中指、食指合并，弯曲指体，使两指的中节指背循经着附在皮肤上，张开两指，按而收合，夹捏，使指力相对作用在被夹起的皮肤上，揪捋，使皮肤从两指中间自然脱离；如此反复多次，直至皮肤出现紫红或其它颜色的点带为止。

操作要求：手劲不宜过大，力度适中而不勉强，通常以患者略觉得有些疼痛且有一丝舒服的感觉为宜。反复揪捋时，揪捋舒适液也可以多涂几次。

5．注意事项

（1）揪捋操作出色属泻，其操作当在温暖无风的环境中进行。

（2）揪捋前要用香皂及清水将待揪部位的皮肤洗净，同时也要将施手洗净。

（3）祛湿后在患者皮肤上涂抹少量的揪捋液，轻轻地动摩片刻再进行揪捋，不仅爱出色还会使患者倍感舒服，家庭医疗会使患者产生慰心的感觉。

（4）揪捋时手法不能过死，手劲要适中，通常都是边揪捋边捋摩，以患者感觉略痛又略感舒适为宜。

（5）揪捋之后，一个时辰内不可以外出，且要谨避风寒湿气。

注意：家庭医疗，夏季可以酒手操作，即蘸常温白酒操作，冬季则要用温热的白酒操作，也可以火手操作。火手操作，当先施火手指针，后施揪捋，然后交替进行，不过这种操作的难度较大。

附：口吮疗法

口吮疗法也称口唇吮捋法（吮指吸吮，用嘴唇嘬），它的治疗机理与揪捋疗法相同，但不痛而舒适，是一种典型的温和疗法，适用于颈部和肘弯部。口吮疗法仅用于家庭医疗，主要用于皮肤细嫩者，如"少年儿童、年轻女性"等。其具体操作步骤如下：

①将患者的皮肤消毒，通常是用香皂及清水将皮肤洗净，再用毛巾擦干净，同时操作者的双手也要进行消毒；

②让患者平卧，操作者要用指腹在患者的皮肤上做轻轻的动摩，或者模仿揪捋疗法作轻轻的捋摩，一分钟后就可以实施口吮的操作了；

③操作时要求动作和缓，先用前臂搂护患者的脖子（适用于年轻女性），或者用手掌托住患者的头后部（适用于少年儿童），再用口唇亲着在患者的皮肤上，半开双唇，轻轻地将皮肤吸在唇内，合拢双唇，嘬吮，稍用力，"一夹一提"，力度适中（适用于少年儿童），或稍重一些（适用于成年人），使其皮肤从双唇中脱落，如此反复多次，直至皮肤出色为止。

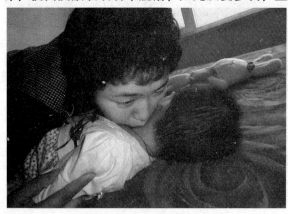

口吮图片 1

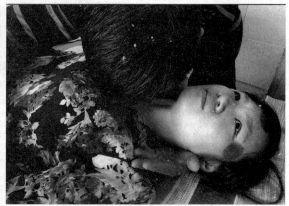

口吮图片 2

第四节　绿色健身疗法

"中央者，其地平以湿，天地所以生万物也众，其民食杂而不劳，故其病多痿厥寒热，其治宜导引按跷。故导引按跷者，亦从中央出也（王冰注：导引，谓摇筋骨，动支节。）。"（《素问·异法方宜论》）

"以中指于鼻梁两边揩之三十遍，令表里俱热，所谓灌溉中岳，以润于肺。以手摩耳轮，不拘遍数，所谓修其城郭，以补肾气，以防聋聩。"(《养生书》)

经中的"导引"是指引导和帮助患者活动筋骨关节（扶助健身），"按"指给患者按摩（体贴健身），"蹻"指让患者自己活动四肢关节（自力健身）。从理论的源头上讲，本书所定义的绿色健身疗法就是对《内经》"导引按蹻"的析释、解读和发挥。

绿色健身疗法，是指以强身健体及恢复肢体功能为目的，以主动或被动的活动方式来增强或培养身体活动能力的，以身体的整体或局部活动为特征的一切人为性的物理性的治疗措施及康复手段。为了规范动作性质和活动理念，本书将绿色健身疗法分为"体贴健身疗法、扶助健身疗法和自力健身疗法"。

一、体贴健身疗法

体贴即给予他人亲情般的关心与照顾，献爱心于别人。体贴健身疗法是一类凝聚推拿与按摩之精华的手动疗法，它是以与人体经络相联系的具有感传效应的十二皮部、十二经筋为施力对象，通过对人体表部组织及脉络的刺激来影响和改善脉气运行的一类典型的舒身健体疗法。

1. **适宜范围**

既适宜于病人也适宜于常人，可用于治病、健身、祛倦、舒体、激情、爽神等。

2. **不适宜者**

（1）凡有自发性出血或损伤后出血不止者不宜施用，皮肤易发紫癜者也不宜施用；
（2）皮肤有感染、溃疡或患有传染性皮肤病者不宜施用，皮肤有过敏及毒疹者不宜施用；
（3）患急性软组织损伤、骨关节结核者当谨慎施用，手法宜轻不宜重；
（4）患有老年骨质疏松症者当谨慎施用，手法宜轻不宜重；
（5）身体肿胀较为严重者当谨慎施用，手法宜轻不宜重；
（6）此法对婴幼儿不宜采用，孕妇与儿童当谨慎施用，手法宜轻不宜重。

注意：家庭医疗，对上述情况理解不够，或对患者的身体情况认识不清者，须向专科医师咨询。

3. **注意事项**

（1）医生要全面了解患者的身体情况，以便制定出最佳的施治方案；
（2）医生对患者的体位选择，既要使者感到舒适又要便于临床操作；
（3）医生要以从容而温和的态度对待患者，要善于调节患者的情绪以使患者心理坦然；
（4）临床操作手法必须熟练灵活，施力当从轻开始，边询问边调整，要做到轻重适宜；
（5）医生在操作时要保护好患者的皮肤、肌肉、筋膜等，且不可无故损伤患者的皮部络脉；
（6）火手或油手操作时，要求居处环境温暖无风，医生须嘱咐患者若有走动之意则要在治疗前的5分钟解一次手，在治疗后的三个小时内不得外出，且要谨避风寒湿气等。

二、扶助健身疗法

扶助即给予他人扶持与帮助，献爱心于别人。扶助健身疗法是指通过扶助性的操作而帮助和引导患者完成一定难度的肢体动作，以此来开发或改善患者肢体功能的一类方法。在针刺临床中，它常作为一种辅助疗法而用于开通关节，或者开发患者的肢体活动能力及自动空间；在日常生活中，它又作为一种扶助性的健身疗法而用于改善和提高患者的肢节功能。

1. **适宜范围**

主要用于肢体功能障碍及肢节运作不利的患者，但是这类患者必须得具有相应的潜在的活动能力。

2. 不适宜者

(1) 患有骨质疏松症的患者，不宜采用；
(2) 肢体肿胀较为严重的患者，不宜采用；
(3) 相关关节僵硬、僵直或坏死者，不宜采用；
(4) 患急性软组织损伤、骨关节结核者，不宜采用；
(5) 患肢节肿瘤、髓质病、椎体重度滑脱者，不宜采用。

注意：家庭医疗，对上述情况理解不够，或对患者的身体情况认识不清者，须向专科医师咨询。

3. 注意事项

(1) 医生首先得对患者的各部关节进行一次系统性的检查，以测试出其各部关节潜在的活动能力及扶动空间；
(2) 医生要根据患者所具有的潜在能力及扶动空间，对患者进行渐进的扶助性的操作，操作时手法宜轻不宜重，幅度由小渐大，对患者的动作幅度也不宜要求过高；
(3) 在实施扶助性操作的前后，医生要对患者的相关部位进行多次的按摩。

三、自力健身疗法

自力即自爱自强于己身，无需他人帮助。自力健身疗法是指患者为了巩固疗效及改善身体功能所进行的，靠其自身的活动能力及身体耐力所能完成的，具有可行性和规范性的健身活动。

1. 适宜范围

此疗法适用的人群甚广，既适宜于多数病人也适宜于亚健康人群及常人，能祛病强身健体。

2. 不适宜者

当前不具有自主活动能力的患者，患有严重的心脏疾病或血压过高的患者，医生诊断不宜做自力健身活动的患者，皆不宜采用。

注意：家庭医疗，对上述情况理解不够，或对患者的身体情况认识不清者，须向专科医师咨询。

3. 注意事项

(1) 自力健身的方式、强度及动作的幅度等，均当因人而宜，切不可以勉强，有疑问的患者必须事先向专科医师咨询；
(2) 患过高血压及心血管疾病的患者，以及一些身体素质较差的老年人，在做自力健身活动时一定要在家人的陪护下进行；
(3) 女子在月经来的前三天至月经走后的后三天，这段时间内不宜做健身活动。

第五节 火手指针气功疗法

火手指针气功疗法是指医生用手指蘸取已燃的火手舒适液，在患者身体的某些部位进行带火操作，以治疗人体某些疾病的一类疗法。此疗法将推拿按摩、气功点穴等多种中医传统技法融为一体，从而在临床中发挥出"治病、健身、舒身、安神"等多层功效，是一种独特的指针疗法。

功效一：既能益气又能行血，有灸法"温补"之功效（补）；

功效二：既能引泻表热又能引泻里热，火焰的热熏作用能"开辟门户"，舒适液的蒸升作用能"引泻表热，兼引里热"（泻），从而对某些疾病有着奇好的疗效；

功效三：既能舒身健体又能解除疲劳，若用于舒身爽神，刻时便能解除全天的疲劳，令人"身心舒坦，目爽神怡"，是家庭医疗及亚健康治疗中最舒适、最体贴的一类绿色疗法。

1. 适宜之证

适宜于一切寒证、虚证及部分热证。

2. 不适宜者

（1）皮肤有感染、溃疡或患有传染性皮肤病的患者，不宜施用；

（2）有自发性出血或损伤后出血不止的患者，不宜施用；

（3）皮肤有过敏或毒疹的患者，不宜施用；

（4）皮肤易发紫癜的患者，不宜施用；

（5）患有虚热证的患者，不宜施用；

（6）婴幼儿及孕期不足四个月的孕妇，不宜施用；

（7）对患有老年骨质疏松症的患者，当谨慎施用，手法宜轻不宜重；

（8）对身体肿胀较为严重的患者，当谨慎施用，手法宜轻不宜重；

（9）对患有急性软组织损伤、骨关节结核的患者，当谨慎施用；

（10）对孕妇及儿童当谨慎施用，手法宜轻不宜重。

注意：家庭医疗，对上述情况理解不够，或对患者的身体情况认识不清者，须向专科医师咨询。

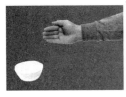 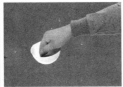 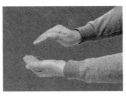 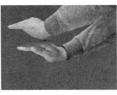 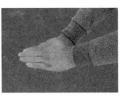

图1　　　　　　图2　　　　　　图3　　　　　　图4　　　　　　图5

3. 临床操作

（1）将50毫升左右的火手舒适液注入瓷碗中，点燃；

（2）假定右手为施手，右手四指并拢稍屈（图1），插入瓷碗中央蘸取燃烧的舒适液（图2），抬移右手，左掌心要迅速移到右手指的下方，并要随右手移向施针部位（图3）；

（3）迅速移开左手，以便右手施针操作，翻转左手使掌心向下，在右手迅速敷摩施针的同时，左手护掩在右手指的上方以控制火焰的高度（图4），并能在需要时极时扑灭火焰（图5），以防止舒适液的火焰燎伤皮肤或引燃衣物；

（4）要灵活地运用"体贴健身疗法"中的相关手法进行合理的指针操作，具体内容在本书的"第二篇"。

说明：以上的操作过程具有重复性，希望读者在临床中都能灵活掌握。从实际情况上讲，前五张照片只是从动作分解上拍的，我们也试着用实际操作来拍，但是由于酒火是呈蓝色的，因而拍摄的效果并不是很理想，所以就改拍了动作的分解照片。

需要说明的是，图1所显示的是掌上手指的密合程度，如果四肢有缝隙则容易烧手；图2所显示的是手指插入碗中的正确位置，千万不要接触碗边以免烫手；图3所显示的是右手指蘸取已燃烧的舒适液时，左手要跟随右手移动，以免舒适液从右手脱落而引燃床边及身边的织物等；图4所显示的是当医生的右手移近患者的身体时，如果是向下方操作，医生的左手要迅速地从右手下面抽出，翻转手心护在右手的上面，一则便于右手实施火手操作，二则可以保护右手，以免火燃上腾而灼伤右手；图5所显示的是当医生的右手有被烧烫的感觉时，左手可以迅速地扑灭火燃，从而起到保护右手的作用。

4. 注意事项

（1）事先要嘱咐患者换上纯棉的旧内衣，铺盖及床单都要用旧的不易引燃的，纯棉的不易引燃，化纤的则易引燃。

（2）火手操作，要求环境温和宁静，湿度适中，切不可在寒冷、通风、噪杂、潮湿或燥热的环境中进行。

（3）蘸取已燃的舒适液时切不可触摸碗边，以免被其烫伤，火手操作结束时瓷碗灼热，切不可立时触摸，续加舒适液前一定要将火焰熄灭。

（4）操作前医生要对患者的身体状况有一个基本的了解，操作时一定要参考人体的经脉走向及络脉的分布情况，把握好每一种手法在不同部位的操作力度和操作技巧，并要在具体的操作中随时观察患者的身体反映，询问患者的身体感受，以便及时调整操作手法及操作力度。

（5）火手操作完毕，要求患者在室内静养三个小时，且要谨避风寒湿气等，以防外邪乘毛孔张开时内人。

（6）"火手舒适液"要以韩氏配方为准，家中无备时也可用五十五度的食用瓶装白酒替代，但不要添加医用酒精，因为现在的医用酒精中消毒成份复杂。

第六节 中医传统舒适性疗法

中医传统舒适性疗法是一种包容性极强的综合性物理疗法，它将中华医学中的"针刺疗法、灸熨疗法、拔罐疗法、揪捋疗法、按摩疗法及火手指针气功疗法"等很多传统技法巧妙地融合在一起，对证因人组合，操作体贴灵活，在临床中充分展示了中医传统技法的神奇与魅力。此疗法具有"体贴、速效、安全、舒适"等特点，是家庭医疗、康复医疗和中医保健中不可缺少的一类传统疗法。

1. **所适病证**

请参阅"针灸疗法、拔罐疗法、揪捋疗法，体贴健身疗法、扶助健身疗法、自力健身疗法和火手指针气功疗法"中的相关内容。

2. **不适宜者**

请参阅"相关疗法"中的相关内容。

3. **临床操作**

请参阅"相关疗法"中的相关内容。

4. **注意事项**

请参阅"相关疗法"中的相关内容。

第一篇　传统技法概论

第二章　中医传统针法

第一节　古今针具

第二节　针刺的禁忌

第三节　针刺异常情况的处理

第四节　针刺前的准备与要求

第五节　针刺的角度、方向、深度

第六节　针刺中的补泻

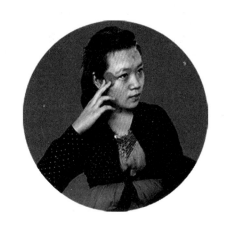

第二章 中医传统针法

第一节 古今针具

一、古代九针

"九针之名,各不同形。一曰镵针,长一寸六分;二曰员针,长一寸六分;三曰鍉针,长三寸半;四曰锋针,长一寸六分;五曰铍针,长四寸,广二分半;六曰员利针,长一寸六分;七曰毫针,长三寸六分;八曰长针,长七寸;九曰大针,长四寸。"(《灵枢·九针十二原》)

"镵针者,头大末锐,去泻阳气;员针者,针如卵形,揩摩分间,不得伤肌肉,以泻分气;鍉针者,锋如黍粟之锐,主按脉勿陷,以致其气;锋针者,刃三隅,以发痼疾;铍针者,末如剑锋,以取大脓;员利针者,大如牦,且员且锐,中身微大,以取暴气;毫针者,尖如蚊虻喙,静以徐往,微以久留之而养,以取痛痹;长针者,锋利身薄,可以取远痹;大针者,尖如梃,其锋微员,以泻机关之水也。"(《灵枢·九针十二原》)

九针是对古代九种针形的统称,《内经》虽有记载,却没有绘出九针的图形,直至宋代才出现在一本名叫《济生拔萃》的书中。由于传统针灸发源于中国民间,因而古代的九针基本上都是由民间的工匠打造。所以同一种针,各地的产品除了长度相同之外,其它尺寸则未必完全相同,这也是《内经》没有绘出九针图形的一个原因。

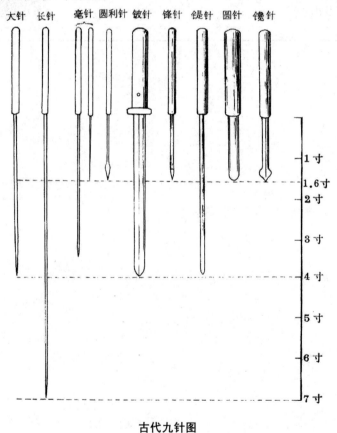

古代九针图

1. 古代九针图

锋针:长1.6寸,针身较粗,针头呈三棱锥形,针尖锐处三面有刃,后世称"三棱针"。

毫针：长1.6寸，或3.6寸，针身如毫毛，针尖如蚊虻喙。
圆利针：长1.6寸，针身较粗，末端尖锐，圆而利，针身中部微大，形似牛尾。
长针：长7.0寸，针身细长，针尖锋利，是毫针的加长。
大针：长4.0寸，针身较粗，针头如锋针，但针尖较圆，有棱无刃。
镵针：长1.6寸，针身粗圆，头大末锐，似"巾"字，尖小而锐。
圆针：长1.6寸，针身粗壮，呈圆柱形，针头卵圆（用于揩摩，驱分间邪气）。
鍉针：长3.5寸，针身较粗，针锋圆钝，形如粟粒（用于按脉，驱脉中邪气）。
铍针：长4.0寸，宽2.5分，形似剑，后世称"剑头针"。

提示：古代九针的设计理念及运用，《灵枢·九针》中有更具体的讲解，对九针感兴趣的读者可以查阅。

2. 九针功用表

九针名称	针刺部域	适用病证
1 锋针	刺泻脉络之血（锋针即三棱针，刺泻脉络之毒）	治疗脉络瘀毒证
2 毫针	分部刺穴，治各种寒、热、痛、痹（用处最广）	治疗脏腑经络证
3 员利针	速刺经穴以祛暴病邪气（锐利而粗）	治疗危急暴证等
4 长针	刺泻远离皮部的痹气（用于针刺肌肉丰满的部位）	治疗远痹
5 大针	刺泻四肢各大关节中的痹气及阴毒	治疗大关节水肿
6 镵针	浅刺皮肤（泻皮表之邪）	治疗皮表热证等
7 员针	按摩分肉之间（为按摩用具）	治疗分间邪滞证
8 鍉针	按压经脉外部（按脉勿陷，逼迫邪出）	治疗经脉邪浊留滞证
9 铍针	切开病灶以祛除脓毒（为外科用具）	治疗痈疽证等

二、现代针具

现代针灸常用的针具都是由古代九针发展及演变而来的，古代最早的针具是新石器时代的砭石。随着人类社会的发展进步，骨针和竹针逐步替代了砭石；到了铜器及铁器时代，又推出了铜针、铁针、金针、银针等，如今临床所用的不锈钢针就是由古代的金属针演变而来的。随着现代医学的发展，九针中的铍针早已被现代医学中的外科的手术刀所替代。建国以来，针灸工作者根据临床的需要推出了很多新针型，如芒针、巨针、梅花针、皮肤针及耳针等，本书中韩氏又推出了毛针和扁柄针（扁柄针正在申请国家专利）。

现代针灸最常用的针具是毫针、锋针和员利针，电针则以毫针为主。七十年代初随着毫针的广泛运用，中医工作者扩展了毫针的型号尺寸：直径范围从0.22到0.50毫米，针身长度从0.5到3.6寸。随后又推出了芒针、巨针、耳针及梅花针等，但是这些针的临床运用并不是十分广泛。从传统意义上讲，我们现在所说的针身小于1.0寸的毫针就是《内经》中所说的微针，也称小针，但它们并不在古代九针的范围；我们现在所说的针身达到4.0寸的芒针，就是由古代的"毫针和长针"演变而来的；我们现在所说的针身达到4.0寸的巨针，则是由古代的"员利针和大针"演变而来的，很多书中又称其粗针。

写到这里，我的思绪也被一些书中的"芒针、巨针、粗针"的定义给搞乱了，其实很多书在给"芒针、巨针、粗针"下定义时就犯了概念上的错误，因为《内经》中的九针定义不但强调了针身的长度，还阐述了针尖及针身的特征。但是现在很多厂家生产的毫针，其针身的长度与《内经》所叙述的并不完全相同；我们所购买的员利针，其针身也与《内经》所阐述的"中身微大"不符。至于有些书中所说的"毫针针尖锋利"，以及"巨针针尖圆而不钝，利而不锐"，也都是一些修饰性的词句。毫针体细，其针尖怎能不锐？巨针体粗，其针尖固然以圆而利者为佳！

1. 毫针

毫针系古代九针之一，是现代针灸中最常用的针形。《内经》中所说的毫针，针身长三寸六分或一寸六分。如今的毫针，针身的直径一般都在0.22到0.50毫米之间，针身的长度可从0.5到3.6寸，或者稍长一点但不足4.0寸。随着毫针型号的扩展，更长更粗的针也问世了。于是又将粗细与毫针相当、针身长度在4.0寸以上的针统称为"芒针"，将粗度显大于毫针、针身长度在3.0寸以上的粗针统称为"巨针"。由于电针的出现，我们在药店里所能买到的毫针及芒针，大多直径都不到0.42毫米。这些针用于电针刺激神经的治疗还可以，但若是用于传统的针刺治疗就有些细了，不利于针刺排邪及引泄气态和液态的病质。

①毫针整体结构图

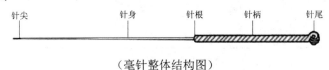

（毫针整体结构图）

②毫针长度规格表

旧规格（寸）	0.5	1.0	1.5	2.0	2.5	3.0	4.0	4.5	5.0	6.0
针身长度（毫米）	15	25	40	50	65	75	100	115	125	150

③毫针粗细规格表

号　数	26	27	28	29	30	31	32	33	34	34
针身直径（毫米）	0.45	0.42	0.38	0.34	0.32	0.30	0.28	0.26	0.23	0.22

2. 芒针

《中国特种针法临症全书》中说"目前临床使用的芒针，多采用弹性、韧性非常好的细不锈钢丝做成。针具的整体结构与毫针相同，也分为针尖、针身、针根、针尾、针柄5个部分。针尖呈松叶状，圆而不锐，只是针身较长，有4~16寸甚至更长的。其粗细可分为29~32号，临床上以4~8寸长的芒针为常见。"

芒针是由古代的毫针和长针发展演变而来的，具有身长体细之特点，从而弥补了毫针短而不及的缺陷。近些年推出的芒针，针身长达4~16寸，甚至更长，其粗度多为29~32号。临床中比较常用的是4~7寸的芒针，本书称其为"长针"。

3. 巨针

《中国特种针法临症全书》中说"巨针采用坚韧而富有弹性的优质不锈钢材料制成。针具的结构、形状与毫针相同，也分为针尖、针身、针根、针尾、针柄5个部分，只是粗长的程度远远超过了毫针。巨针的针尖圆而不钝，利而不锐，针身粗大挺直，针柄由铜丝或铝丝紧密缠绕而成，可分为直径0.3~3.0毫米、针长3~40寸等多种规格型号。"

巨针是由古代的员利针和大针发展演变而来的，具有身长体粗之特点，从而弥补了员利针短而不及、长针细而不阔的缺陷。近些年推出的巨针，针身长达3~40寸，直径为0.3~2.0毫米。临床中最常用的巨针，直径为0.6~2.0毫米，针身长3~7寸，本书称其为"粗针"。

4. 员利针

针头呈圆锥形、针尖圆利而不太尖锐、直径从0.8到1.6毫米、针身长度从1.6到2.8寸的针，为圆利针（参见"大中华·黄帝八针"）。

5. 其它

其它是指除了"毫针、芒针、巨针及员利针"以外的针具，包括三棱针、梅花针、皮肤针、耳针、扁柄针、毛针等。

有关"三棱针、员利针、扁柄针、毛针"的详细内容，将在"大中华·黄帝八针"中讲解。对于"梅花针、皮肤针、耳针"等，本书不作讲解。《内经》中曰"员利针者，大如牦，且员且锐，中身微大"，但当前药店里所售的员利针都是呈圆柱形的，针身匀称，并没有"中身微大"这一特征。还有大针，《内经》中曰"大针者，尖如挺，其锋微员"。这种"尖如挺"的大针，药店里没有，医院里也没有，只有在民间医生那里才可能见得到。这种"尖如挺"的大针在针刺哑穴时就彰显其针尖优势了，圆而锋利的针穿刺性强，不宜用针尖来醒动神经和摩动经气。

三、黄帝八针

芒针和巨针的出现，扩展了现代针具的针型种类，也弥补了毫针及员利针的很多不足。针刺治病，手动操作是"巧和精"的完美结合，因而即便是《内经》中的长针，其针身也不过7.0寸。所以对针身长于7.0寸的针，本书不倡导使用。因为经隧是由自然形成的纹理、缝隙、毛孔等组成的，又称气脉，并不像隧道那样通过开通就可以形成。于是本书作者认为，用长针一针透刺数穴的针刺方法不宜推广和运用。

从传统的意义上讲，我们现在所用的具有现代意义的"毫针、圆利针、三棱针、长针、粗针、毛针、扁柄针、圆摩针"八种针形，都是由古代九针演变而来的，为了纪念"针祖·黄帝"，本书将其命名为"大中华·黄帝八针"。

1. 毫针

1.1 定义：针尖呈松叶状，圆而不甚尖锐，直径从0.22到0.50毫米，针身长度从0.5到3.6寸的针，本书将其定义为毫针。

1.2 用途：用于疏通经络气血，引泻气态和液态的病质，治疗脏腑虚证、寒热证、痛痹等。

1.3 说明：毫针是临床最常用的一种针形，由于毫针的针身较细，技术操作的难度和风险都不是很大，因而也是世界针灸重点推广的一种针形。外国人谈针灸，大多都是指用毫针治病。毫针是针刺的代表，但是用毫针治病并不代表针刺的最佳疗效。

① "毫针者，尖如蚊虻喙，静以徐往，微以久留之而养，以取痛痹。"（《灵枢·九针十二原》）

② "七曰毫针，取法于毫毛，长一寸六分，主寒热痛痹在络者也。"（《灵枢·九针论》）

2. 圆利针

2.1 定义：针头呈圆锥形，针尖圆利而不太尖锐，直径从0.8到1.6毫米，针身长度从1.6到2.6寸的针，本书将其定义为圆利针。

2.2 用途：用于激发脏气，泻除暴气，多用于急救，救治或治疗癎证、厥证、中风、痛痹等。

2.3 说明：员利针也作圆利针，其针尖圆利，质地坚硬，便于速刺，故常用之泻除经脉中的暴邪病气，从而用于"急救"。由于员利针之针体较粗，所开之遂道宽阔，针后又常配以拔罐，故祛邪迅速而见效快，疗效可谓是立竿见影。此外，员利针也可用于刺脉、刺痛、刺血等。

《内经》中的员利针，其针身"中部微大"，有利于泻除暴气，引泻流散形病质。但我们在药店里所能看到的员利针，针身匀称呈圆柱形，中部无微大，有利于激发脏气，针后若速闭针孔可以使正气留存。

① "员利针者，大如牦，且员且锐，中身微大，以取暴气（中身微大，颇似圆形的木桶）。"（《灵枢·九针十二原》）

② "六曰员利针，取法于牦针，微大其末，反小其身，令可深内也，长一寸六分，主取痛痹者也。"（《灵枢·九针论》）

3. 三棱针

3.1 定义：针头呈三棱锥形，针尖锋锐，针身呈圆柱形，针长从6.5到9.0厘米的针，本书将其定义为三棱针。

3.2　用途：用于泻除脉络之瘀血、毒血等，故常用于刺血、排脓等，从而用于救治或治疗痧症、热证、喉痹、瘰证、痈疽、瘤疾等。

3.3　说明：三棱针也就是锋针，按粗细划分有三种型号：大号针直径为3.0毫米，主要用于挑刺；中号针直径为2.0毫米，主要用于散刺；小号针直径为1.5毫米，主要用于点刺泻血等。临床中医生要根据患者的体质、年龄、病情及临床需要，灵活地选用不同型号的三棱针。

①"锋针者，刃三隅，以发痼疾。"（《灵枢·九针十二原》）

②"四曰锋针，取法于絮针，筒其身，锋其末，长一寸六分，主痈热出血。"（《灵枢·九针论》）

4.　长针

4.1　定义：针尖呈松叶状，圆而不甚尖锐，直径从0.22到0.50毫米，针身长度从4.0到7.0寸的针，本书将其定义为长针。

4.2　用途：用于引泻深远处的气态和液态的病质，从而用于祛除深处之邪气和远处之痹气等。

4.3　说明：长针为毫针的加长，临床中经常用直径为0.50毫米、针身长度为5.0～7.0寸的长针治疗髋关节痹证及股骨头坏死等。

①"长针者，锋利身薄，可以取远痹。"（《灵枢·九针十二原》）

②"八曰长针，取法于綦针，长七寸，主取深邪远痹者也。"（《灵枢·九针论》）

5.　粗针

5.1　定义：针尖圆而不太尖锐，直径从0.6到2.0毫米，针身长度从3.0到7.0寸的针，本书将其定义为粗针。

5.2　用途：用于引泻机关中的水湿邪气等，可用于治疗髋关节疼痛、膝关节胖肿等。

5.3　说明：粗针有两类，一类针头无棱，直径在0.6毫米以上，为员利针的加长（现代针灸常用）；另一类针头有棱，有似于锋针，但有棱无刃，用法同古代的长针，直径在1.0～2.0毫米之间（市面上见不到）。从针尖的结构上讲，后者更有利于引泻机关中的水湿邪气（参古代的大针）；从临床运用上讲，针头无棱之粗针也弥补了员利针短而不及的缺陷。

①"大针者，尖如梃，其锋微员，以泻机关之水也（机关指人体的八大关节）。"（《灵枢·九针十二原》）

②"九曰大针，取法于锋针，其锋微员，长四寸，主取大气不出关节者也（大气，这里指亢盛的邪气）。"（《灵枢·九针论》）

6.　毛针

6.1　定义：针尖圆锐，直径从0.1到0.2毫米，针身长度从0.25到0.75寸的针，本书将其定义为毛针。

6.2　用途：用于幼儿的针刺及小关节的治疗，治疗手指痹、趾指麻木等。

6.3　说明：毛针是由古代的微针发展演变而来的，具有身短体细之特点：它的直径通常在0.1～0.2毫米之间，细的要比毫针细得多，它的长度通常在0.25～0.75寸之间，短的要比毫针短得多，从而弥补了毫针相对过长、过粗的缺陷。我们在临床中所用的耳针，即在本书所定义的毛针范畴。

7.　扁柄针

7.1　定义：针柄呈扁状的针灸针，为扁柄针。

7.2　用途：用于替代三棱针及员利针刺血，也可替代镵针驱泻阳气，或者替代铍针排除体表之脓液等，可用于"喉痹、瘰证、痧症、中暑及小儿惊厥"等诸证的救治或治疗。

7.3　说明：扁柄针有多种针型，针头有如三棱针者，有如员利针者，有如毫针者，有如镵针或铍针者。由于扁柄针操作简便,既安全又可靠,并能配属多种针型,因而尤其适用于家庭中的针灸治疗。

感悟:我在外地读书时得了一次急病,上吐下泻,昏沉嗜睡,急需针刺治疗,因为附近请不到特长中医,所以仅能采取自救。最先用员利针刺委中穴,很是顺利,似乎没有疼痛;可是用三棱针刺井穴时,由于怯手几次都没有出血,针刺不到位,既疼痛又恐惧。随后我找了个钳子,夹住了针体控制好针刺深度,稍一用力就刺出了血,并且也不是很疼痛。这一事情给了我启发,于是我设计出了扁柄针。

由于三棱针的针锋很锐利,如果没有掌握一定的操作技巧是很难随心控制针刺深度的,因而实际操作的难度较大。倘若针刺过浅,则不仅达不到针刺目的,还会使患者因疼痛而猝发恐惧,导致以后的针刺难以进行;倘若针刺过深,则会刺透对侧的血管壁或刺伤其它组织,因而操作风险也大。扁柄针的推出,使上述问题都得到了圆满的解决。这一项创意,我们已向国家申请了专利。

8. 圆摩针

8.1 定义:针身粗壮,呈圆柱形,针身1.6寸,针头卵圆,为圆摩针。

8.2 用途:用于驱逐分间邪气,开启闭合的脉络,使营血复行于脉中,荣于脉外。

8.3 说明:圆摩针,《内经》称其"圆针",为古代九针之一。分间,一指肌肉与其表部的白膜之间,二指肌肉外层与其相衔接的脂肪之间,三指衔接两块肌肉的白膜部分。两块肌肉之间的空隙部分则不称作分间而称溪谷,小的空隙为溪,大的空隙为谷。分间之气称分气,为荣卫相合之气。

从临床上讲,圆摩针的作用主要有两个:一是驱逐分间的病气,二是开启闭合的络脉。用圆摩针驱逐分间的病气,不同于用毫针引泻病气。引泻病气,病气从脉内到脉外,或由体内到体外;驱逐病气,病气依然在经隧内,或者说依然在体内。病气在体内者,病气的转移靠的是经气的运行,病气的化解与排除靠的是物质转化和体液代谢。

于是,对膨起的络脉的处理当经历两个阶段:一是"引泻病气",即先用毫针及三棱针分别引泻分间及络脉中的病气;二是"驱逐病气",即用圆摩针驱逐残余的病气,使之随经气的运行进入人体的物质代谢。

相反,倘若邪留络脉久而不去,则会使脉中的血气消耗,从而出现络脉瘪陷之情况,于是我们所看到的则是凹下去的脉沟。脉沟下的络脉,几乎已无血气,或有极少的血气。为了防止络脉闭合或者开启已闭合的络脉,临床就要用圆摩针了。圆摩针既是针也是一种按摩工具,它在揩摩体表时会产生一些热量,对其所揩摩的部位有灸熨作用及揉动作用,从而起到了"驱动分气、开启脉络"的双重功效(阅读③)。

① "员针者,针如卵形,揩摩分间,不得伤肌肉,以泻分气。"(《灵枢·九针十二原》)

② "二曰员针,取法于絮针,筒其身而卵其锋,长一寸六分,主治分肉间气。"(《灵枢·九针论》)

③ "盛则泻之,虚则补之,紧则先刺而后灸之,代则取血络而后调之,陷下则徒灸之。陷下者,脉血络于中,中有着血,血寒,故宜灸之。"(《灵枢·禁服》)

第二节 针刺的禁忌

"腹胀,身热,脉大,是一逆也;腹鸣而满,四肢清,泄,其脉大,是二逆也;衄而不止,脉大,是三逆也;咳且溲血,脱形,其脉小劲,是四逆也;咳,脱形,身热,脉小以疾,是谓五逆也。如是者,不过十五日而死矣。"(《灵枢·玉版篇》)

"精脱者耳聋,气脱者目不明;津脱者腠理开,汗大泄;液脱者骨痹,屈伸不利,色夭,脑髓消,胫酸,耳数鸣;血脱者色白,夭然不泽;脉虚者,其脉空虚。"(《针方六集·六脱不刺》)

"形肉已脱，一夺也；大夺血之后，是二夺也；大汗出之后，是三夺也；大泄之后，是四夺也；新产及大血，是五夺也。此皆不可泻。"（《灵枢·五禁》）

"无刺大醉，令人气乱；无刺大怒，令人气逆；无刺大劳人，无刺新饱人，无刺大饥人，无刺大渴人，无刺大惊人。"（《素问·刺禁论》）

临床中不宜用针的情况很多，本书仅是择重例举一些而已：

（1）五逆不可刺（《灵枢·玉版篇》），六脱不可刺（《针方六集·六脱不刺》），五夺不可刺（《灵枢·五禁》）；

（2）久病体衰之人不可刺，久病临危之人不可刺；

（3）大饥之人不可刺，大渴之人不可刺，大劳之人不可刺；

（4）大醉之人不可刺，大怒之人不可刺，大惊之人不可刺。

注意： 针刺易于泻实而难于补虚，临床中若遇到正衰体弱之人，必须首先考虑此条。其治疗理念是，先用中药生津养血，添精益气，待五脏调和一些之后再酌情用针排邪，疏通经气。

第三节　针刺异常情况的处理

一、晕针

晕针，指患者在针刺过程中出现的头晕、恶心、晕厥等现象。

1. 症状

轻者会出现头晕、恶心、目眩、心悸、肢冷、汗出等症状，重者会出现神滞目呆、面色骤变（苍白或蜡黄，面色无光）、四肢厥冷等症状，甚者会卒然晕倒（脉数而弱，或沉伏而迟）。

2. 原因

（1）患者方面的因素：或因紧张，或因恐惧，或因饥饿，或因劳累，或因体虚，等等。

（2）医生方面的因素：或因手法过重，或因刺激过强，或因选位不当（一是对针刺部位的选择，二是对患者体位的选择），或因针具不佳，针尖带钩或钝锈等。

3. 处理

要立时匀缓撤针，速闭针孔，使患者平卧在床上。轻者施重力指针于太冲、涌泉穴，其操作过程是：医生以左手指针患者的右足，以右手指针患者的左足，以大指针涌泉穴，以食指针太冲穴（如图），反复切针数次，直至转好为止，随后给患者饮用半小杯温热的白糖水。重者立即采取急救措施，用毫针刺人中（督脉）、劳宫（心包经）、太冲（肝经），均用泻法，强刺激；倘若效果不佳则刺肾经之涌泉、胃经之足三里（均用补法），患者很快就会苏醒，随后给患者饮用半小杯温热的白糖水，再酌情按摩其头部及上腹部。

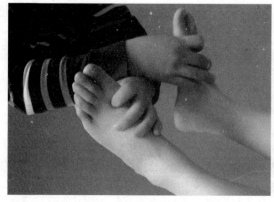 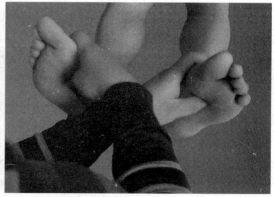

指针涌泉太冲指法图1　　　指针涌泉太冲指法图2

注意： 操作前操作者要瞬间检查自己的指甲，若发现指甲过尖、过长或过锐，操作时就要在被操作的部位上垫一层布，可以随手用衣服、毛巾、手帕等，以免切伤患者的皮肤。职业操作者要勤修指甲，且要保持指甲清洁卫生。

二、滞针

滞针，指在针刺过程中出现的针体在患者体内一时难以运转的现象。

1. 原因

（1）患者方面的因素：或因所刺部位过于敏感，或因患者过于紧张，而使肌肉收缩或收紧所致；或因留针时患者移动了肢体，而使肌肉或其它组织牵制针体所致。

（2）医生方面的因素：因医生在捻针时将针柄仅向一个方向捻转，从而导致针体被针旁的肌纤维缠固，以致运针无法进行。

2. 处理

若发生了滞针现象，医生可以参照下面的方法进行处理：

（1）若是因肌肉收缩或收紧所致，则可以留针片刻，待其肌肉松弛后再行出针；也可立时在所针腧穴的附近实施点压或捏掐，或在肌肉丰满的部位上实施拍打，待其紧张消除后再行出针。

（2）若是因针体受肌纤维缠绕所致，则应立即将针柄轻轻地做回复性的捻转，以将所缠绕的部分回释，当针下有轻松的感觉时即作轻度的提插，倘若提插顺利就立行出针。

三、弯针

弯针，指在针刺的过程中出现的针体弯曲现象。针体弯曲时针柄常常偏向一侧，而且医生在捻针时也会有阻抗的感觉。

1. 原因

（1）患者方面的因素：因患者移动了肢体，以致肌肉强拉针体而导致针体弯曲。

（2）医生方面的因素：或因医生针刺过急，手法过重，使患者顿感剧痛，从而导致肌肉强力收缩，拉弯针体；或因医生进针不准，在针刺时遇到了坚硬的组织，从而导致针体弯曲；或因医生在运针时用力不均，刺激过强，使患者受刺激部位的肌肉产生强烈的应激反射，拉弯针体。

2. 处理

若发生了弯针现象，医生可以参照下面的方法进行处理：

（1）若属轻度的弯曲，则可慢慢地将针体提出，其间切不可再行捻转；倘若弯曲的角度过大，则应顺着前弯的方向轻轻地提插，如果觉指下无明显的阻碍就顺着针柄倾斜的方向将针体轻轻地提出。

（2）若是由肢体移位所造成的弯针，则应先矫正患者的体位，然后酌情撤针。

四、折针

折针，指针刺入穴后所发生的断针现象。

1. 原因

（1）材料方面的因素：制造时所用的材料质量差，其韧性及硬度等均不达标。

（2）针体方面的因素：或是针体出现了硬弯、剥蚀，或是针根部出现了盘丝松动，或是针根部出现了磨损。

（3）患者方面的因素：或因患者自身的耐受能力过差，或因内心过于紧张恐惧，以致在医生捻针或运针时，肌肉突然强力收缩而将针体拉断；或因患者移动了肢体，以致肌肉等组织将针体拉断。

（4）医生方面的因素：或因医生为患者选取的体位不当，以致患者过早地倦乏不适，从而不自觉地移动了肢体；或因医生手动操作过度，以致针感过强或疼痛过重，从而导致患者之肌肉强力收缩或挛急；或因医生在滞针或弯针时的处理方法不当等，也可能导致折针。

（5）其它方面的因素：或因某些恐怖言论、外界的声音刺激，或外力作用等，比如有人大声喊叫、咳嗽、打喷嚏，或不小心碰了患者身体的某些部位，或碰撞了患者身上的针，等等。

2．处理

一旦发生了折针现象，医生和患者都不要惊慌恐惧。医生首先要叮嘱患者保持原来的体位，随后再根据相关的情况做慎重的处理：

（1）如果针体尚有余部露在体外，就马上用镊子钳住余端，轻轻地将残针拔出；如果针体的残端已与皮肤相平或稍低于皮肤，就用左手拇指、食指之指腹轻轻地按在针孔的两侧，缓慢地用力，迫使针之残端露出体外，右手随即用镊子将残针拔出。

（2）如果针体的折断部分已全部落入皮下，但距离皮肤不远，倘若针下之近处有坚硬的组织（筋骨），就用左手拇指、食指之指腹缓慢地按压针孔的两侧，以借助体内的坚硬组织将针体顶出肤外，右手随即用镊子将残针拔出。

（3）如果断针所在的人体部位没有任何的脏器，并且断针部分又可以透刺到对侧，就用手指将针体向前推进，必要时也可借助于硬质物体，以使针尖向对侧透刺，随后用镊子顺着针尖的指向将残针拔出。

（4）如果上述方法均无法将断针取出，就要马上求西医作外科手术了；倘若折针的部位在重要的脏器附近，医生本人又没有确切的把握将针体安全地取出，则当立即求助于西医。

五、血肿

血肿，指撤针后针孔及其周边部位所出现的紫红色或青紫色的瘀肿现象。

1．原因

因刺血时刺透了对侧的血管壁而使血液向内溢渗，或因刺血时未将所泻之血全部引出体外，或因针刺时误伤了脉络而又未能将其所溢之血引出体外，导致余血瘀留，从而出现血肿。

2．处理

通常都是采取热敷处理，也可以用火手做轻度的按摩。如果血肿过大，就要用毫针探刺血肿处，稍后慢慢地出针，可以将部分余血引出，然后再根据实际情况决定是否做火手按摩或热敷处理。如果用毫针探刺血肿处后还不能顺利地将余血引出，血肿在皮肤下者就要用挤捏法将部分余血挤出。

六、遗感

遗感，指撤针后在针刺部位所遗留的酸胀痛等不适的感觉。

1．原因

因穴位自身针感过强，或因医生操作时手法过重。

2．处理

轻者只需在局部作上下掐捏或按揉，片刻即可以消除；重者需用火手指针，并作轻度的按摩；甚重者需在其近处飞刺一针或数针，先令其针感转移，而后再做火手按摩。

七、感染

感染，指针刺过后在针刺部位出现的红肿、搔痒或化脓等征象。

1．原因

或因针刺前消毒不彻底，从而导致病原体随针进入体内；或因在炎症区域针刺，从而导致炎症扩散；或因针后针孔保护不好，以致被病菌侵染。

2. 处理

感染的针眼都得做消炎处理，轻者做常规消毒后涂抹一层"针灸祛脓膏"即可，重者需求助于西医。

八、气胸

气胸，指在针刺胸、背部之穴位时患者所出现的胸闷、咳嗽、气促、呼吸困难等症象。

1. 原因

大多是由医生的错误操作所致，或因针刺过深，或因强烈刺激，诸如强力提插、过度捻转等，或因刺伤肺脏，以致胸中的宗气紊乱而出现气胸。

2. 处理

对气胸的处理医生必须做到沉着冷静，要根据患者的病情及病情变化，采取相应的临床措施。轻度的气胸，医生要亲切地安慰患者，扶患者上床休息，半坐半卧，并要对其手臂实施重力指针（双手捋捏，自上而下），一刻钟后其症状就会缓解，而后定期服用一些止咳药和抗感染药即可；重度的气胸，必须求助于西医做急救处理。

注意：针刺胸部的穴位时一定不要使针尖刺入胸腔，体位当取仰卧位且要平刺。针刺腹部的穴位时一定要控制好针刺深度，离脏器近的穴位既不要深刺也不要留针，即针刺入穴则出针。人体躯干部的穴位，必须遵照"前如井、背如饼"之说法，针刺背部穴位时当浅刺，运针要柔和，切不可强刺激或久留针。五脏六腑之门户均在背部的膀胱经上，气弱体虚的患者针后要配合火手按摩，以益脏气；针刺督脉穴时，取穴及进针都要准确，且要控制好针刺的深度，针刺督脉穴治急症时针后大多都要拔罐。

第四节 针刺前的准备与要求

一、选取针具

选针是针刺前必须做好的一项工作，它关系着针刺的安全和质量。选针时医生要考虑患者的年龄、体质、病情等相关因素，以选出合格的备用针具。临床常用的针具有"毫针、员利针、三棱针、扁柄针、毛针"等，其中"员利针、扁柄针"是急救常用针。

1. 年龄因素：儿童，选针要短一些、细一些；成年人，选针要长一些、粗一些。
2. 体质因素：瘦弱者，选针要短一些、细一些；肥胖者，选针要长一些、粗一些。
3. 疾病因素：虚证，选针要细一些；实证，选针要粗一些。救治暴急，要用员利针，或用相应的扁柄针；泻热刺血，要用三棱针，或用相应的扁柄针。

二、检查针具

检针是为了保障针刺的安全，对毫针的检查必须注重以下四个部位：

1. 针尖部：此项指标以针尖圆利、状如"针叶松"之叶尖者为合格；针尖带钩，或太钝，或太锐者，均为不合格。
2. 针体部：此项指标以针体挺直、光滑、坚韧且有弹性者为合格；针体不匀称，或有弯曲，或有锈蚀，或有斑剥者，均为不合格。
3. 针根部：此项指标以针根牢固、无松动、无折曲、无剥蚀、无锈痕者为合格；针根有松动，或有折曲，或有剥蚀，或有锈痕者，均为不合格。
4. 针柄部：此项指标以缠丝缠绕均匀、无松动、无锈蚀者为合格；针柄有锈蚀，或缠丝有松动，或缠绕不均者，均为不合格。

三、系统消毒

系统消毒，主要是指对针具的消毒、对待针部位的消毒和对医生双手的消毒。

1. 对待用针具的消毒

针刺前要对待用的针具、器具、器皿、物品等进行严格的消毒，以防止针刺感染情况的发生。在乡村医疗或家庭医疗中，我们可以选用：

（1）高温高压消毒法：将针具用纱布包扎好，放入高压消毒锅内，盖好锅盖，加温加压，使锅内温度达到 115～123 摄氏度，压强达到每平方厘米 1.0～1.5 千克，气蒸消毒 30 分钟即可。

（2）药物浸泡消毒法：将针具裸浸在浓度为 75％ 的酒精中，浸泡 45 分钟左右，取出后用蘸有 95％ 酒精的脱脂棉擦拭干净，随后再用脱脂棉擦拭一次即可。

2. 对待针部位的消毒

用脱脂棉蘸浓度为 75％ 的酒精，擦拭待针部位的皮肤三次以上，要求最后一次擦拭，其酒精棉球无明显的污痕。

3. 对医生双手的消毒

针刺前医生要修剪指甲，并对双手进行消毒。具体做法是：将双手用肥皂水洗刷干净后，即用清水冲洗两次，随后用脱脂棉蘸浓度为 95％ 的酒精擦拭两次，尤其是指甲。

四、选择体位

医生为患者选择体位时必须遵循以下原则：一要便于取穴，便于临床操作；二要尽可能使患者体感舒适，不易疲劳。体位分卧位和坐位，卧位有"仰卧位、俯卧位和侧卧位"三种，坐位有"仰靠坐位和俯伏坐位"两种。

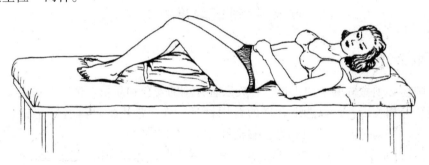

仰卧位

1. 卧位

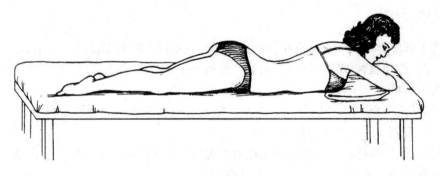

俯卧位

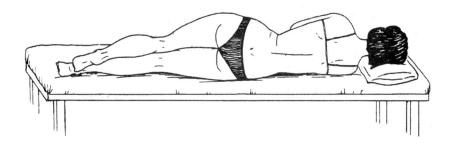

侧卧位

(1) 仰卧位——主要适用于头前部、面部、颈部、正胸、正腹,上肢掌侧、下肢前侧、手足等部位的针刺;

(2) 俯卧位——主要适用于头后部、项部、肩部、背部、腰部、骶部,下肢后侧等部位的针刺;

(3) 侧卧位——主要适用于头侧部、侧胸、侧腹,下肢外侧等部位的针刺。

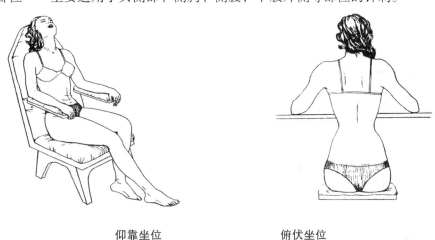

仰靠坐位　　　　　　　　俯伏坐位

2. 坐位

(1) 仰靠坐位——主要适用于头前部、头侧部、头顶部、面部、颈部、膺部等部位的针刺;

(2) 俯伏坐位——主要适用于头顶部、头后部、项部、肩部、背部等部位的针刺。

五、准确取穴

取穴是针灸治病的首要环节,取穴的准确与否会直接影响到针刺的疗效。

1. 作出标记

先用骨度折量定位法和指寸定位法给腧穴定位,确认后就在皮表上作一个小标记:可以用笔划出一个十字标记,也可以用指甲切出一个十字切痕。

2. 验穴真否

取穴时要用指腹点压穴区以验其真否:阳穴多半都在骨侧陷处,按之酸麻者为真;阴穴多半都在动脉搏动处,按之有动脉应手者为真。如果是危重病人,以上方法就不灵了,这还得靠平时的经验积累。

第五节 针刺的角度、方向、深度

一、针刺的角度

针刺角度是指针刺入穴后,针体与皮肤表面所形成的锐角或直角。为了便于论述,本书也将它分为"直刺、斜刺、横刺"三种情况(请读者参考"针刺角度意会图")。

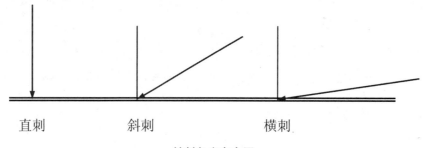

针刺角度意会图

1. 直刺

直刺的针刺角度范围为85~95度,很多书说90度,准确的定义应该是90度左右。直刺进针最为常见,适用于毫针、员利针、三棱针、毛针、扁柄针等多种针型的操作,浅刺、深刺都适用。

2. 斜刺

斜刺的针刺角度范围为30~60度,很多书说45度左右。斜刺多用于浅刺,也可用于深刺。

3. 横刺

横刺的针刺角度范围为10~20度,很多书说15度左右。横刺也称平刺、沿皮刺,适用于浅薄部位的针刺,也经常用于长针的多穴透刺。

说明：将直刺的针刺角度范围定义为"85~95（约为90度）",这是其它针灸书中所没有的。在实际操作中有谁能保证直刺的角度恰好就是90度？有些书将斜刺角度定义为"45度左右",这种界限不清的说法很容易使读者教条地认为"斜刺的角度必须接近45度"。

我们常说"针刺可以巧开隧道,直达病所,引泻邪毒于体外"。为了实现针刺的直达病所,我们就得协调好进针方向与针刺角度的关系。临床中如果我们都受直刺90度、斜刺45度左右、横刺15度左右的约束,临床中就很难协调好进针方向与针刺角度的关系。由于穴位的分布具有"空间性",因而针刺时我们还不能一概地从平面认识上取穴。又由于技术性操作都需要有丰富的实践经验作保障,因此要想提高针刺取穴的规范性和熟练性,以及针刺操作的准确性和有效性,就应当从实践中积累技术经验。

二、针刺的方向

针刺方向是指进针时针尖应对准的某一方向或某一部位,与针刺角度有着密切的联系。掌握好针刺方向,不仅能提高针刺的准确性,还能提高针刺的安全性,从而提高针刺的有效性。

三、针刺的深度

针刺深度是指针刺过程中允许刺入的针身长度,或指平刺,或指斜刺,或指直刺。对针刺深度的确定,一要参考书中的系列参数,诸如针刺的角度、针刺的方向、针刺的深度等,比如委中穴,《现代针灸全书》中讲"直刺0.5~1寸,或三棱针点刺出血,可灸。";二要遵循"因人、因病、因经、因部、因穴、因时而异"的针刺原则,比如冬刺宜深、夏刺宜浅,胖人宜深、瘦人宜浅等。

1. **因人而异：**人的因素主要是指患者的年龄、体质。脏腑娇嫩的儿童,气血衰弱的老人,久病气衰的年轻人，以及形瘦体弱之人，均不宜深刺；年轻力壮之人，气血亢盛之人，形盛体强之人，可以酌情深刺。

2. 因病而异：概括地讲，阳证、表证、新证（新病），均不宜深刺；阴证、里证、旧证（旧病），可以酌情深刺。

3. 因经而异：阳经属表，仅可浅刺；阴经属里，可酌情深刺。

4. 因部而异：肌肉丰厚的部位，可酌情深刺；皮薄肉少的部位，要酌情浅刺。

5. 因穴而异：头面、胸部、背部等部的腧穴不宜深刺，四肢、腹部等部的腧穴可酌情深刺。

6. 因时而异：春夏针刺宜浅，秋冬针刺宜深。

第六节 针刺中的补泻

针刺补泻是针刺操作中的一项重要内容，它贯穿着整个针刺过程（进针、运针、出针），分"进针补泻、穴中补泻、出针补泻"三种情况：

一、进针补泻

"推针而内之，是谓补；动针而伸之，是谓泻。"（《针灸问对》）

进针时不作捻转或稍作捻转，推针而入者为"补"（推者，平稳徐徐向前）；进针时大作捻转，伸针而入者为"泻"（伸者，快速伸展向前）。

二、穴中补泻

"其泻者有凤凰展翅：用右手大指、食指捻转针头，如飞腾之象，一捻一放。其补者有饿马摇铃：用右手大指、食指捻转针头，如饿马无力之状，缓缓前进则长，后退则短。"（《针灸大成》）

在穴中捻针时，针柄的捻转幅度小、速度匀缓者为"补"，针柄的捻转幅度大、速度急快者为"泻"。

三、出针补泻

"入实者，左手开针孔也；入虚者，左手闭针孔也。"（《素问·刺志论》）

出针时针体直稳，不使针孔扩大，且速闭针孔而使真气内存者，为补；出针时针体摆动，摇大针孔，且不闭针孔而使邪气外泄者，为泻。

第一篇　传统技法概论

第三章　中医传统灸法

第一节　灸法概论

第二节　艾炷灸

第三节　艾条灸

第四节　其它灸法

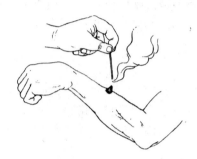

第三章 中医传统灸法

第一节 灸法概论

一、灸法分类

古代最初的灸法是点燃灸，即以艾为燃料，用艾火按灼人体的某些部位，是利用热能来治疗人体疾病的一类疗法。但是由于原始的灸法在临床中会灼伤患者的皮肤，不论痛与不痛，对神志清晰的患者来说都会引发恐惧，因而它的临床应用并不是十分广泛，至今推广起来也很困难。

原始的灸法是以艾火治病，为了避免临床中的一些灸伤，后世又推出了熨法。所以从灸法的发展及演变过程来看，灸法有两类，一类称点燃灸，一类称非点燃灸，并且还可以再分。

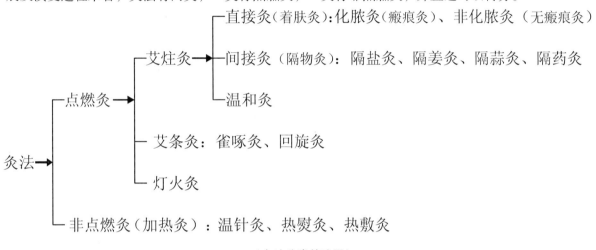

（灸法分类简述图）

二、灸法功效

1. 温经散寒：温灸可以散寒，使寒气转温，遂能治疗多种寒证。
2. 温行气血：气为血帅，温灸可以宣气，遂能推进气血之运行。
3. 逐痹止痛：温灸能驱风散寒逐湿，遂能逐痹止痛。
4. 回阳固脱：温灸可以使真阴化阳，填补真阳之气，故能回阳固脱。
5. 泻散郁热：灸火可以开辟门户，使郁热随火气发散，故能泻热。
6. 散瘀化结：瘀结多因寒生，温灸能化解寒气，遂能散瘀化结。

三、注意事项

1. 环境要求：灸法操作要求环境温和寂静，湿度适中，切不可在寒冷、通风、嘈杂、潮湿或燥热的环境中进行。
2. 施灸穴位：有些穴位可以施灸，有些穴位却不可以施灸，绝不可一概地用灸。
3. 施灸程序：先灸上部，后灸下部；先灸背部，后灸腹部；先灸头身，后灸四肢。临床中要根据患者的病情、待灸部位、待灸穴位等，合理地制定施灸方案。
4. 施灸量数：施灸的量数，要根据患者的病情、年龄、体质、灸穴、气候等相关因素而定。艾炷灸，通常每次灸3~5壮；艾条灸，通常每次灸5~15分钟。中医称，每燃尽一个艾炷为"一壮"。

5. 灸疮处理：灸后被灸之皮肤可能会有不同程度的灸伤，其轻者会有微红现象，通常不需要处理；其重者会有水泡出现，小的若不化脓，数日后便可自行消退，大的用针刺破，并用脱脂棉球挤压以吸取津液，待将其津液完全吸出后再用蘸有95%酒精的脱脂棉球挤压一次，随后敷抹一层祛脓膏即可。若出现了化脓现象，轻症以消毒干棉球吸净脓液，再用酒精棉球消毒，随后敷抹一层祛脓膏即可，重症需求助于西医做消炎处理。

6. 灸后调理：灸后调理十分重要，要注重于灸疮的保护、饮食的调养及禁忌、情志调理、房劳四个方面（参阅下文）。

"凡灸后切宜避风冷，节饮酒，戒房劳；喜、怒、忧、思、悲、恐七情之事，须要除之，可择幽静之居，但君子智人，不必喻也。"（《针灸大全·论保养》）

"灸后不可就饮茶，恐解火气；及食，恐滞经气，须少停一二时；即宜入室静卧，远人事，远色欲，平心定气，凡百俱要宽解。"（《针灸大成·灸后调摄》）

第二节　艾炷灸

艾炷灸分直接灸和间接灸两种，间接灸也称隔物灸，是古今较为常用的一种灸法。艾炷灸所用的艾炷，有机制的，也有手制的，通常在药店里就能买到。艾炷的手工制作比较简单，只需将少许的艾绒置于平板上，用拇食中三指将其捏造成一个上尖下平的"圆锥体"即成。常见的艾炷有大、中、小三种型号：大的如拇指甲大，主要用于间隔灸；小的如麦粒，主要用于直接灸；中号的如枣核般大小，既可用于直接灸也可用于间隔灸。中号的艾炷，炷高通常在1厘米左右，炷底直径约为0.8厘米，炷体重量通常在0.1克左右。临床中，每燃尽一个艾炷就称其"一壮"。

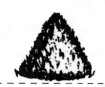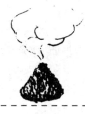

艾炷

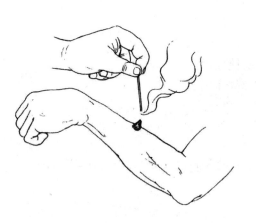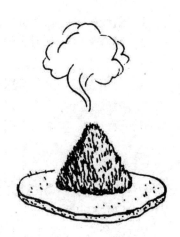

直接灸　　　间接灸

一、直接灸

直接灸也称裸灸，是指将艾炷置放在人体上直接施灸，这是最原始的灸法。直接灸分瘢痕灸和无瘢痕灸两种，瘢痕灸也称化脓灸，无瘢痕灸也称非化脓灸。

1. 瘢痕灸

施灸前须对穴位进行消毒，除去湿气后再涂抹一层蒜汁，随后将艾炷平置在穴位上，点燃即为施灸，直至艾火自熄，称其"一壮；若需再灸，则要轻轻地拂去余灰，重新涂抹一层蒜汁，再平置一个艾炷，点燃……，直至皮肤被灼伤而起泡为止。此法属泻，适用于治疗一些顽固性疾病及慢性病证。

2. 无瘢痕灸

将艾炷平置在穴位上，点燃即为施灸。施灸前须对穴位进行消毒，除去湿气后方可施灸，当艾炷燃至患者略有灼痛感时，即更换下一个艾炷再灸，如此反复若干次，直至灸完所需的壮数为止。此法属补，适用于治疗一些寒证、痹证、肢体麻木、皮肤瘙痒等证。

二、间接灸

间接灸又称隔物灸，临床最常用的隔物灸有三种：隔姜灸、隔蒜灸及隔盐灸。

1. 隔姜灸

隔姜灸是用"姜片"作隔灸物，生姜辛温无毒，具有驱寒发表、通经活络、调和荣卫之功效。具体的操作方法是（施灸前要先对待灸部位进行消毒，皮肤上千万不要留有水湿）：取0.5~3.0毫米厚的生姜片，用针刺穿若干个小孔，平放在穴位上，随后将艾炷平放在姜片上，点燃即为施灸，当艾炷燃至患者有灼痛感时，即更换下一个艾炷再灸，如此反复若干次，直至皮肤润红为止。艾炷的大小及姜片的薄厚，可依患者的年龄、病情及待灸的穴位而定。此法属补，适用于治疗一些虚寒证、阳虚证、皮肤搔痒证等。

2. 隔蒜灸

隔蒜灸是用"蒜片"作隔灸物，大蒜辛温性散，能消肿化结，拔毒止痛。具体的操作方法是（施灸前要先对待灸部位进行消毒，皮肤上千万不要留有水湿）：取完好的独头蒜一头，将其切成1~3毫米的薄片，用针刺穿若干个小孔，放置在穴位或肿块上，随后再将艾炷平放在蒜片上，点燃即为施灸，当艾炷燃至患者有难以忍受的灼痛时，即更换下一个艾炷再灸，每灸3~5壮即需更换一次蒜片，通常每穴每次可灸5~8壮。因蒜片对皮肤有刺激作用，故施灸时灸处极易起泡。此法属泻，有拔毒、散结、定痛、止痛之作用，主要用于治疗肺痨、腹中积块、未溃疮疖等证，也经常用于治疗蛇、蝎、毒虫之咬伤等。

3. 隔盐灸

隔盐灸是用"盐末"作隔灸物，仅适用于神阙穴。其操作方法是：用经过干炒的白盐填平脐窝，要求盐的温度在摄氏20度左右，盐以略出脐平面2毫米为宜，随后在盐的上面放一层薄薄的姜片，接着将艾炷平放在姜片上。点燃即为施灸，其壮数依病情而定，少则3~5壮，多则10余壮，甚则几十壮或上百壮不等。食盐受火易爆，施灸时要倍加小心。此法属补，有回阳固脱、补救真阳之功效，也可用于中风、虚脱、肢冷、腹痛等证的治疗。

第三节 艾条灸

成品艾条有两类，一类为纯艾条，一类为药艾条，在药店都能够买到。临床最常见的艾条灸有三种，分别为温和灸、雀啄灸和回旋灸。

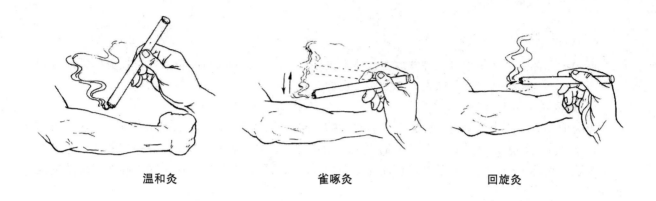

温和灸　　　　　　　雀啄灸　　　　　　　回旋灸

一、温和灸

温和灸的操作比较简单，是将艾条的一端点燃，在距离灸部 2~3.5 厘米处施灸，连续灸 3~8 分钟，直至局部皮肤出现红晕为止。此法有温通经络、散寒化湿、驱风行气之功效，从而适用于一切寒证，包括虚寒证。

二、雀啄灸与回旋灸

将艾条的一端点燃，随后对准待灸部位，并在相应的距离内作一远一近或一上一下的移动，如鸟雀啄食一般，故称其为雀啄灸。此外，如果在相应的平面内做盘旋式或往返式的移动，则称其为回旋灸。

有些专家认为，艾条灸的补泻主要是通过控制施灸的时间实现的，诸如"温和灸、回旋灸"，其施灸时间在 3~5 分钟之间者均有"补"的效果，在 10 分钟以上者则有"泻"的作用。再如"雀啄灸"，其每穴每次灸 0.5~3 分钟者有"补"的效果，8 分钟以上者则有"泻"的作用。以上仅是一种说法，因为具体的操作分寸还得靠施灸者来把握，故前面的论述仅供参考。

第四节　其它灸法

一、温针灸

温针灸也就是临床中的温针疗法，是指将艾灸并用于针刺，主要是借助于针体的导热性能将艾火产生的一部分热量输入体内。温针灸适用于一切寒证，经常用于治疗肢体麻木、关节冷痛等。临床中最常用的温针疗法有两种，称直接温针灸和间接温针灸。

1. 直接温针灸

针刺入穴得气后留针，将预制好的艾条段或艾绒团直接套在或缠裹在针柄上，并从其下端点燃，点燃即为施灸，每针一穴，可灸 1~3 段（团）。为了防止施灸时烫伤皮肤或烧伤衣物，加灸前医生要叮嘱患者一定不要移动身体或改变体位；同时，医生也可选用一张不易引燃的硬纸片，剪成一个直径不小于 5 厘米的圆形，随后再剪出一个向心的缝口，然后将圆形的纸片套在针体上，再顺着针体下推覆盖在患者的皮肤上即可。

2. 间接温针灸

切取约 3 毫米厚的生姜片，用针刺小孔数个，然后将姜片套在针身上，随后进行针刺。针刺入穴得气后留针，将姜片按贴在皮肤上，随后用艾绒在姜片上作炷，要求艾炷体以针身为轴，点燃艾炷即为施灸，当艾炷燃至患者有灼痛感时即更换下一个艾炷再灸，如此反复数次，直至皮肤润红为止。

二、灯火灸

对"灯火灸"的讲解，按内容的安排，转到"家庭实用灸法"中。

三、热熨灸

对"热熨灸"的讲解，按内容的安排，转到"家庭实用灸法"中。

附：热敷和汤熨

热敷是指将干净的毛巾等纯棉织物浸在热水里，提出拧干，然后覆盖在人体的某些部位上，现代医学称其为热敷。如果将干净的毛巾等纯棉织物浸在热的中药汤中，提出后带汤液覆盖在人体的某些部位上，现代医学则称其为汤熨。

不过传统中医学中的汤熨，则是指将人体或人体的某些部位浸在有一定热度的中药汤液中，以治疗人体某些疾病的一种疗法。这种疗法在韩非子的一篇名为《扁鹊见蔡桓公》的文章中就有记载：扁鹊曰"疾在腠理，汤熨之所及也；在肌肤，针石之所及也；在肠胃，火齐之所及也（齐同剂）；在骨髓，司命之所属，无可奈何也。今在骨髓，臣是以无请也。"

第二篇 经络系统理论

第一章 经络系统理论

第一节 经络系统（上）

一、经络概要

附：经络系统简述图

(一) 经脉的分布与走向

附：十四经气血流注图

(二) 从经脉别出的经别与别络

(三) 经络系统中的经筋与皮部

(四) 人体经络的内外联系

附：人体经络内外联系简述图

二、经络气血

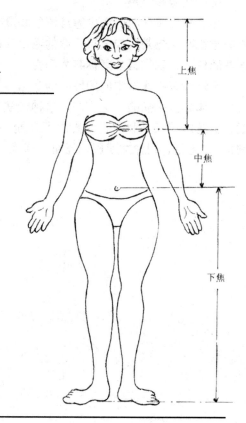

第二篇 经络系统理论

第一章 经络系统理论

第一节 经络系统

一、经络概要

经络是对经脉和络脉的统称，经脉包括十二经脉和奇经八脉，十二经脉又称大经。络脉有广义和狭义之分，广义的络脉包括十五别络（又称十五大络、十五络脉，简称十五络，主要是指从十四经中别出的斜行支脉，为十四经中较大的络脉，于是古医家将其与脾之大络大包或胃之大络虚里一同称作十五大络。由于脾胃表里相合，其大络近路相通，两者通气若一，因而许多医家习惯地将十六络脉称作十五络脉）、三百六十五络（即狭义的络脉，是指从经脉中分出的络脉，也指从十五大络中分出的络脉，是指比十五络脉小一些的络脉）、孙络（是指络脉的细小分支，形态比三百六十五络还小，或直接别出于十五大络，或别出于三百六十五络，布满周身难以计数，孙络又称细络、小络。杨上善曰'从十五络别出小络，名为孙络'）、浮络（浮见于体表的孙络、三百六十五络）、血络（通常指郁滞血液的浮络，刺络即是刺血络），狭义的络脉则指三百六十五络，也就是广义络脉中的不大也不小的络脉。

广义的络脉又分阴络和阳络，阴络是指从阴经中分出的络脉，也指分布在身体内里处的络脉及下行的络脉；阳络是指从阳经中分出的络脉，也指分布在身体浅表处的络脉及上行的络脉。很多络脉都能逐代分支，其分布既能传注本经之血气，又能联合异经之脉络，我们将这种情况称为"脉络联合"。脉络联合使无数条络脉相互交织便形成了可以联络全身的网络系统，这个由络脉编织成的网络系统在体内就像河流一样穿附于每个脏器，在体表则像蜘蛛网一样分布在皮里肉外。

然而网络系统只是经络系统的一部分，说到人体的经络系统则人体经络的内涵就更加丰富了。比如"经脉系统，不仅包括十二经脉和奇经八脉，还包括附属于十二经脉的十二经别和十二经筋；络脉系统，不仅包括十五大络、三百六十五络脉和孙络等，还包括与体表络脉有隶属关系的十二皮部"。将十二皮部划归于络脉系统，是本书根据＜皮部论＞中的"凡十二经络脉者皮之部也"之理论来划分的；还有一种分法，就是将十二皮部也划归于经脉系统，是根据＜皮部论＞中的"皮部以经脉为纪"之理论来划分的。上述内容，请读者参考"经络系统简述图"。

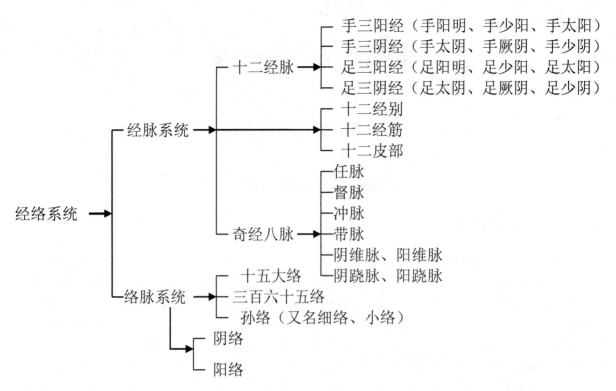

经络系统简述图

经络学说将十二经脉和奇经八脉中的任督二脉统称为十四经脉，奇经八脉除了任脉、督脉有本经的经穴和形象完整的经路外，其它却好似十四经之间的联络通道，从而奇经也有奇络之称。古人将十二经脉比作"江河奔流"，将奇经八脉比作"湖泊涵蓄"。经气旺盛之时，奇经便发挥其"蓄藏作用"（是指在气血运行中奇经能够蓄藏一定量的血液以备急用）；人体活动加强之时，奇经又可发挥出"调释作用"（是指十二经缺血时奇经又能释放其所储藏的部分血液以调节气血的运营量）。在经脉系统中十二经脉是主体，故有十二正经之称。从经脉的分布上讲，十二经脉分体内经脉和体表经脉两个部分，为人体气血运行的体内干线和体表干线。我们通常所说的针灸取穴就是在经脉的体表干线上取穴，经脉的体内干线并没有穴位。

（一）经脉的分布与走向

十二经脉的分布具有一定的规律性，诸如"其外行线分布于体表，内行线连属于脏腑；阴经布行于肢体内侧，与脏相连属；阳经布行于肢体外侧，与腑相连属"。十二经的每一条经脉都以其相连属的脏腑命名，诸如手太阴肺经、手阳明大肠经等。十二经脉共有二十四条，每一名经脉都有两条，对称分布在人体的左右。

十四经脉的走向也具有一些规律性，诸如"手三阴经从胸走行向手，手三阳经从手走行向头，足三阳经从头走行向足，足三阴经从足走行向腹胸；任、督二脉则皆出于会阴，分别向上走行于人体的前后正中线上"。十二经脉的有序交接，使其共同形成一个相对密闭的网络系统，使气血在十四经脉中有序地运行，于是古代有"十二经本一脉"之说。上述内容，请读者参考"十四经气血流注图"。

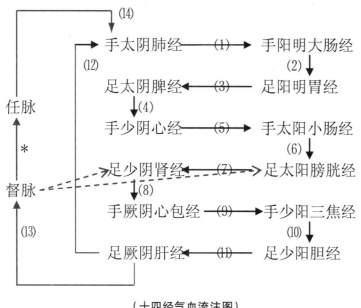

(十四经气血流注图)

注解：(1)肺经交大肠经于食指甲根部桡骨侧端，(2)大肠经交胃经于鼻孔旁，(3)胃经交脾经于足大趾甲根部内侧端，(4)脾经交心经于心中，(5)心经交小肠经于小指甲根部桡骨侧端，(6)小肠经交膀胱经于目内眦，(7)膀胱经交肾经于足小趾甲根部外侧端，(8)肾经交心包经于胸中，(9)心包经交三焦经于无名指甲根部尺骨侧端，(10)三焦经交胆经于目外眦，(11)胆经交肝经于足大趾甲根部近次趾侧端，(12)肝经交肺经于肺中，(13)肝经与督脉会于巅顶（百会穴处），(14)任脉会肺脉于咽喉。此外，带箭头的虚线是指督脉的支脉与其它经脉的交合情况，比如"其络循阴器合篡间，绕篡后，别绕臀至少阴，与巨阳中络者合少阴，上股内后廉，贯脊属肾，与太阳起于目内眦，上额交巅顶……"（《素问·骨空论》）。

但是从经络系统理论上讲，督脉与冲脉、任脉本一脉，督脉为阳脉之海，任脉为阴脉之海，冲脉为十二经之海，又为五脏六腑之海。

(二) 从经脉别出的经别与别络

从十二经脉中别出的较大的脉络有两类，一类隶属于经，称之经别；另一类隶属于络，称之别络。经别是指从十二经脉中别出的支脉，张志聪称"经脉之别经"，名"···之正"，比如"足阳阴之正，上至髀，入于腹里……"；别络是指从经脉中别出的大络，名"···之别"，或以络穴命名，比如"足阳明之别，名曰丰隆……"。

十二经别有两个作用，一是沟通表里，二是联系脏腑。它们都是从四肢膝肘以上别出，大多都是分路而行，表行的部分要在体表沟通表里，里行的部分要深入体腔联系脏腑，一部分经别还要联系器官。

经别"有离有合"，阳经之经别自本经别出（称之"离"），由浅入深，循行于体内，再出体腔而浅出于体表，在头项等部位合入本经（称之"合"）；阴经之经别自本经别出（称之"离"），循行于体内却不再合入本经，而是合入与本经相表里的阳经（称之"合"）。由于阳经之经别自本经别出后还要合于本经，因而被称作"本经六合"；阴经之经别自本经别出后则不再合于本经，而是合于与其相表里的阳经，因而被称作"异经六合"。盖以其所合之数目皆为六，于是古人又将其统称为"六合"。

从十二经脉别出的十二别络，加上督脉之长强、任脉之鸠尾、脾之大包，则为"十五别络"，又称十五络脉、十五大络，均以络穴命名；若将胃之大络加进去，则为"十六大络"。十二别络均从四肢肘膝以下别出，阴经之别络走向并交接于和它相表里的阳经，阳经之别络走向并交接于和它相表里的阴经。十二别络虽说也进入胸腹，联络内脏，但是它们并没有固定的络属关系，这一点与十二经别不同。在躯干部，任脉之别络散布于腹，督脉之别络散行于头上，并别走于足太阳经，入内贯行于脊膂，脾、胃之大络散布于胸胁，使人体的"体前、体后、体侧"等各部分之间既联系又统一，于是十五别络也有统属全身络脉的功能。

（三）经络系统中的经筋与皮部

经筋的分布非常的广泛，筋膜包裹于肌肉之外，肌腱连属于肌骨之间，韧带束裹于关节之围，可见经筋的分布与肢体的功能活动有着极为密切的关系。于是，中医学将经筋定义为十二经脉连属于筋肉的功能体系，或者称其为经络系统中具有连属和运动功能的筋肉体系。可见，经筋的分布不仅隶属于十二经脉的功能区域，还依赖于十二经气血之濡养，故被统称为十二经筋。

经筋的证候主要表现在身形皮肉筋骨脉上，诸如关节活动的异常、筋肉的弛缓或拘紧疼痛等，而且有些经筋证候还会表现在脏腑器官的功能活动上。"经筋理论"为针刺、推拿、按摩等疗法的实施提供了理论支持。

人体细小的络脉即是孙络，十二经体表之孙络遍布于皮肤之内，且将皮肤划分成十二个区域，《内经》称其为"十二皮部"。由于手足同名经均在头部交接，其脉气相通，因而古医家便将手足同名经之皮部并合而称，继而十二皮部又改名为"六经皮部"。外邪入侵则必首犯于皮部，邪留于络脉则色络见，传入经脉则病进，络抄不通则营卫不济。"皮部理论"为刺络、刮痧、揪拶、拔罐、按摩、灸熨、药物敷贴等疗法的实施提供了理论支持。上述内容，请读者参阅"人体六经皮部图"。

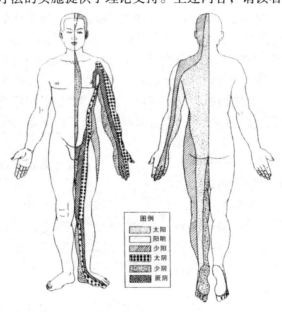

（人体六经皮部图）

（四）人体经络的内外联系

《灵枢·脉度》中曰"经脉为里，支而横者为络，络之别者为孙。"——如果我们将人体的某一经脉比作树木的干，络脉比作树木的枝和杈，那么皮部就好比树木的叶，皮部中的孙脉则好比叶片中的叶脉。则不难想象，人体经络的空间分布则形似一棵棵正立或倒立的树。

《灵枢·海论》中曰"夫十二经脉者，内属于府藏，外络于肢节。"——经脉的内行部分及十二经别内属于脏腑，络脉外络于身形及各部关节。经脉的内行部分及体里的经别主要负责联系体内脏腑，经脉的外行部分、体表的经别及别络主要负责联系体表器官与人体各部关节。上述内容，请读者参阅"人体经络内外联系简述图"。

```
                  ┌─ 皮：由络脉负责联络皮部，皮合肺气。
                  ├─ 肉：由络脉负责联络肌肉，肉合脾气。
                  ├─ 筋：由络脉负责联络经筋，筋合肝气。
                  ├─ 骨：由络脉负责联络骨骼，骨合肾气。
                  ├─ 脉：由经脉负责联系脏腑，脉合心气。
                  │         ↗ 经脉（经脉的内行部分及外行部分、十二经别）：经脉内属于脏腑，
 人体内外 →     ├─ 脉                   经曰"十二经脉者，内属于府藏，外络于肢节"。
                  │         ↘ 络脉（十五别络、三百六十五络、孙络）：络脉外络于身形及人
                  │                     体各部关节等。
                  ├─ 脏腑：经脉的内行部分、体里的经别等负责联系脏腑，但五脏之气外合
                  │       于身形——肺合皮毛、脾合肌肉、肝合筋、肾合骨、心合血脉。
                  │       形，是古人对"皮肉筋骨脉"的统称。
                  └─ 器官：经脉的内行部分及体里的经别等，负责联系体内器官；经脉的外
                          行部分、体表的经别及别络等，负责联系体表器官。
```

(人体经络内外联系简述图)

注解：脏腑也称五脏六腑，五脏指心、肺、肝、脾、肾，六腑指胃、胆、小肠、大肠、膀胱及三焦。从现代医学理论上讲，"器官是指由多种组织构成的能够行使一定功能的结构单位"（《生理卫生》）。为了便于区分，本书将中医脏腑以外的其它器官统称为器官。于是人体的脑、髓、子宫、精室、咽喉、鼻、眼、耳等，均可称为器官。

（1）气街

经曰："请言气街，胸气有街，腹气有街，头气有街，胫气有街。"（《灵枢·卫气》）

气街是指诸气前行必由之路，如同人口密集区之街道。脉络中的气街，是指络脉之梢杪。《素问集注》中曰："夫经脉之气，从经脉而出于孙络，从孙络而溢于皮肤，从此离绝而出于脉外也。"

营气营运于脉中，从气街出，溢散于脉外，营卫相将，由表向里渗透而荣养身形，形是古人对"皮肉筋骨脉"的统称。除此之外，气街还指足阳明胃经之气街穴，又名气冲；或者指气冲部，即气冲所居之部位，当股动脉布行腹股沟处。气街穴在腹股沟上部，动脉内侧。

（2）腠理

腠理乃皮肤肌肉之纹理、缝隙，缝隙虽小但可通行气液，故有"气液之隧道纹理"之称。在外腠理即毛孔，又称玄府，通常由体表的卫气司护。卫气强时风邪难入，卫气弱时风气旋动则腠理开，开则风邪先入皮肤。《灵枢·百病始生》中曰："虚邪之中人也，始于皮肤，皮肤缓则腠理开，开则邪以毛发入，入则抵深。"

（3）溪谷

溪谷乃指人体各块肌肉之间的缝隙，或指经筋相互连结于骨的凹陷部位，大的缝隙或凹陷处为谷，小的缝隙或凹陷处为溪。营气出于气街，由皮肤向筋骨渗透，营卫相将，散行于溪谷，宗气为其动力。《素问·气穴论》中曰："肉之大会为谷，肉之小会为溪，肉分之间溪谷之会，以行营卫，以会大气。"

（4）开阖枢

**"太阳为开，阳明为阖，少阳为枢（足三阳）。故开折则肉节渎而暴病起矣，故暴病者取之太

阳，视有余不足。渎者，皮肉宛膲而弱也。阖折则气无所止息而痿疾起矣，故痿疾者取之阳明，视有余不足。无所止息者真气稽留，邪气居之也。枢折即骨繇而不安于地，故骨繇者取之少阳，视有余不足。骨繇者节缓而不收也，所谓骨繇者繇故也，当穷其根本。……太阴为开，厥阴为阖，少阴为枢（足三阴）。开折则仓廪无所输，膈洞，膈洞者取之太阴，视有余不足，故开折者气不足而生病也。阖折即气绝而喜悲，悲者取之厥阴，视有余不足。枢折则脉有所结而不通，不通者取之少阴，视有余不足，有节者皆取之不足。"（《灵枢·根结》）

"三阳之离合也，太阳为开，阳明为阖，少阳为枢。三经者，不得相失也，搏而勿浮，命曰一阳。……三阴之离合也，太阴为开，厥阴为阖，少阴为枢。三经者，不得相失也，搏而勿沉，命曰一阴。"（《素问·阴阳离合论》）

"天地相感，寒暖相移，阴阳之道，孰少孰多？阴道偶，阳道奇。发于春夏，阴气少阳气多，阴阳不调，何补何泻？发于秋冬，阳气少阴气多，阴气盛而阳气衰，故茎叶枯槁，湿雨下归，阴阳相移，何补何泻？奇邪离经，不可胜数。不知根结，五脏六腑，折关败枢，开合而走，阳明大失，不可复取。九针之玄，要在始终。故能知始终，一言而毕；不知始终，针道咸绝。"（《灵枢·根结》）

开、阖、枢（阖音合，关闭之义），是《内经》在描述经络功能时所作出的一种形象化的描述，也是一种比喻。张景岳注曰："太阳为开，谓阳气发于外，为三阳之表也。阳明为阖，谓阳气蓄于中，为三阳之里也。少阳为枢，谓阳气在表里之间，可出可入，如枢机也。太阴为开，居阴分之表也。厥阴为阖，居阴分之里也。少阴为枢，居阴分之中也。开者主出，阖者主入，枢者主出入之间。"（《类经·经络类》）

有关"开、阖、枢"，在《灵枢·根结》中出现了"折关败枢"一词。折，指折损、损坏，引申为"使…损失"；败，指败坏、毁坏，引申为"使…失利"；关，统指足六经在人体中所形成的气机及其功用；枢，统指足六经之气在身体中所起的枢纽性作用。进一步讲，折关即使关折，包括"开折、阖折、枢折"三个方面；败枢即使枢折，也就是使枢纽部分败坏和受损，包括"气机受损和功用受损"两个方面。依据《内经》中所述，我们将"折关败枢"分解为：

足三阳中，"开"乃足太阳，其气在阳中之表；"阖"乃足阳明，其气在阳中之里；"枢"乃足少阳，其气在三阳之半表半里。气在表而司毛孔之开阖，折则气外泄而外邪内干，故经曰"开折则肉节渎而暴病起矣"；气在里而司储养，折则给养不足而痿疾生焉，故经曰"阖折则气无所止息而痿疾起矣"；气在半表半里而司调内外，折则筋骨失养，筋缓骨弱，故经曰"枢折即骨繇而不安于地"。

足三阴中，"开"乃足太阴，其气在阴中之表；"阖"乃足厥阴，其气在阴中之里；"枢"乃足少阴，其气在三阴之中。脾乃仓廪之官而主运化，其经气折而运化失力，脾气虚则不打磨，故经曰"开折则仓廪无所输，膈洞"；肝乃将军之官而喜条达，其经气折则脾郁而不运化，肺气乘肝，故经曰"阖折即气绝而喜悲"；肾乃作强之官而主纳气，其经气折而动气衰，故经曰"枢折则脉有所结而不通"。

(5) 四关八虚

《内经》称人体的"肩关节、肘关节、髋关节、膝关节"为机关，以其名数为四而统谓"四关"。四关左右各一，总数为八，继而《内经》称其所在部位为"八虚"。八虚，即"两肘、两腋、两髀、两腘"。经曰"肺心有邪，其气留于两肘；肝有邪，其气留于两腋；脾有邪，其气留于两髀；肾有邪，其气留于两腘。凡此八虚者，皆机关之室，真气之所过，血络之所游，邪气恶血固不得住留，住留则伤经络，骨节机关不得屈伸，故拘挛也。"（《灵枢·邪客》）

四关不仅统指人体的"肩关节、肘关节、髋关节、膝关节"，有时也特别指"两肘和两膝"四个关节。除此之外，四关还指"合谷和太冲"四个穴位，统称为四关穴（奇穴）。

(6) 标本四街

"五脏者所以藏精神魂魄者也，六腑者所以受水谷而化行物者也，其气内于五脏而外络于肢节。其浮气之不循经者为卫气（卫虚不用），其精气之行于经者为营气（营虚不仁），阴阳相随，外内相贯，如环之无端。亭亭淳淳乎，孰能穷之？然，其分别阴阳皆有标本阴阳所离之处，能别阴阳十二经者知病之所生，候虚实之所在者能得病之高下，知六腑之气街者能解结契绍于门户（解结指清除病气，契绍指续接正气，门户指可以针刺的部位及穴位。），能知虚实之软坚者知补泻之所在，能知六经之标本者可以无惑于天下。"（《灵枢·卫气》）

"足太阳之本，在跟以上五寸中，标在两络命门，命门者目也。足少阳之本，在窍阴之间，标在窗笼之前，窗笼者耳也。足少阴之本，在内踝下以上三寸中，标在背腧及舌下两脉中（刺之取金津、玉液）。足厥阴之本，在行间上五寸所，标在背腧也。足阳明之本在历兑，标在人迎颊挟颃颡也。足太阴之本，在中封前上四寸之中，标在背腧与舌本也。手太阳之本，在外踝之后，标在命门之上一寸也。手少阳之本，在小指次指之间上二寸，标在耳后上角下外眦也。手阳明之本，在肘骨中，上至别阳，标在颜下合钳上也（杨上善注"颊下一寸，人迎后扶突上，名为钳。钳，颈铁也，当此铁处，名为钳上。"）。手太阴之本，在寸口之中，标在腋内动也。手少阴之本，在锐骨之端，标在背腧也。手心主之本，在掌后两筋之间二寸中，标在腋下下三寸也。凡候此者，下虚则厥，下盛则热，上虚则眩，上盛则热痛。故石者绝而止之（石，坚而挺实也），虚者引而起之。"（《灵枢·卫气》）

"知六腑之气街者，能知解结契绍于门户……请言气街，胸气有街，腹气有街，头气有街，胫气有街。故气在头者，止之于脑（止，截止也。截止之处即是病气停聚之处，也是针刺祛除病气之处。）；气在胸者，止之于膺与背腧；气在腹者，止之于背腧与冲脉于脐左右之动脉者；气在胫者，止之于气街（足阳明之经穴）与承山踝上以下。取此者用毫针，必先按而在久应于手乃刺而予之。所治者，头痛眩仆，腹痛中满暴胀，及有新积。痛可移者易已也，积不痛难已也。"（《灵枢·卫气》）

①标本

在前几项内容中，针对经气和气血，我们讲了"气街、腠理、溪谷"；针对经脉，我们讲了"开阖枢"；针对关节，我们讲了"四关、八虚"。在以下内容中，针对人体的某些部位和穴位，我们还要讲解十二经之"标本"。

标本是一对相互依存的概念，其内涵十分的丰富，比如"所根为本，所结为标；所始为本，所终为标；内脏为本，经络为标；旧病为本，新病为标；患者为本，医生为标……"。十二经之标本，也就是《灵枢·卫气》中所讲述的与十二经相联系的一些特定的穴位或部位。由于这些穴位或部位对针灸治疗人体的某些疾病有着奇特的疗效，因而被称为十二经之标本。有关十二经之标本，请读者查阅"十二经脉标本简述表"。

从临床上讲，经脉标本理论对诊脉辨证及针灸取穴都有指导意义，因为经脉中气血的变化都能够反映在经脉的标本上（标在上而本在下）。比如：阳邪为病会反映在标上，阴邪为病会反映在本上，于是阳病者当先刺治其标，阴病者当先刺治其本。《灵枢·络始》中曰："从腰以上者手太阴阳明皆主之，从腰以下者足太阴阳明皆主之。病在上者下取之，病在下者高取之，病在头者取之足，病在腰者取之腘。病生于头者头重，生于手者臂重，生于足者足重。治病者，先刺其病所从生者也（治其本）。"

愚按：《内经》所提出的"十二经标本理论"在临床中具有重要的指导意义，通过两千多年来的临床运用，这一理论的内涵已经有了一定的扩展，很多医家已经不再将"本"规限在《内经》所规限的那些部位或穴位。可能是《内经》在讲解"五腧穴"时专设一篇名为"本腧"的缘故（《灵枢·本腧》），后世的很多医家便将五腧穴也划在了十二经之标本中。虽说这一划分也有一定的道理，但是我们还是应当将《内经》的说法放在首位。对《灵枢·本腧》中"本"，我个人的理会是："本"是本经的意思，"本腧"主要是讲本经中比较重要的五个穴位，因而将十二经中的这些穴位统称为五腧穴。

由于知识结构和知识储量等的不同，不同的读者对"内经理论"的认识、理解和感悟也会有所差异。对中医理论的学习和解读，最忌讳的是"死记硬背、生搬硬套"，囫囵吞枣式的接受模式是要不得的。每一个中医实用型理论都不是独立存在的，它与很多中医理论都有着这样或那样的联系，或者其本身就包含了很多区域性理论。因此我们在学习和解读传统中医理论的同时，一定要学会归纳和总结，要善于将一些相关联的理论并联起来，从中找出它们的交合部分，这对临床辨证、诊治疾病都是很有帮助的。

经曰"下虚则厥，下盛则热，上虚则眩，上盛则热痛。"（《灵枢·卫气》），又曰"病痛者阴也，痛而以手按之不得者阴也，深刺之。病在上者阳也，病在下者阴也。痒者阳也，浅刺之。病先起于阴者，先治其阴，而后治其阳；病先起于阳者，先治其阳，而后治其阴。"（《灵枢·终始》）。

如果我们能将这两段话交合起来，就可以得到一个能够互补的相对更完美的实用型理论。中医实用型理论，是指能够直接参与临床辨证或论治的理论。

至于经中所说的"病在腰者取之腘"，我看未必与"十二经脉标本"有着直接的联系。因为腘部有一个名为委中的穴位，这个穴位治腰痛奇效。但"腰痛取委中穴"的理论依据是《灵枢·邪客》中所论述的"肾有邪，其气留于两腘"，而足太阳膀胱经的委中穴和委阳穴就在两腘。类似于这样的例子还有很多，比如"面目虚浮可取水沟、前顶，耳聋气闭可取听会、翳风"（《玉龙赋》），"两手顽麻可灸取五脏背俞穴，灸关元可治半身不遂"（《扁鹊心书》），"针涌泉可治顶心头痛、眼不开，伤寒痞气结胸中，两目昏黄，汗不通"（《肘后歌》），"灸背部魂门穴可治筋骨拘挛疼痛，胸胁胀满，胸背连心痛"等。

十二经脉标本简述表

标本 经脉名	本		标	
	本的部位	穴位	标的部位	穴位或动脉
足太阳膀胱经	在跟以上五寸中	跗阳	标在两络命门（目）	睛明
足少阳胆经	在窍阴之间	窍阴	在窗笼（耳）之前	听会
足少阴肾经	在内踝下上三寸中	交信	在背腧及舌下两脉也	肾腧，金津、玉液
足厥阴肝经	在行间上五寸所	中封	在背腧也	肝俞
足阳明胃经	在历兑	历兑	在人迎颊挟颃颡也	人迎、内咽间
足太阴脾经	在中封前上四寸之中	三阴交	在背腧与舌本也	脾俞、廉泉
手太阳小肠经	在外踝之后	养老	在命门之上一寸	眉上框上动脉搏动处
手少阳三焦经	在小指次指之间上二寸	中渚	在耳后上角下外眦也	角孙、丝竹空
手阳明大肠经	在肘骨中	曲池	在颜下合钳上也	颜下颈外动脉搏动处
手太阴肺经	在寸口之中	太渊	在腋内动也	中府
手少阴心经	在锐骨之端	神门	在背腧也	心俞
手厥阴心包经	在掌后两筋之间二寸中	内关	在腋下下三寸也	天池

注意：简述表中的标本之部位是根据《灵枢·卫气》中的内容填写的，相关的穴位也是根据经文推出的，感悟之中可能有不确之处，或与他书略有不同，希望读者对有误之处予以修改和指正。

②四街

四街是对人体"头部、胸部、腹部、胫部"四个部位气街的统称，经曰"四街者，气之径路也"（《灵枢·动输》）。我们在前面的"气街"这一讲项中讲解了气街，明确地指出"脉络中的气街是指络脉之梢杪"，也就是《素问集注》中所说的"经脉之气从孙络而溢于皮肤之处"。

但就人体的经脉而言，气街不仅是指"络脉之梢杪"，也可以指经气直接通向脏腑的经脉部分，相当于人体直通脏腑的动脉血管。气街除了指"经气直接通向脏腑的经脉部分和络脉之梢杪"之外，有时也指腹股沟动脉，或者指盘踞在腹股沟处的足阳明胃经上的气冲穴，或者指人体头部、胸部、腹部、胫部的某些气脉。正如前面所讲的，气街是指诸气前行必由之路，如同人口密集区之街道。

二、经络气血

经曰："上焦开发，宣五谷味，熏肤、充身、泽毛，若雾露之溉，是谓气。中焦受气取汁，变化而赤，是谓血。"（《灵枢·决气》）

气血为"气与血"的总称，是指通过人体的生化作用所能化生的，人体的生命活动所必须的，人体的组织器官可以直接吸收利用的气态和液态的人体物质。气指营气、卫气、宗气、元气等，血指血液。常人之血通常呈红色，为人体的生命物质。

（一）人体正气

中医大凡言气都是在强调该物质的功能和作用，所以人体正气既是人体的功能物质，也是人体生命活动所必需的生命物质和能量物质。

（1）营气

"营者水谷之精气也，和调于五脏，洒陈于六腑，乃能入于脉也，故循脉上下，贯五脏，络六腑也。"（《素问·痹论》）

水谷之精气即胃气，简称谷气，本书称之养气。水谷入于胃，先在胃中进行初步的消化，化生水谷之精气（谷气生于中焦）。水谷之精气皆传于脾，经脾之升清与运化，先将其转化为水谷精微之气，再将水谷精微之气上输于肺，由肺将其输布于全身各部，其清者入脉便是营气。

营气也作荣气，营行于脉中，与血并称荣血（荣同营）。营气形态如雾，雾降化液则为血。营气从络杪流溢而出，布于脉外，散于皮肤，与卫偕行于肌腠之间，并能由表向里渗透，注行于溪谷，从而发挥其"泽发肤，濡肌肉，养筋骨，润关节"等作用。

《读医随笔》中曰："营气者湿气也，凡经隧之所以滑利，发肤之所以充润者，营气之功用也。虚则皱揭槁涩，实则淖泽稠肿，光浮于外。凡人之身，荣气不到则枯。"

（2）卫气

"卫者水谷之悍气也，其气慓疾滑利，不能入于脉也，故循皮肤之中，分肉之间，熏于肓膜，散于胸腹。"（《素问·痹论》）

水谷之精气出于胃，经脾之升清及运化先将其转化为水谷精微之气，脾再将其上输于肺而分清浊：其清者为水谷之清气，其浊者为水谷之悍气，两者各走其道：清者精专，在肺部得肾阴之气而为阴，入血脉而周行于脉中，为营气；浊者慓疾滑利，在下焦得肾阳之气而为阳，不入血脉而行溪谷走腠理，为卫气。

由于营气和卫气都是由水谷精微之气所化，因而对人体皆有营养作用。前者因偏重于营养而谓之营，后者因偏重于卫护而谓之卫，且以两者的功能属性而分阴阳。于是相对营气而言，卫气不仅具有外能温养身形、内能温煦脏腑的作用，还有外能护卫体表、防御外邪、控制毛孔之开合，内能腐化水谷、助化精气、提升阳气等作用。

《读医随笔》中曰："卫气者热气也，凡肌肉之所以能温，水谷之所以能化者，卫气之功用也。虚则病寒，实则病热。凡人之身，卫气不到则冷。"

领悟：营卫二气同以水谷精微之气为化生之源，因而对人体都有一定的营养作用，而且在相应的条件下还可以相互转化。《类经》中曰："虽卫主气而在外，然亦何当无血；营主血而在内，然亦何当无气。故营中未必无卫，卫中未必无营，但行于内者便谓之营，行于外者便谓之卫。此人身阴阳交感之道，分之则二，合之则一而已。"

营卫二气对人体都有营养作用，但以卫气属阳而偏重于温熏和运作，营气属阴而偏重于流溢和滋润。故而经曰"卫气者，所以温分肉，充皮肤，肥腠理，司开合者也。卫气和则分肉解利，皮肤调和，腠理致密矣。"（《灵枢·本藏》），又曰"荣气虚则不仁，卫气虚则不用，荣卫俱虚则不仁且不用。"（《素问·逆调论》）。

（3）宗气

经曰："宗气积于胸中，出于喉咙，以贯心脉，而行呼吸焉。"（《素问·痹论》）

宗气也称大气，积于胸中，由营卫之气和天阳之气相合而成。天阳之气指空气，殊指氧气。宗气积于胸中，走息道而司呼吸，贯心脉而行血气，与营卫同行，一半营运于脉中，一半营运于脉外。宗气营运于脉中者，统营气而运行于脉中，藏于血；宗气营运于脉外者，偕卫气而运行于脉外，行于溪谷、腠理等，于是古人称宗气在脉外所行之道路为气脉。宗气乃动力之气，故能震音带而发声音，统经筋而施运动。

《读医随笔》中曰："营气主湿，卫气主热，宗气主动。营气不能自动，必借宗气之力以运之；卫气虽有动力，而宗气若衰，热亦内陷。故人有五心热，骨蒸烦热者，宗气之力不能运热于外也。水停心下，困倦濡弱者，宗气之力不能运湿于外也。"

湿有滋润濡养之义，热有温熏罟护之义，动有推动运营之义。故而人身之气，卫气不到则冷，营气不到则枯，宗气不到则痿痹而不用。

（4）原气

原气也作元气，统指两肾中的肾阴与肾阳，是以肾乃先天之本而称其元气。肾阴为生命之水，肾阳为生命之火。元气属于先天之气，是由先天之精参与生化的生命物质，为人体生命力之源泉。先天之精禀受于父母，是蕴藏着遗传信息和复制密码的生命物质，其发展与演变都要以后天之精为物质基础。后天之精化生于水谷精微，是胎卵发育和生命活动所必需的能量物质。元气乃生命活动的原动力，人体的脏腑功能活动只有在元气的激发下才能够进行。

原气系于命门，且以三焦为通道，通达全身而无处不到。原气发动于命门，则称其命门火。盖命门之原气生化于两肾之精气，两肾之精气系聚于命门而为命门之原气。命门之原气在命门聚动增压，发动于肾系而通行于三焦，三焦统指人体的上中下三部。

《难经·八难》中曰："所谓生气之原者，谓十二经之根本也，为肾间动气也。此五脏六腑之本，十二经脉之根，呼吸之门，三焦之原，一名守邪之神。"

（5）经气

经气是对在经脉中运行的所有物质的总称，有气体也有液体，包括宗气、营气、脏气和血液等。中医大凡言"气"都是在强调物质的功能和作用，也包括某些物质的副作用等，并非都指气体。所以，经气也是中医对经脉内所有物质及其功能或作用的概括。

从物质的角度上讲，经气有时也可称作脉气，脉气就是指脉内物质，它包括脉质和病质，无病之人病质为零。脉质是指在脉内运行的，包括气血在内的且由人体生化的人体生命活动所必需的物质，有气体也有液体。病质是对病气或邪气的统称，病质有三种形态，即气态、液态和固态，这是韩氏创立的"病质三态理论"的核心内容。

从物质的功能和作用上讲，经气是指经脉内的营气、宗气和脏气等，也包括胃气和血液。胃气乃水谷精微之气，是人体生命活动所必需的营养物质，人体正气的生化都要以胃气为物质基础。故胃气充实则正气盛，胃气缺少则正气衰。

（6）神

神是指精的精微化气体及阴阳两精交媾所孕育的生命气机，故经曰"神者水谷之精气也"（《灵枢·平人绝谷》），又曰"两精相搏谓之神"（《灵枢·本神》）。此外，神也指人身之正气，有时也指血气，或指心脏之精气。诸如，

"神客者正邪共会也，神者正气也，客者邪气也。"（《灵枢·小针解》）

"血气者人之神，不可不谨养。"（《素问·八正神明论》）

"南为火王之方，心为属火之脏，其气相通。赤者火之色，耳者心之窍，火之精气藏于心者曰神。"（《类经·脏象论》）

（二）精血津液

"水谷皆入于口，其味有五，各注其海，津液各走其道。故三焦出气，以温肌肉，充皮肤，谓其津；其流而不行者，为液。"（《灵枢·五癃津液别》）

"何谓津？岐伯曰：腠理发泄，汗出溱溱，是谓津。何谓液？岐伯曰：谷入气满，淖泽注于骨，骨属屈伸，泄泽，补益脑髓，皮肤润泽，是谓液。"（《灵枢·决气》）

（1）精

精是人体之根本，人身之气、血、津、液及五脏之神等，无不生成于精。故《类经》中曰："精者人之水也，万物之生，其初皆水。"

精分为先天之精和后天之精，先天之精禀受于父母，是蕴藏着遗传信息和复制密码的生命物质，是精子和卵子的主体成分。故《类经》中曰："人之生也，必合阴阳之气，构父母之精，两精相搏，形神乃成。"

后天之精也称水谷之精，化生于水谷，是胎卵发育和人体生命活动所必需的能量物质，也是生化气、血、津、液、神，以及皮、肉、筋、骨、脉及脑、髓等的基础物质，故为生命之能源。人体生命活动所需要的各类物质，其生化也都要以后天之精为物质基础。

（2）血

水谷精微之气上输于肺，入脉则可化为营气，营气在心中奉心神，合肾阴且得命门真火之蒸化，即化赤而为血。营之与血，言气则为营，言液则为血，二者合则为一，互为质用。有关于血，古人有很多讲述：

张志聪曰："血者，中焦取汁，奉心神而化赤，神气之所化也。"（《灵枢集注·营卫生会》）

周学海曰："夫血者，水谷之精微，得命门真火蒸化，以生长肌肉、皮毛者也。凡人身筋骨、肌肉、皮肤、毛发有形者，皆血类也。"（《读医随笔·气血精神论》）

刘宗厚曰："荣者水谷之精气也，生化于脾，总统于心，藏受于肝，宣布于肺，施泄于肾，灌溉一身，目得之而能视，耳得之而能听，手得之而能摄，掌得之而能握，足得之而能步，脏得之而能液，腑得之而能传注于脉。少则涩，充则实，常以饮食日滋，故能阳生阴长，取汁变化而赤为血也。是故血盛则形盛，血弱则形衰矣。"（《东医金鉴·血为荣》）

（3）津液

津液是"津与液"的合称，也是对人体水液的总称。人体津液有两类，一类对人体有益，是精的转化物，比如血液中的津、关节液中的液等；另一类则是人体在新陈代谢中产生的废物，比如人体正常排泄的汗液、尿液等。对人体有益的津液，是指人体内具有润泽及濡养作用的液态物质，也指人体器官的某些液态的分泌物，比如泪液、唾液等。

在津与液的划分上，现代中医学认为，津与液虽然同属水液，但在性状、功能及分布上都有很大的差别：津，质地较为清稀，含水分多一些，因而流动性较大，对脏腑组织都有一定的滋润作用，主要分布在皮下、肌肉、孔窍等，并可渗入血管而成为血液的组成部分；液，质地较为稠厚，含水分少一些，精微物质的含量较大，比如脑脊液、胆汁、关节液等，流动性较小，纯净的液对脏腑组织也有一定的营养作用，主要分布在骨髓、脑髓、脊髓、关节腔内。所以生病时，津丢失较快，但补充较易；液丢失较慢，故一旦丢失则很难在短期内自行补充。

愚悟：津液皆由水谷所化，纯净的水由胃肠吸收后便可直接转化为津，水谷由胃肠消化吸收后便可化生津液，唐容川曰："胃为水谷之海，水主化气生津，谷主化液生血，一则糟粕入大肠，一则余质入膀胱"。

津是人体不可缺少的一类特殊的溶剂，这类溶剂清稀透明，有近似于水的流动性，且不含有水谷精微以外的其它的物质成份（津中含有微量的水谷精微物质）；液则好比是一类溶液，这类溶液或以津作溶剂，或以人体内的其它液体作溶剂。因此，泪水、汗水、口水等均在液的范畴，这与《素问》中所说的"心为汗，肺为涕，脾为涎，肾为唾，是为五液"相合。同时也说明，津进入液后便是液，津从液中分离出来便又是津。津与液的主要区别是，津有近似纯净水的纯净性。

然而，由于人体内的液类物质种类繁多，每一种液都有它的物质成分，是液的物质成分决定了液的性质和作用。诸如"关节液能够滑利关节，胆汁能够促进消化，舌下唾液腺分泌的唾液在胃中也有助消化的作用……"。相反，由于某些液中含有人体不需要的一些物质，包括有害物质，因而体内的某些液便成了体内的一些废液（比如尿液），而且有些液进入血液后还会严重地危害人体健康（比如尿毒）。由于唾液也是消化液中的一种，因而唾液自然不在津的范畴。因为津是汗液的主体成分，所以人们在关注津的流失情况的同时常常会忽略汗液中的其它成分（比如盐分），于是有些人便把汗视为"津"。汗多则必伤津，是津随汗液外泄的缘故。津是人体内最好的溶剂和稀释剂，它不但可以渗入到溶液中充当其成分，还可以从溶液中分离出来再度利用。津普遍存在于"精、血、液"中，精中无津则身枯，血液无津则可粉，液中无津则胶固。

经曰："五谷之津液，和合而为膏者（周学海：'此即液也'），内渗入于骨空，补益脑髓，而下流于阴股。"（《灵枢·五癃津液别》）

盖因津与液同属于水液，故有些书中讲"津与液本为一体"。又因津、液在人体内可以相互转化，故以"津液"并称。

（4）经水

"黄帝问于岐伯曰：经脉十二者，外合于十二经水而内属于五脏六腑。夫十二经脉者，其有大小、深浅、广狭、远近各不同，五脏六腑之高下、小大、受谷之多少亦不等，相应奈何？夫经水者，受水而行之；五脏者，合神气魂魄而藏之；六腑者，受谷而行之；经脉者，受血而营之。合而以治奈何？刺之浅深，灸之壮数，可得闻乎？……岐伯答曰：此人之所以参天地而应阴阳也，不可不察。足太阳外合于清水，内属于膀胱而通于水道焉。足少阳外合于渭水，内属于胆。足阳明外合于海水，内属于胃。足太阴外合于湖水，内属于脾。足少阴外合于汝水，内属于肾。足厥阴外合于渑水，内属于肝。手太阳外合于淮水，内属于小肠而水道出焉。手少阳外合于漯水，内属于三焦。手阳明外合于江水，内属于大肠。手太阴外合于河水，内属于肺。手少阴外合于济水，内属于心。手心主外合于漳水，内属于心包。凡此五脏六腑十二经水者，外有源泉而内有所禀，此皆内外相贯，如环无端，人经亦然。"（《灵枢·经水》）

"黄帝曰：夫经水之应经脉也，其远近浅深，水血之多少各不同，合而以刺之奈何？岐伯答曰：足阳明，五脏六腑之海也，其脉大血多，气盛壮热，刺此者不深勿散，不留不泻也。足阳明，刺深六分，留十呼。足太阳，深五分，留七呼。足少阳，深四分，留五呼。足太阴，深三分，留四呼。足少阴，深二分，留三呼。足厥阴，深一分，留二呼。手之阳明，其受气之道近，其气之来疾，其刺深者皆不过二分，其留皆不过一呼，其少长大小肥瘦，以心撩之，命曰法天之常。灸而过此者，得恶火则骨枯脉涩；刺而过此者，则脱气。"（《灵枢·经水》）

经水出自《内经》，是古代医家根据当时版图上所标示的与水相关的十二个江河湖泊所进行的喻象性的描述，借此说明十二经脉的各自情况及其相互联系，以规范和指导针灸操作。这十二个江河湖泊是"清、渭、海、湖、汝、渑、淮、漯、江、河、济、漳"，分别指代人体的十二名经脉。所以，这里的经水可以指代十二经脉中的液态物质，包括"精、血、津、液"；水上之雾霭则指代人体之气，气指营气以及从血中溢出的藏于血中的宗气、卫气等。故《读医随笔》中曰："藏于血之气，卫气也，宗气也。气充则血耗，血少则气散；相辅而行，不可偏离也。"

但对于"清、渭、海、湖、汝、渑、淮、漯、江、河、济、漳"，我本人并不了解，因而我对它们的了解也仅能停留在《内经》的描述上。所以"经水"这部分内容，读者要多读多悟。但是

《内经》中所说的"灸而过此者,得恶火则骨枯脉涩;刺而过此者,则脱气",则是针灸医生必须注意的一些事项。对于经中所说的"凡此五脏六腑十二经水者,外有源泉而内有所禀,此皆内外相贯,如环无端,人经亦然",读者可以理解为:

十二经脉内禀于脏腑,由经脉的内行部分及经别沟通于里,外由大络及络脉建立与十二经脉之间的诸多联系,又由阴经之经别与其相表里的阳经在头项等部交合,从而组成了一个相对密闭的人体经络系统,于是出现了"内外相贯,如环无端"的循布景象。"外有源泉"是说人体的十二经脉及奇经八脉,不仅是气血流注的管道,也是人体蓄藏气血的地方,其景象如同江河湖泊,故经曰"人与天地相参也"。

第二篇 经络系统理论

第一章 经络系统理论

第一节 经络系统（中）

…… …… ……

三、经络气穴

附：气穴分类简述图

（一）经脉根结

附：根溜注入意会图

附：出溜注行入意会图

（二）特定穴一

（三）特定穴二

（四）不定穴

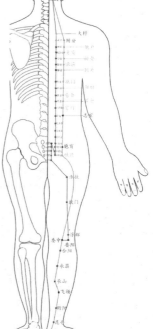

膀胱经经穴图

三、经络气穴

气穴也作腧穴、输穴、俞穴,又名孔穴、穴道、穴位等,均分布在人体表部经脉的外行线上。气穴是人体真气输注出入的场所,也是病气游窜滞留的地方,它与经络、脏腑、气血有着密切的联系,气穴是针灸治病、气功点穴之要处。本书将人体气穴分为两类,一类是经穴,另一类是经验穴。经穴指十四经之腧穴,分布在十二经脉和任督二脉上,由于位置固定而被称作固定穴;经验穴指医生根据临床经验,为提高临床疗效所取的穴位。

经验穴有三种,即扶助穴、阿是穴和经外奇穴。扶助穴又称不痛点,是为了防止病气的遗留或扩散而在接近病灶的不痛处所取的腧穴,由于穴位的位置不固定,故为不定穴;阿是穴又称压痛点,是既无具体的名称又无固定位置的穴位,也就是《内经》中所说的"以痛为腧",为不定穴;经外奇穴是指盘踞在十四经以外,既有一定的穴名又有明确的位置和治疗作用的腧穴,为固定穴(上述内容,请读者参考"气穴分类简述图")。

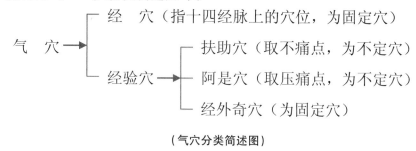

(气穴分类简述图)

临床中,气穴通常有两大作用:一是用于诊断,气穴是经络病证及脏腑病证的反应点,医生可以通过触摸或按压患者身上的某些穴位,观察患者的病症反应便能很准确地推测出很多病情;二是用于治疗,气穴可以接受多种治疗方式,诸如针灸、按摩、指力点穴、药物敷贴等,是针灸治病的首选处。

经穴乃经气运行所要经过的地方,也是经气蜗旋的地方。经气蜗旋之景象,如同河溪之水流过凹处所旋起的一个个漩涡。由于经穴所处的位置不同,经气蜗旋各经穴时的景象也会有所不同。于是《内经》中提出了经气之"根、结",经气之"所根、所溜、所注、所入",经气之"所出、所溜、所注、所行、所合"等学说,这些学说都带有喻象性的阐述。其实"根、溜、注、入"所描述的,是"经气从井穴而出,途经所溜、所注,然后入进大络"的全过程;然而"所出、所溜、所注、所行、所合"所描述的,却是"经气从井穴而出,途经所溜、所注、所行,然后合入八虚中的两肘两膝(又称四关)"的全过程。

(一)经脉根结

经气在经脉系中运行要行经很多地方,这些地方就是经气运行的隧道,所以称其经隧。只有经气运行的主干道我们才称其经脉。经脉内能联系脏腑,故经脉中的血气内能滋养腑脏;经脉外能借助于络脉联系身形,故经脉中的血气外能濡养形身。对于经气,我们都有很多假想,为了验证这些假想是否存在,我们不免要提出很多问题:比方说,经气是从哪里出来的?经气从所出到行入大络是怎样运行的,要经历多少个重要的地方(穴位),经气经历这些地方时的量势如何?经气从所出到进入四关(所合)又是怎样运行的,要行经多少个重要的地方(穴位),经气在这些地方的量势又如何?经气在哪些地方可能会有盘结?上述问题,就是我们所要讲解的经气之"根、结",经气之"所根、所溜、所注、所入",经气之"所出、所溜、所注、所行、所入"等方面的内容。这里的量势,包含了脉内各类物质的多少,比如"气、血、津、液"等的量,以及"脉力、脉势、脉速、脉充度"等多个指标。

(1)根结

经气是从哪里出来的，经气可能在哪些地方结会或盘结……？这些问题就是我们所要讲解的经气之"根、结"方面的内容。根结是指十二经脉之血气所出及所结之处，有所出则必有所去。根指经气始出之所（出处），结是指经气会结之所（会结处）。根结可以指穴位，也可以指某些特殊的部位，包括器官。换句话说，根指位于处四肢末端的本经经气之出处，在穴位则指四末之井穴；结指头胸腹三部中的本经经气的结会处或盘结处，多数都在经脉的外路上，或者是指与经脉的外路相连系的某些部位，包括器官。由于经气之根在四末之井穴，井穴不仅是经气所出之处，相当一部分井穴也是表里经脉的交接处，故为针灸治病的机要处。

《灵枢经》曰："夫四末阴阳之会者，此气之大络也。"

《甲乙经》曰："解其四末，气血从荣。"

《标幽赋》曰："更穷四根三结，依标本而刺无不痊。"

四根指经脉在"四肢末端"的根，三结指经脉在"头胸腹三部"的结。《灵枢·根结》对足六经（足三阳及足三阴）的根结讲解得比较详细，由此我们归纳出"足六经根结查阅表"。手足三阳经的根指其井穴，表中并没有完全列出，请读者在"六阳经根溜注入查阅表"中查找。手三阴经的结，《内经》并没有列出，本书因此也未敢妄加。

足六经根结查阅表

足太阳根于至阴（井穴），结于命门（在头部），命门者目也。
足阳明根于厉兑（井穴），结于颡大（在头部），颡大者钳耳也。（钳，指耳屏前下方处，因张口时此处凹陷如钳而得名。）
足少阳根于窍阴（井穴），结于窗笼（在头部），窗笼者耳中也。
足太阴根于隐白（井穴），结于太仓（在腹部）。（《灵枢·胀论》曰"胃者，太仓也。"）
足少阴根于涌泉（井穴），结于廉泉（在喉部）。《灵枢·胀论》曰"廉泉玉英者，津液之道也。"《素问·刺疟论》曰"舌下两脉者，廉泉也。"
足厥阴根于大敦（井穴），结于玉英（在胸部），络于膻中（在胸部）。《灵枢·胀论》曰"膻中者，心主之宫城也。"

（2）根溜注入

"足太阳根于至阴，溜于京骨，注于昆仑，入于天柱、飞扬也；足少阳根于窍阴，溜于丘墟，注于阳辅，入于天容、光明也；足阳明根于厉兑，溜于冲阳，注于下陵，入于人迎、丰隆也；手太阳根于少泽，溜于阳谷，注于小海，入于天窗、支正也；手少阳根于关冲，溜于阳池，注于支沟，入于天牖、外关也，手阳明根于商阳，溜于合谷，注于阳溪，入于扶突、偏历也。此所谓十二经者，盛络皆当取之。"（《灵枢·根结》）

经气从所出到行入大络是怎样运行的，要经历多少个重要的地方（穴位），经气经历这些地方时的量势如何？这些就是我们所要讲解的经气之"所根、所溜、所注、所入"方面的问题，所描述的是"经气从井穴出，行经所溜、所注，然后入进大络"的全过程，这是一个带有喻象性的理论。大凡言气，都是在强调物质的功能和作用。经气也称脉气，是对在经脉中运行的所有物质的统称，也包括经脉中的病质。所以我们在讲解"根溜注入"和"出溜注行入"时，经常要用"井水"一词来指代脉气，这样讲是为了将一些抽象的事物具体化，这是喻象性理论的共同特点。

所根，是指经气"所出之处"，所出为井，在穴位则指井穴。井中水多气少，即液态物质多而气态物质少。虽说水气是水液运行的连带动力，但是水气皆以水液为根，即中医学所说的阴阳互根。"气为血帅，血为气母"，故而经气的正常运行必会引井中之水源源不断地股股而出。

所溜，是指经气将井水从井中引出之后井水与原气及命门火融会的地方，一部分井水在所溜与原气及命门火融会，融会后的井水便开始急流般地前行（溜，古时亦同流，指如急流一般地流走）。由于所溜是人体原气或者说是命门火别使三焦时所必"止辄"的地方，也是井水分流于大络的流域源头，故在穴位是指原穴。又由于经气在所溜添加了人体原气或者说命门火之动力，因而我们将"根溜注入"的溜解释为如急流一般地流走。

所注，是指井水流过所溜之后所要蜗旋的地方，蜗旋后的井水一部分将开始灌注般地流向大络（注，指如灌注般地流走），一部分将开始远行而流向气街。由于所注是井水流入大络的必经之处，故在穴位则可能指经穴，也可能指合穴。由于注的原义是指灌进去，因此可以推理出"根溜注入"中的井水流过所注时的压力较大。这是井水进一步被气化的缘故，所以所注在穴位则是指经穴或合穴。

所入，是指井水流过所注之后所要进入的地方，流向大络的那部分井水将强势般地流入大络（入，在此指强势般地进入，进入大络）。由于所入是经气流入大络的门户，故在穴位则指络穴。在"根溜注入"中，由于流过根溜注的井水有一部分要循经远行（不入大络），因而所入也指井水远行而流入气街（入，在此指和缓地进入，进入气街），故在穴位则指通向气街的那个穴位。经曰"四街者，气之径路也"（《灵枢·动输》），又曰"胸气有街，腹气有街，头气有街，胫气有街（四街）。故气在头者止之于脑，气在胸者止之于膺与背腧，气在腹者止之于背腧，气在胫者止之于气街与承上……"（《灵枢·卫气》）

按："根溜注入"是针灸学中一个很重要的理论，根为井穴，溜为原穴，注为经穴或合穴，入为络穴，以及阳经中经气通行于颈项部位的某些腧穴。从"根溜注入"的动势上看，从所根到所入之络穴，经气的动势基本上都是由弱到强。由于在"根溜注入"中络穴处的动势是最强的，因而络穴不仅用于针灸治病，也可以用于切诊候气。

由于"根溜注入"理论，着重讲的是经气从经脉之井穴到别络、到三百六十五络、到孙络的行布规律，因而对针刺络穴治疗络脉实盛证具有指导意义。但是由于《内经》中的"根溜注入"理论十分的抽象，因此我们在讲解"根溜注入"时，需要借助"意会图"。

所根（井穴）是指经气"所出之处"，所出为井，在穴位则指井穴。

　所溜（原穴）是指经气将井水从井中引出之后井水与原气及命门火融会的地方，一部分井水在所溜与原气及命门火融会，融会后的井水便开始急流般地前行，在穴位是指原穴。

　　所注（经穴或合穴）是指井水流过所溜之后所要蜗旋的地方，蜗旋后的井水一部分将开始灌注般地流向大络（在穴位则可能指经穴，也可能指合穴），一部分将开始远行而流向气街。

　　　所入（络穴）是指井水流过所注之后所要进入的地方，流向大络的那部分井水将强势般地流入大络（在穴位则指络穴），流向气街的那部分井水将和缓地流入气街（在穴位则指通向气街的那个穴位）。

入大络后，再入三百六十五络及孙络。

所根　所溜　所注　所入

（根溜注入之意会图）

经曰"此所谓十二经者，盛络皆当取之"（《灵枢·根结》），经中所说的"十二经"当指手足三阳经和手足三阴经。但是手足三阴经的"根、溜、注、入"，《内经》中并未讲解，于是本书与其它书一样都未能列出。

(手足阳经根溜注入穴位表)

经　名	根	溜	注	入	
				入大络	入气街
足太阳膀胱经	至阴（井穴）	京骨（原穴）	昆仑（经穴）	飞扬（络穴）	天柱
足少阳胆经	窍阴（井穴）	丘墟（原穴）	阳辅（经穴）	光明（络穴）	天冲（交会穴）
足阳明胃经	厉兑（井穴）	冲阳（原穴）	足三里（合穴）	丰隆（络穴）	人迎（交会穴）
手太阳小肠经	少泽（井穴）	腕骨（原穴）	小海（合穴）	支正（络穴）	天窗
手少阳三焦经	关冲（井穴）	阳池（原穴）	支沟（经穴）	外关（络穴）	天牖
手阳明大肠经	商阳（井穴）	合谷（原穴）	阳溪（经穴）	偏历（络穴）	扶突

正误：经曰"足少阳根于窍阴，溜于丘墟，注于阳辅，入于天容、光明也；手太阳根于少泽，溜于阳谷，注于小海，入于天窗、支正也"，天容乃手太阳之经穴，并非本经穴位，故改为天冲；阳谷乃本经之经穴，并非原穴，故改为腕骨。

中医古书年代久远，距今少则上百年，多则上千年。那个年代出书，从撰写、改稿、抄稿到排版、印刷全部都是手工艺，因而在改稿、抄稿、排版的过程中难免会出现一些错误，错误大多都处在"误抄和擅改"上。误抄指在抄写的过程中漏写了字、词、句子或段落，或者是写错了字、词、句子等，擅改指在抄写或排版的过程中擅自添加或删减了书稿中的文字、词句、段落等。因此，对待古代中医书中的有疑问的词句、段落，我们要敢于说出自己的看法，无论对与错都多了一次用心分析与钻研的过程。

（3）出溜注行入

"所出为井，所溜为荥，所注为输，所行为经，所入为合"（《灵枢·九针十二原》）

"肺出于少商，少商者手大指端内侧也，为井木；溜于鱼际，鱼际者手鱼也，为荥；注于太渊，太渊鱼后一寸陷者中也，为输；行于经渠，经渠寸口中也，动而不居，为经；入于尺泽，尺泽肘中之动脉也，为合，手太阴经也。心出于中冲，中冲手中指之端也，为井木；溜于劳宫，劳宫掌中中指本节之内间也，为荥；注于太渊大陵，大陵掌后两骨之间方下者也，为输；行于间使，间使之道两筋之间，三寸之中也，有过则至，无过则止，为经；入于曲泽，曲泽肘内廉下陷者之中也，曲而得之，为合，手少阴也。肝出于大敦，大敦者足大指之端，及三毛之中也，为井木；溜于行间，行间足大指间也，为荥；注于太冲，太冲行间上二寸陷者之中也，为输；行于中封，中封内踝之前一寸半，陷者之中，使逆则宛，使和则通，摇足而得之，为经；入于曲泉，曲泉辅骨之下，大筋之上也，屈膝而得之，为合，足厥阴也。脾出于隐白，隐白者足大指之端内侧也，为井木；溜于大都，大都本节之后，下陷者之中也，为荥；注于太白，太白腕骨之下也，为输；行于商丘，商丘内踝之下，陷者之中也，为经；入于阴之阳陵，阴之阳陵辅骨之下，陷者之中也，伸而得之，为合，足太阴也。肾出于涌泉，涌泉者足心也，为井木；溜于然谷，然谷然骨之下也，为荥；注于太溪，太溪内踝之后跟骨之上，陷中者也，为输；行于复留，复留上内踝二寸，动而不休，为经；入于阴谷，阴谷辅骨之后，大筋之下，小筋之上也，按之应手，为合，足少阴经也。

膀胱出于至阴，至阴者足小指之端也，为井金；溜于通谷，通谷本节之前外侧也，为荥；注于束骨，束骨本节之后，陷者中也，为输；过于京骨，京骨足外侧大骨之下，为原；行于昆仑，昆仑在外踝之后，跟骨之上，为经；入于委中，委中腘中央，为合，委而取之，足太阳也。胆出于窍阴，窍阴者足小指次指之端也，为井金；溜于侠溪，侠溪足小指次指之间也，为荥；注于临泣，临泣上行一寸半，陷者中也，为输；过于丘墟，丘墟外踝之前下，陷者中也，为原；行于阳辅，阳辅外踝之上，辅骨之前，及绝骨之端也，为经；入于阳之陵泉，阳之陵泉，在膝外陷者中也，为合，伸而锝之，足少阳也。胃出于厉兑，厉兑者足大指次指之端也，为井金；溜于内庭，内庭次指外间也，为荥；注于陷谷，陷谷者上中指内间上行二寸，陷者中也，为输；过于冲阳，冲阳足跗上五寸，陷者中也，为原；行于解溪，解溪上冲阳一寸半，陷者中也，为经；入于下陵，下陵膝下三寸，胻骨外三里也，为合。复下三里三寸，为巨虚上廉，复下上廉三寸，为巨虚下廉也，大肠属上，小肠属上，足阳明胃脉也。大肠小肠皆属于胃，是足阳明也。三焦者，上合于手少阳，出于关冲，关冲者手小指次指之端也，为井金；溜于液门，液门小指次指之间也，为荥；注于中渚，中渚本节之后，陷者中也，为输；过于阳池，阳池在腕上陷者之中也，为原；行于支沟，支沟上腕三寸，两骨之间陷者中也，为经；入于天井，天井在肘外，大骨之上陷者中也，为合，曲肘而得之。三焦下腧，在于足大指之前，少阳之后，出于腘中外廉，名曰委阳，是太阳络也，手少阳经也。三焦者，足少阳太阴（一本作太阳）之所将，太阳之别也，上踝五寸，别入贯腨肠，出于委阳，并太阳之正，入络膀胱，约下焦，实则闭癃，遗溺则补之，闭癃则泻之。手太阳小肠者，上合手太阳，出于少泽，少泽小指之端也，为井金；溜于前谷，前谷在手外廉本节前前陷者中也，为荥；注于后溪，后溪者在手外侧本节之后也，为输；过于腕骨，腕骨在手外侧腕骨之前，为原；行于阳谷，阳谷在锐骨之下，陷者中也，为经；入于小海，小海在肘内大骨之外，去端半寸，陷者中也，伸臂而得之，为合，手太阳经也。大肠上合手阳明，出于商阳，商阳大指次指之端也，为井金；溜于本节之前二间，为荥；注于本节之后三间，为输；过于合谷，合谷在大指岐骨之间，为原；行于阳溪，阳溪在两筋间陷者中也，为经；入于曲池，在肘外辅骨陷者中，曲臂而得之，为合，手阳明也。是谓五脏六腑之腧，五五二十五腧，六六三十六腧也，六腑皆出足之三阳，上合于手者也。"
（《灵枢·本腧》）

经气从所出到进入四关之所合是怎样运行的（四关指两肘两膝），要行经多少个重要的地方（穴位），经气经历这些地方时的量势又如何？这些就是我们所要讲解的经气之"所出、所溜、所注、所行、所入"方面的问题，所描述是"经气从井穴出，行经所溜、所注、所行，然后入八虚之两肘、两膝"的全过程，这也是一个带有喻象性的理论。经曰"所出为井，所溜为荥，所注为输，所行为经，所入为合。"

所出（经曰"所出为井"），是指经气的出处，在穴位是指井穴，这一解释与"根溜注入"中的所根理同。经曰"所出为井"，井指集聚地下隙水的洞，经气从此处出而称井水。

前面的"根溜注入"中的所根，是指经气"所出之处"，在穴位也指井穴。

所溜（经曰"所溜为荥"），是指经气将井水从井中引出后井水马上要流经的地方，流向四关的那部分井水流过所溜之后将荥漾般地流走，在穴位是指荥穴，这一解释与"根溜注入"中的所溜有所不同。经曰"所溜为荥"，荥指在草丛中流淌的溪水。

前面的"根溜注入"中的所溜（溜，指如急流般地流走），是指经气将井水从井中引出后一部分井水将在此处与原气融会，融会后的井水便开始急流般地流向大络。由于此处的所溜是人体原气或者说命门火别使三焦时所必"止辄"的地方，也是井水分流于大络的流域源头，故在穴位则指原穴。

所注（经曰"所注为输"），是指流向四关的那部分井水荥漾般地流过所溜之后马上要流经的地方，井水流过所注之后便开始会拢前行，在穴位是指输穴，这一解释与"根溜注入"中的所注有所不同。经曰"所注为输"，输指井水如同运输中的货物一样会拢前行。

前面的"根溜注入"中的所注（注，指如灌注般地流走），是指井水流过所溜之后所要蜗旋地方，蜗旋后的井水一部分将开始灌注般地流向大络，一部分将开始远行而流向气街。由于所注是井水流入大络的必经之处，故在穴位则可能指经穴，也可能指合穴。

所行（经曰"所行为经"），是指流向四关的那部分井水流过所注之后很快就要流经的一个地方，井水流过所行之后便开始和缓地流向四关。经曰"所行为经"，经指井水如路人一样从此经过，故在穴位是指经穴。

有一点须向读者说明，从"原文"中可以看出，〈本腧〉篇在讲六腑之腧时提到了"所过为

— 53 —

原",而且所过是在"所注之后,所行之前"。由于经气在流经所过时已融入了原气,因而流经所过的井水不仅增加了气力,还变得从容和缓。于是,我们在描述井水流经所行的流动情况时说"井水和缓地流向四关"。

前面的"根溜注入"中并没有论及所行,主要是它的行布路径和量势与"出溜注行入"不同所致。在"根溜注入"的行布路径中,一部分井水流向大络(流量较大,动势由弱到强),另一部分井水流向气街(流量较小,动势由弱到强,又由强转为柔和)。然而在"出溜注行入"的行布路径中,井水则是一路流向四关(两肘两膝),动势和流量相对都很均衡,呈缓慢流行之势,所以出现了"所行"之说。

所入(经曰"所入为合"),是指流向四关的那部分井水流过所行之后所要汇入的地方,井水从所入便开始缓缓地汇入四关(两肘两膝)。经曰"所入为合",合指井水缓缓地汇入,在穴位则指合穴,这一解释与"根溜注入"中的所入有所不同。

前面的"根溜注入"中的所入,是指流向大络的那部分井水将强势般地流入大络(入,在此是指强势般地进入大络),在穴位指络穴;远行的那部分井水将和缓地进入气街(入,在此是指和缓地进入气街),在穴位则指通向气街的那个穴位。

悟:在讲解"根溜注入"时,我们推出了"根溜注入"的意会图:

所根(井穴)是指经气"所出之处",所出为井,在穴位则指井穴。

所溜(原穴)是指经气将井水从井中引出之后井水与原气及命门火融会的地方,一部分井水在所溜与原气及命门火融会,融会后的井水便开始急流般地前行,在穴位是指原穴。

所注(经穴或合穴)是指井水流过所溜之后所要蜗旋的地方,蜗旋后的井水一部分将开始灌注般地流向大络(在穴位则可能指经穴,也可能指合穴),一部分将开始远行而流向气街。

所入(络穴)是指井水流过所注之后所要进入的地方,流向大络的那部分井水将强势般地流入大络(在穴位则指络穴),流向气街的那部分井水将和缓地流入气街(在穴位则指通向气街的那个穴位)。

所根 所溜 所注 所入 ⋯⋯▶ 入大络后,再入三百六十五络及孙络。

(根溜注入之意会图)

为了清晰顺畅地讲解"出溜注行入"中的问题,我们又绘制出了一幅意会图:

所出(所出为井),是指经气的出处,在穴位是指井穴,这一解释与"根溜注入"中的所根理同。经曰"所出为井",井指集聚地下隙水的洞,经气从此处出而称井水。

所溜(所溜为荥),是指经气将井水从井中引出后井水马上要流经的地方,流向四关的那部分井水流过所溜之后将荥漾般地流走,在穴位是指荥穴,这一解释与"根溜注入"中的所溜有所不同。经曰"所溜为荥",荥指在草丛中流淌的溪水。

所注(所注为输),是指流向四关的那部分井水流过所溜之后马上要流经的地方,井水流过所注之后便开始会拢前行,在穴位是指输穴,这一解释与"根溜注入"中的所注有所不同。经曰"所注为输",输指井水如同运输中的货物一样会拢前行。

所行(所行为经),是指流向四关的那部分井水流过所注之后很快就要流经的一个地方,井水流过所行之后便开始和缓地流向四关。经曰"所行为经",经指井水如路人一样从此经过,故在穴位是指经穴。

所入(所入为合),是指流向四关的那部分井水流过所行之后所要汇入的地方,井水从所入便开始缓缓地汇入四关(两肘两膝)。经曰"所入为合",合指井水缓缓地汇入,在穴位则指合穴,这一解释与"根溜注入"中的所入有所不同。

所出 所溜 所注 所行 所入 ⋯⋯▶ 流入四关(两肘两膝)

(出溜注行入之意会图)

我们将两个意会图做一个对比,读者会提出很多问题,比如"同是从井里流出来的水,并且还要在同一河道里运行,为什么流向大络的水势要大一些,而流向四关的水势却要小一些?"对此我们将通过意会的分解形式进行分析和讲解。

古人将十二经脉比作江河，将奇经八脉比作湖泊，用"人与天地相参"的理念来解释人体中的一些现象，这就是前人所说的"中医只可意会，不易言传"的道理。由于中医理论的喻象性和宏观性强，因而我们在分析和理解某些中医问题的时候，一定要放开思路去想，想窄了便会钻牛角尖儿。江河太大，我们当中的很多人未必都看过长江黄河，但是一般性的河流我们还是见过的。现在我们开始想象：我们眼前有一条很大的河，近处可以看到这条河流的两个分支，发现它们的水流情况大不相同，一条水流较急，一条水流较缓；逆着两条支流的水流方向往上游看去则会发现，与水流较急的那条支流相近的那一侧的河水流动较急，与水流较缓的那条支流相近的那一侧的河水流动较缓。这一现象表明，河水的流动是走线路的，同一条河流的不同区域的河水的流动情况（包括流量和流速），会因河水流向区域的不同而有所不同。

经脉中的气血运行情况也是这样，经气从井穴出来后，由于行走"根溜注入"这条线路的井水要流入大络，而大络的流域广阔，要流经三百六十五络及孙络等，因而在这条线路上流动的井水水流较急；相仿，由于行走"出溜注行入"这条线路的井水要流入四关（两肘两膝），而四关的流域较窄又有关守之意，因而在这条线路上流动的井水水流较缓。所以，即便是从同一井穴引出的井水，由于流向区域的不同，它们在同一段经脉中的水流情况也会有所不同，这便是"根溜注入"中的溜注入，与"出溜注行入"中的溜注入，词同义不同的根本原因。

最后还有一点要向读者说明，我们在讲解"根溜注入"时例出了一个"手足阳经根溜注入穴位表"。但对"出溜注行入"中所涉及的一些穴位，我们不准备在此列表归纳，目的是想让读者通过阅读"经典原文"来领悟《内经》中的一些内容，为后面讲解"五腧穴"作一个铺垫。所以有关"出溜注行入"所涉及的穴位，读者只须记住"所出为井，所溜为荥，所注为输，所行为经，所入为合"，穴位的名称读者可以在"五腧穴"中查找。

（二）特定穴一

特定穴是指固定穴中很特殊的穴位，特定穴主要分布在十四经上，极少数因分布在十四经以外而被称为经外奇穴。

（1）五腧穴

"黄帝曰：余闻五脏六腑之气，荥输所入为合，令何道从入，入安连过？愿闻其故。岐伯答曰：此阳脉之别入于内，属于腑者也。黄帝曰：荥输与合，各有名乎？岐伯答曰：荥输治外经，合治内府。黄帝曰：治内府奈何？岐伯答曰：取之于合"（《灵枢·邪气脏腑病形》）

"病在脏者取之井，病变于色者取之荥，病时间时甚者取之输，病变于音者取之经；经满而血者，病在胃及以饮食不节得病者（以，表示原因），取之合。"（《灵枢·顺气一日分为四时》）

"井主心下满，荥主身热，输主体重、节痛，经主喘咳、寒热，合主逆气而泄。"（《难经·六十八难》）

五腧穴（简称五腧），是《内经》对十二经中分布在膝肘以下的五种特定穴"井穴、荥穴、输穴、经穴、合穴"的总称。在"出溜注行入"中，经中所说的"所出为井，所溜为荥，所注为输，所行为经，所入为合"，讲的就是五腧穴。很多书中都将腧写成了输或俞，这有些不妥，因为在五腧穴中有输穴，在背部有背俞穴，这说明在概念上腧、输和俞是有些区别的。

关于五腧穴，前面已经做了一些讲解，在此我们主要是讲五腧穴在针灸临床中的一些作用。

①井穴

病在脏者取之井，井主心下满（憋满、胀满）。

在"出溜注行入"中，井乃经气出始之源，此处最忌瘀阻。于是井穴具有"祛瘀滞、开闭结"的作用，因而大凡经脉壅盛、邪气实者均可取之。针刺用泻法，通常都是采用三棱针或员利针刺血。

②荥穴

荥输治外经（外感病及经络病），病变于色者取之荥，荥主身热。

在"出溜注行入"中，荥乃经气荥漾之处，荥指井水的流动如同在草丛中流淌的溪水（荥，原义是指在草丛中流淌的溪水。）。故荥之义是"井水荥漾"，此为常，反则病。荥之为病有虚有实，虚者井水不足，实者邪气有余。故荥之虚者（井水不足），经脉阴虚，阴虚则热，故"荥主身热"。虚热散表，走头面，故经曰"病变于色者取之荥"。然荥之所辖为表，故荥之实者（井水不布），邪气居留，居留则井水不布，故经曰"荥输治外经"。临床证实，荥穴在针灸中具有"清降虚热、调济阴血"的作用。

③、输穴

荥输治外经，病时间时甚者（指病情时轻时重者）取之输，输主体重节痛。

在"出溜注行入"中，输乃经气拢行之处，输指井水如同运输货物一样会拢前行（输，原义是指运输货物，但是货物在运输时需要拢捆。）。故输之义是"井水拢行"，此为常，反则病。输之为病，虚者井水散而不拢，经气虚散，实者井水聚而不行，经气闭塞。临床证实，输穴在针灸中具有"益气化湿、除痹、消肿止痛"的作用。

④经穴

病变于音者取之经，经主喘咳、寒热。

在"出溜注行入"中，经乃经气和缓之处，经指井水如路人一样从此经过（经，原义是指经过路过，带有从容和缓之义。）。故经之义是"经气和缓，井水流畅"，此为常，反则病。经之为病有虚有实，虚者井水疏散，经气迷乱，实者井水聚积，经气郁闷。临床证实，经穴在针灸中具有"通经理气、祛邪除湿、消瘀散结"的作用。

⑤合穴

合治内府，经满而血者，病在胃及以饮食不节得病者，取之合，合主逆气而泄。

在"出溜注行入"中，合乃经气入合之处，合指井水缓缓地流入（合，原义是指聚、集，有汇合、聚合之义）。故合之义是"经气缓入，井水渗行"，此为常，反则病。经之为病，虚者井水运力不及，经气虚缓，实者井水凝聚，经气停滞。由于经气的运行是走线路的，故而一旦合穴出现了问题，则不仅会影响到前面的"井、荥、输、经"中的气血运行，还会影响到脏腑之气的生化及运作。由于后天之精生化于水谷，饮食是摄取水谷的主要途径，所以饮食不节不仅会伤及脾胃，还会影响到经气的生化纯度及血质的变化，从而改变气血的运行。临床证实，合穴不仅具有"调理脏腑、通经行气"的作用，还具有"清瘀理气，净化血质"的作用。从而针刺合穴，酌施补泻，能够提升脏腑的功能，故经曰"合治内府"。

以上内容，请读者参阅"下合穴"。

补充： 关于五输穴，在"出溜注行入"中我们已经做了一些讲解。但《内经》在讲解脏腑之腧时曰"心出于中冲，中冲手中指之端也，为井木；……入于曲泽，曲泽肘内廉下陷者之中也，曲而得之，为合，手少阴也。"，并没有说心包，所以五脏才有"五五二十五腧"的说法。盖以心与心包，"分则为二，合则为一"的缘故。由于《灵枢·本腧》在讲"六腑之腧"时，将手足三阳经中的原穴也加了进去，如"大肠上合手阳明，出于商阳，……过于合谷，合谷在大指岐骨之间，为原……"，于是六腑才有"六六三十六腧"的说法。

在"出溜注行入"中，《内经》提到了五腧穴与五行的配属问题，这对针灸辨证取穴具有一定的指导意义（参"五腧穴及其五行配属简述表"）。

五腧穴及其五行配属简述表

十二经		井 （阴经—木） （阳经—金）	荥 （阴经—火） （阳经—水）	输 （阴经—土） （阳经—木）	经 （阴经—金） （阳经—火）	合 （阴经—水） （阳经—土）
手三阴	手太阴	少商（木）	鱼际（火）	太渊（土）	经渠（金）	尺泽（水）
	手厥阴	中冲（木）	劳宫（火）	大陵（土）	间使（金）	曲泽（水）
	手少阴	少冲（木）	少府（火）	神门（土）	灵道（金）	少海（水）
足三阴	足太阴	隐白（木）	大都（火）	太白（土）	商丘（金）	阴陵泉（水）
	足厥阴	大敦（木）	行间（火）	太冲（土）	中封（金）	曲泉（水）
	足少阴	涌泉（木）	然谷（火）	太溪（土）	复溜（金）	阴谷（水）
手三阳	手阳明	商阳（金）	二间（水）	三间（木）	阳溪（火）	曲池（土）
	手少阳	关冲（金）	液门（水）	中渚（木）	支沟（火）	天井（土）
	手太阳	少泽（金）	前谷（水）	后溪（木）	阳谷（火）	小海（土）
足三阳	足阳明	厉兑（金）	内庭（水）	陷谷（木）	解溪（火）	足三里（土）
	足少阳	窍阴（金）	侠溪（水）	临泣（木）	阳辅（火）	阳陵泉（土）
	足太阳	至阴（金）	通谷（水）	束骨（木）	昆仑（火）	委中（土）

（2）八会穴

八会穴首见于《难经·四十五难》，曰"经言八会者，何也？然，腑会太仓，脏会季胁，筋会阳陵泉，髓会绝骨，血会膈俞，骨会大杼，脉会太渊，气会三焦外一筋直两乳内也。热病在内者，取其会之气穴也。"。

临床证实，八会穴并不仅限于治疗内里热证，对脏腑疾病，以及气血、筋骨髓等方面的疾病都有很好的疗效。临床中我们也可以根据疾病的某些特征酌取八会穴，比如"咳喘病属于气病，我们就取膻中穴治之；痉挛病属于筋病，我们就取阳陵泉治之；颈椎病属于骨病，我们就取大杼及大椎穴治之"。

八会穴简述表

脏会—章门	气会—膻中	筋会—阳陵泉	骨会—大杼（一云大椎）
腑会—中脘	血会—膈俞	脉会—太渊	髓会—绝骨

（3）交会穴

交会穴首出于《甲乙经》，是指两条或两条以上的经脉所交会的地方，也是相交经脉的脉气的汇聚处（有注气现象）。由于参与交会的经脉都往其所交会的地方注气，故称其为交会穴。由于十四经脉上的交会穴有近百个，数目之多而不便于用表格归纳，于是本书没有例举。但是我们在讲解"十四经脉"时对很多特定穴的属性都加了注，只要读者稍加留意就能看得到。

（4）下合穴

经曰："胃合于三里（足三里，足阳明之合穴），大肠合入于巨虚上廉（上巨虚，穴属足阳明），小肠合入于巨虚下廉（下巨虚，穴属足阳明），三焦合入于委阳（委阳穴，穴属足太阳），膀胱合入于委中央（委中穴，足太阳之合穴），胆合入于阳陵泉（阳陵泉，足少阳之合穴）。"（《灵枢·邪气脏腑病形》）

经中所说的"足三里、上巨虚、下巨虚（均是胃经上的穴位），委中、委阳（均为膀胱经上的穴位），阳陵泉（胆经上的穴位）"，都是我们所讲的下合穴。从定义上讲，下合穴是指分布在足三阳经上的，通行于经隧，内合于六腑，上合于手三阳经的六个特定穴。这六个穴位中，有三个是本经的合穴，有三个是彼经下合于此经的穴位，由此称其为下合穴。比如，上巨虚虽说分布在足阳明胃经上，却因其上合于大肠经而被称为大肠经的下合穴。

"黄帝曰：治内府奈何？岐伯答曰：取之于合。"（《灵枢·邪气脏腑病形》）临床证实，针灸下合穴对治疗体内与六腑相关的一些疾病疗效甚好。

悟：下合穴之"下"字有两个含义，一是说下合穴均分布在下肢腘部以下的足三阳经上（包括两腘），二是说六腑及手三阳均在上，其气走经隧下行方能入其下合穴。此与《灵枢·本输》中的"六腑皆出足之三阳，上合于手者也"的理论相合。从经气相通的角度来看，下合穴有些类似于交会穴，但是两者的区别很大。交会穴指的是两经脉交会的地方，下合穴则指六腑之气下走经隧而入合本经或同名经之经脉的地方，是而经曰"小肠合入于巨虚下廉，三焦合入于委阳……"。

有关下合穴之主治，《灵枢·邪气脏腑病形》中就有论述：

1. 面热者足阳明病，两跗之上脉竖陷者足阳明病，此胃脉也。胃病者腹䐜胀，胃脘当心而痛，上肢两胁，膈咽不通，饮食不下，取之三里也（足三里）。

2. 鱼际血者手阳明病，大肠病者肠中切痛而鸣濯濯，冬日重感于寒即泄，当脐而痛，不能久立，与胃同候，取巨虚上廉（上巨虚）。

3. 小肠病者小腹痛，腰脊控睾而痛，时窘之后当耳前热。若寒甚，若独肩上热甚，及小指次指之间热，若脉陷者，此其候也。手阳明病也，取之巨虚下廉（下巨虚）。

4. 三焦病者腹气满，小腹尤坚，不得小便，窘急，溢则水留，即为胀。候在足太阳之外大络，大络在太阳少阳之间，亦见于脉，取委阳（委阳穴）。

5. 膀胱病者小腹偏肿而痛，以手按之，即欲小便而不得。若脉陷，及足小指外廉及胫踝后皆热，取委中央（委中穴）。

6. 胆病者善太息，口苦，呕宿汁，心下淡淡，恐人将捕之，嗌中吤吤然，数唾。在足少阳之本末，亦视其脉之陷下者，灸之，其寒热者取阳陵泉。

最后，我们要特别讲解一下经隧。经隧不同于经脉，经脉是气血运行的主干道，故经曰"夫脉者，血之府也"（《素问·脉要精微论》）。简单地说，在脉管内运行的是气血，在经隧中运行的则是血气，也就是营气、卫气、宗气等，故经曰"五脏之道皆出于经隧，以行血气，血气不和，百病乃变化而生"（《素问·调经论》）。此外，经脉所布行的空间我们也可以称其为经隧。

营在脉中液化则谓之血，血液气化则又为营（营血互根），于是古人称营气为流溢之气。营血在脉管内运行，走的是脉道，脉道中的主干部分即是经脉；营气流溢于脉外，走的是隧道，故称其为经隧，有时也称其气脉。气脉并不是指血管，它是指与十四经脉之气循布相关的且与皮肉筋骨等相联系的纹理、缝隙、空隙等，因此中医学中的溪谷、毛孔、腠理等均在经隧的论述范畴。这就是气脉与血脉的主要区别，也是经隧与经脉的一大不同。

不过经隧未必都是指运行营气、卫气和宗气的气脉，古时也指运行气血的血脉，但是这时的经隧主要是指内行的经脉、经别、大络等，以别于有穴经脉。故经曰"胃之所出气血者经隧也，经隧者五脏六腑之大络也。"（《灵枢·玉版篇》）

（5）背俞穴

背俞穴是指分布在背部膀胱经第一侧线上的距脊柱正中线1.5寸，与脏腑气机及体内经气有着直接联系的19对俞穴。与脏腑相应的背俞穴均以脏腑名来命名，比如肝俞、脾俞、大肠俞、膀胱俞等，乃五脏六腑之门户。盖以足太阳在"开阖枢"中的属性为开，且为三阳之表，从而背俞穴也是外邪最易袭入的地方，这在中医临床中诊治突发疾病具有一定的指导意义。又因很多背俞穴都与脏腑通气，所以外邪一旦袭入背俞穴时不仅会马上影响到经气的运行，还会影响脏腑气机的循转。因而脏气闭塞者，轻者会突发暴病，甚者会出现暴死，故经曰"开折则肉节渎而暴病起矣"。

令人倍感神奇的是，背俞穴的排列顺序与脏腑高低顺序大致相同，这在病机分析上和针灸取穴上都具有指导意义。背俞穴可以用于诊治很多种疾病，不仅操作简单见效快，而且疗效也好。对此《内经》就有论述，曰"按其处，应在中而痛解，乃其俞也。灸之则可，刺之则不可。气盛则泻之，虚则补之。以火补者毋吹其火，须自灭也；以火泻者疾吹其火，须其火灭也。"（《灵枢·背俞》）

五脏有疾皆可以酌取背俞穴，诸如"肺病咳嗽可取肺俞，肝病目疾可取肝俞，肾病耳疾可取肾俞，中风不语可取心俞、脾俞、肾俞等"。

脏腑背俞穴简述表

脏	背俞穴	椎数	腑	背俞穴	椎数
肺	肺俞	胸3	胆	胆俞	胸10
心包	厥阴俞	胸4	胃	胃俞	胸12
心	心俞	胸5	三焦	三焦俞	腰1
肝	肝俞	胸9	大肠	大肠俞	腰4
脾	脾俞	胸11	小肠	小肠俞	骶1
肾	肾俞	腰2	膀胱	膀胱俞	骶2

（6）募穴

募穴，是《内经》对脏腑经气在胸腹部聚集的一组特定穴的总称，《针灸问对》中曰"谓之募，言经气聚于此也"。由于募穴多数都分布在腹部，因而也叫腹募穴（简称腹募）。

说到脏腑经气"聚集"，表明募穴带有诸气交会的属性，而且与脏腑有一定的分属关系。换句话说，各脏腑都有与其相属的募穴，总计有12名，并且多数都是交会穴。从分布上讲，募穴都分布在胸和腹，背俞穴却都分布在背部，两组特定穴阴阳相对。募穴和背俞穴一样，都可以用于疾病的诊治。因而如果募穴出现了切痛反映，则说明与此募穴相联系的某个脏腑已经出现了问题。

十二募穴简表

脏	腹募穴	腑	腹募穴
肺	中府（肺经）	胆	日月（一作辄筋，胆经）
心包	膻中（一作天池，任脉）	胃	中脘（任脉）
心	巨阙（任脉）	三焦	石门（任脉）
肝	期门（肝经）	大肠	天枢（胃经）
脾	章门（肝经）	小肠	关元（任脉）
肾	京门（胆经）	膀胱	中极（任脉）

（三）特定穴二

（1）十二原穴

"五脏有六腑，六腑有十二原，十二原出于四关（四关穴，即"合谷和太冲"），四关主治五脏。五脏有疾当取之十二原，十二原者五脏之所以禀三百六十五节气味也。五脏有疾也，应出十二原而原各有所出。明知其原，睹其应而知五脏之害矣。"（《灵枢·九针十二原》）

"凡此十二原者，主治五脏六腑之有疾者也。胀取三阳，飧泄取三阴。今夫五脏之有疾也，譬犹刺也，犹污也，犹结也，犹闭也。刺虽久犹可拔也，污虽久犹可雪也，结虽久犹可解也，闭虽久犹可决也。或言久病之不可取者，非其说也。夫善用针者，取其疾也，犹拔刺也，犹雪污也，犹解结也，犹决闭也。"（《灵枢·九针十二原》）

《难经》曰："三焦者，原气之别使也，主通行三气，经历五脏六腑。原者，三焦之尊号也，故所止辄为原（原穴）。"原穴是人体原气或者说命门火别使三焦时与脏腑之气在十二经脉中相融合的地方，也是命门火通行于经隧接载十二经水的地方。这一理论说明，十二经之水流经十二经之原穴时一部分井水将被气化，以提高另一部分井水的运行能力。换句话说，经气融入了原气就等于添加了经气运行的动力，所以井水在流过原穴时经气运行的动势都会有所增加。

原气是生命的原动力，由于原穴是人体原气与脏腑之气相融会的地方，因而十二经脉中的原穴不仅是针灸治疗脏腑疾病的显效穴位，也是中医候诊脏腑气血及命门火输布情况的重要穴位。临床证实，原穴具有"祛邪扶正和补虚"的作用。所以针灸原穴，不仅能激发原气、通和气血，还能平衡阴阳、调理脏腑。故经曰"凡此十二原者，主治五脏六腑之有疾者也。"

补充：经曰"十二原出于四关"，这里的四关是指四关穴，即"合谷和太冲"，古代将其视为奇穴。对于四关穴的治病特点，很多古医书都有记载。诸如，

《标幽赋》曰："寒热痹痛，开四关而已之。"

《针灸大成》曰："四关穴，即两合谷两太冲是也。"

《席弘赋》曰："手连肩脊痛难忍，合谷针时要太冲。"

《杂病穴法歌》曰："鼻塞鼻痔及鼻渊，合谷太冲随手取。"

下面我们再补充讲解一下原穴，原穴是人体原气或者说命门火与脏腑之气在十二经脉中相融合的地方，也是命门火通行于经隧接载十二经之水的地方。原穴皆分布于腕踝关节附近，十二经各有一个原穴，合计有十二名原穴。《内经》对原穴的讲解比较分散，在《灵枢·根结》中讲六阳经时说"所溜为原"，在《灵枢·本腧》中讲六阳经时则说"所过为原"，我们在讲解"根溜注入"和"出溜注行入"时对这些内容都有过渗透。

有人说"阴经原穴以输代，阳经原穴在输外"，这句话有误。因为"根溜注入"中的溜注入，与"出溜注行入"中的溜注入，词义是有所区别的。《灵枢·本腧》在讲解五脏之腧时说"五五二十五腧"，是按"出溜注行入"的顺序排的，讲解六腑之腧时说"六六三十六腧"，则是按"出溜注过行入"的顺序排的，也就是"所过为原"。讲解五脏之原时，《灵枢·九针十二原》中还说"膏之原出于鸠尾，鸠尾一；肓之原出于脖胦，脖胦一"。

十二原穴简述表

手三阴 （经脉名/原穴名）	手三阳 （经脉名/原穴名）	足三阴 （经脉名/原穴名）	足三阳 （经脉名/原穴名）
肺经·太渊	大肠经·合谷	脾经·太白	胃经·冲阳
心包经·大陵	三焦经·阳池	肝经·太冲	胆经·丘墟
心经·神门	小肠经·腕骨	肾经·太溪	膀胱经·京骨

（2）十六络穴

十四经都有别络，称其十四大络，再加上脾之大络，则为十五大络。有些书又将胃之大络也加了进去，则为十六大络，但从传统习惯上讲人们仍然统称其为十五大络。大络从经脉中别出，其所别之处就是络穴，十六大络总共有16名络穴（参"十六络穴简述表"）。由于络穴是经气通向大络的必经之处，因而与络脉循布相关部位的很多疾病都可以通过针刺络穴来治疗。故《灵枢·本腧》曰："凡刺之道，必通十二经络之所始终，络脉之所别处，五输之所留，六腑之所与合，四时之所出入，五脏之所溜处。"

十六络穴简述表

手三阴 (络脉名/络穴名)	手三阳 (络脉名/络穴名)	足三阴 (络脉名/络穴名)	足三阳 (络脉名/络穴名)	任督脾胃 (络脉名/络穴名)
手太阴络脉·列缺	手阳明络脉·偏历	足太阴络脉·公孙	足阳明络脉·丰隆	任脉之别络·尾翳
手厥阴络脉·内关	手少阳络脉·外关	足厥阴络脉·蠡沟	足少阳络脉·光明	督脉之别络·长强
手少阴络脉·通里	手太阳络脉·支正	足少阴络脉·大钟	足太阳络脉·飞阳	脾之大络·大包 胃之大络·虚里

（3）十六郄穴

郄（音 xì），古时同隙，指缝隙。郄穴是指盘踞在四肢某些空隙中的分布在十二经脉上的一组特定穴，经气循行到这些穴位时都要汇聚曲折而过。人体郄穴，独属于十二经的有 12 对，与阴维脉、阳维脉、阴跷脉、阳跷脉相接的又有 4 对，总共有 16 名郄穴（参"十六郄穴简述表"）。郄穴的结构特点决定了郄穴患病的可能性及其治疗作用，郄穴多用于治疗与本经循布相关的急性病证，以及本经所属内脏的急性病证，并能通过切诊检查本经之虚实。

十六郄穴简述表

手三阴 (经脉名/郄穴名)	手三阳 (经脉名/郄穴名)	足三阴 (经脉名/郄穴名)	足三阳 (经脉名/郄穴名)	其它 (经脉名/郄穴名)
手太阴经脉·孔最	手阳明经脉·温溜	足太阴经脉·地机	足阳明经脉·梁丘	阳维脉·阳交
手厥阴经脉·郄门	手少阳经脉·会宗	足厥阴经脉·中都	足少阳经脉·外丘	阴维脉·筑宾
手少阴经脉·阴郄	手太阳经脉·养老	足少阴经脉·水泉	足太阳经脉·金门	阳跷脉·跗阳 阴跷脉·交信

（4）八脉交会穴

八脉交会穴，也称交经八穴、八脉交会八穴，出自《针经指南》。八脉是指"手太阴、手厥阴，手太阳、手少阳，足太阴、足少阴，足太阳、足少阳"，八脉交会穴是指上述八脉在四肢部与奇经八脉相互通气的八对特定穴，穴名为"列缺、内关、后溪、外关、公孙、照海、申脉、临泣"。

奇经八脉虽然不都循行于四肢，但它们能够通过八脉交会穴与十二经脉进行沟通和联络。所以，八脉交会穴具有调节"十二经脉和奇经八脉"的双重作用，这种双重作用也是交会穴的共同特点。

八脉交会穴简述表

八经	交会穴	交会概况
手太阴肺经	列缺	与手太阴经上循喉咙与任脉交会
手厥阴心包经	内关	由手厥阴经自胸中与阴维脉交会
手太阳小肠经	后溪	由手太阳经交肩上会大椎与督脉交会
手少阳三焦经	外关	由手少阳经上肩循天髎与阳维脉交会
足太阴脾经	公孙	由足太阴经入腹会关元与冲脉交会
足少阴肾经	照海	由足少阴经照海别出与阴跷脉交会
足太阳膀胱经	申脉	由足太阳经申脉别出与阳跷脉交会
足少阳胆经	临泣	由足少阳经过季胁循带脉、五枢、维道与带脉交会

（5）四总穴

四总穴是指"足三里（胃经）、委中（膀胱经）、列缺（肺经）、合谷（大肠经）"四名穴位，左右对称分布，这四名穴位对"头项、面口、肚腹、腰背"等部位的疾病具有广泛的治疗作用。有关的四总穴的针灸治疗作用，明代医家朱权为此编写了一首《四总穴歌》，歌中云"肚腹三里留，腰背委中求，头项寻列缺，面口合谷收"。

关于"足三里、委中"的针灸治疗作用，在前面的"下合穴"中就有了讲解，希望读者能将两者的针灸治疗理念融合在一起，尤其是委中穴，可谓是人体疾病最常用的急治穴。

（6）经外奇穴

经外奇穴，是指盘踞在十四经以外既有穴名又有固定位置和神奇疗效的经验穴，诸如太阳穴、项中穴、足跟穴、指节穴等。经外指十四经以外，奇穴是指疗效奇特的穴位。

（四）不定穴

不定穴有两种，一种是阿是穴，一种是扶助穴，均为经验穴。

（1）阿是穴

阿是穴又称压痛点，既无具体的名称又无固定的位置，也就是《内经》中所说的"以痛为腧"，由于阿是穴是随痛而定，故为不定穴。

（2）扶助穴

扶助穴也称不痛点，是指为了防止病气的遗留或扩散而在接近病灶的不痛处所取的经验穴，由于位置不固定，故为不定穴。

有一点要说明，扶助穴与阿是穴均为不定穴，但有区别：阿是穴是在病部的痛处取穴，针刺皆用泻法；扶助穴却是在邻病部的不痛处取穴，针刺多用平补平泻法，有时也用补法。

第二篇 经络系统理论

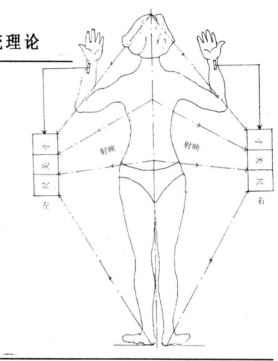

第一章 经络系统理论

第一节 经络系统（下）

······ ······ ······

四、经络诊治系统

(一) 实用理论

(二) 诊治系统

附：人体诊病系统简述图

附：人体治病系统简述图

(三) 经络疗法

附：中药与食疗

四、经络诊治系统

经曰"十二经脉者,内属于府藏,外络于肢节"(《灵枢·海论》),又曰"凡十二经络脉者,皮之部也……皮者,脉之部也"(《素问·皮部论》)。经脉内属于脏腑,络脉外络于身形,形是古人对"皮肉筋骨脉"的总称。可见人体经络与人体脏腑、皮肉筋骨等都有着密切的联系,这些联系使人体内外成为一个有机的整体,我们称其为人体系统。

从人体结构上讲,人体系统则是由若干个功能系统组成的完整的有机体。由于这些系统的命名繁多,因而至今也没有一个统一的说法。而且有些功能系统还包含了很多个子系统,比如五脏系统就包含了"肺脏系统、心脏系统、脾脏系统、肝脏系统、肾脏系统"等。

(一) 实用理论

(1) 经络相通理论

从临床上讲,针灸治病离不开"经络相通理论"。经脉为里,其支而横者为络脉,络之别者为孙络,经脉内连于脏腑,孙络外通于皮肤。孙络为脉之细小者,亦名孙脉。孙脉也有与经脉相别者(从经脉分出者),或与大络相通,或与经别相通,或与三百六十五络相通。经曰"孙络三百六十五穴会,亦应一岁,以溢奇邪,以通荣卫……,肉之大会为谷,肉之小会为溪,肉分之间,溪谷之会,以行营卫,以会大气。"(《素问·气穴论》)——孙络与气穴相通,孙络与溪谷也相通。病则针之或灸之,实者泻之,虚者补之,使阴阳调和。

(2) 经络感传理论

从神经医学上讲,经络感传是指人体感受刺激、传导感应、产生反射的全过程。从针灸治疗学上讲,经络感传是指在针刺或灸熨的过程中产生的,在神经的参与下才可能完成的,影响或改变气血循布的人体的自我调节过程。

从人体解剖学上讲,神经与血脉结伴而行,象网络一样交叉分布在人体的每一个部位,从而结合成人体的天然反射体系。于是,现代医学将与神经相连系的每一个组织体都称作"感受器",诸如人体表面的每一片皮肤,人体内部的每一块肌肉等。感受器通过神经(这一类神经被称作"兴奋传感器"),将其所感受到的各种刺激转变为信息(称之为"兴奋型信息"),并通过兴奋传感器将兴奋型信息传递到神经中枢(脊髓与大脑)。神经中枢(尤指大脑)即会对其所收到的信息进行加工和处理,使之转变为一种新的信息(称之为"运动型信息"),随后通过"回传传感器"(即运动传感器,也是神经),将运动型信息传送到与感受器相连结的"运动器"(通常是指与运动相联系的筋膜及肌肉等,即经络系统中的经筋),促使运动器(比如肌肉)产生收缩或舒张。

人体运动器的收缩与舒张,必然会牵动附近的脉络,脉指血脉和气脉,从而影响或改变脉络中的气血运行与血液循环。

(二) 诊治系统

从经络循布理论上讲,人们习惯于将经络称作人体的气血循布系统,其实人体的经络系统也是人体的诊病系统和治病系统。于是中医将以人体经络为诊察对象的中医诊法统称为经络诊法,将以经络为施治对象的中医疗法统称为经络疗法。

(1) 人体诊病系统

诊病系统 ⇨
- 皮部（汗毛、皮肤）：邪在皮肤则皮肤麻木、皮肤痛等，肺主皮毛。
- 经筋（肌肉、筋膜、肌腱、韧带等）：邪在络脉则肌肉不仁、肌肉痛等，脾主肌肉；邪在筋，寒则反折筋急，热则筋弛纵不收，肝主筋/筋膜。
- 骨：肾主骨生髓（骨膜、骨髓等），肾虚则骨痛；邪入经脉，从经之阴络之附骨者内注于骨，寒则骨痛，热则骨蒸，髓枯则骨内烦热而痛。
- 络脉（孙络、大络等）：诊十二经之浮络，称之络色诊法；诊十四经之络穴，称之大络诊法，脉理皆同寸口。
- 经脉（殊指体表经脉）：诊头部动脉（耳前动脉、耳后动脉、额上动脉及鬓上动脉），诊跌阳脉（在冲阳穴处），诊少阴脉（在太溪穴处），诊寸口脉（腕后桡骨动脉）。

（人体诊病系统简述图）

(2) 人体治病系统

治病系统 ⇨
- 皮部：邪在皮肤，刺其皮肤，用扁柄针（参"刺皮法"）；阳气虚者灸熨之（参"灸熨基理"），用艾条温灸、药熨，或用火手指针；羸弱者，须服生津养血之剂。
- 经筋：邪在分肉，以毫针刺其分间（参"刺肉法"）；邪在筋，以毫针刺其筋旁、筋上（参"刺筋法"）。经筋之病，酸痛者先刺后熨，或以汤熨；痛甚者以燔针劫刺，针伤及灸伤痊愈后再酌以汤熨。
- 骨：骨痛者皆因肾虚，肾阳虚则骨寒，有寒故痛。盖肾虚则骨虚，故亦有因骨虚而感寒者（寒入筋骨之间，渗入骨膜），以及阴邪从阴络注入骨者（阴邪径入骨膜，浸入骨内）。治骨痛，用温针刺其骨旁（参"刺骨法"），或用艾炷灸其痛穴；针伤及灸伤痊愈后再酌以汤熨。
- 络脉：邪在浮络，则以三棱针或以扁柄针刺络出血（参"刺脉法"）；邪在大络，则以员利针或以扁柄针刺其络穴（若能拔罐，针后则拔罐；若能用火手指针，起罐后就用火手指针。）。
- 经脉：邪在经脉，动脉有怒张者（脉象洪大），则先刺其怒张动脉（参"刺血疗法"）；无怒张者，则以员利针或以扁柄针刺有邪之经穴，针后拔罐或挤捏（参"针刺基理"），罐后酌施火手指针。

（人体治病系统简述图）

注：身体羸弱的患者，当服生津养血之剂；骨痛的患者，当服温经护本之剂；筋骨痛的患者，

筋骨有寒，故辅以汤熨、熏蒸。中医治病分内治和外治，内治指饮服中药、调养情志（含心理治疗）；外治指针灸、按摩、药物敷贴、汤熨、熏蒸等。古代的中医，学医治病通常都是先务针后务药。

（三）经络疗法

在中医疗法中，针刺、灸熨、揪痧、刮痧、拔罐、推拿、按摩、熏蒸等皆属于经络疗法，最具代表性的则是针刺疗法和灸熨疗法。由于传统针灸的技术传承出了问题，因而当前运用最广的经络疗法却是揪痧、刮痧、熏蒸和拔罐。

明·杨继洲曰"却病之功，莫捷于针灸"，主张"一针、二灸、三服药"。针灸既能由表治表又能由表治里，能使"危者立安、卧者立起、跛者立行"，古代的医缓、医和、扁鹊、华佗等，皆以其神奇的针灸疗效而被传为神医。

（1）针刺治病的奥秘

针刺治病的奥秘是，针刺可以巧开隧道，直达病所，引泻邪毒于体外，或者通过针后拔罐将体内的邪毒吸于罐内。《内经》时代，人们根据病"在皮、在脉、在肉、在筋、在骨"之不同，而采用"刺皮、刺脉、刺分肉、刺筋、刺骨"等不同刺法，此即"由表治表"。经脉之输穴是人体正气出入之要地，也是邪气入舍之场所，故为针灸扶正祛邪之要处；经脉内连于脏腑，外络于身形，令人体内外通连。于是病在脏腑亦可治之于经脉，针其经穴，此即"由表治里"。

（2）灸熨治病的奥秘

灸熨治病的奥秘是，借助艾火的纯阳熟热之性，或借助散热体的温通之性，将阳热之气从腧穴缓缓地注入人体，使其沿着相应的经脉传入脏腑，或者直接接触病处，发挥其温补热泻之作用。温补能够温经散寒，助阳益气，行气活血。热泻可以开辟门户，引邪外出，泻散郁热；还可以开郁破滞，散瘀消肿，驱除阴毒等。

附：中药与食疗

（1）中药治病理论

饮服中药既可由里治里，又可由里治表。十二经脉之血气，与脉外皮肤之气血，皆生于胃腑水谷之精。水谷入胃，泌糟粕，蒸津液，化其精微，上注于肺脉，化而为血，荣行于十二经脉之中，始于手太阴肺经，终于足厥阴肝经，环转不息，内营于脏腑。营行脉中，卫行脉外，皆以精气为根本。营气出气街（络脉之梢杪），散于皮肤，复从皮肤而渗入肌肉筋骨，荣卫相随，荣养身形。

药本于五味（酸苦甘辛咸），药之五味化于五行（木火土金水）。人与天地相参（亦相合），诸如：天之五气（风热湿燥寒），昀养着地之五谷；地之五谷（粮食的总称），蕴藏着五味；物之五味，荣养着人之五脏、五体（五脏，肝心脾肺肾；五体，筋脉肉皮骨）。是而饮服中药，犹如饮食水谷，药入经脉，随血气于内外。经曰："味归形，形归气，气归精，精归化，化生精，气生形，精食气，形食味，形不足者温之以气，精不足者补之以味"（《素问·阴阳应象大论篇》）——此言水谷所以能养生，中药所以能治病。

（2）食疗祛病理念

俗话说"吃什补什"，这话是从营养缺乏的角度讲的，虽然不能说百分之百的正确，却也包含了许多道理。饮食从口入，中药也从口入，不仅要考虑消化和吸收的问题，以及中药的"性与味"方面的问题，还要考虑五脏的受克问题，因为五味都要走五脏。

通常很多人都认为食疗有百利而无一害，这一理念不仅错误，而且十分的可怕。从哲学上讲，任何事物都有量的规限，因为超出了量的规限就会发生质的变化。故从哲学上讲，对待任何事物都要把握一个度。所以不论是服中药还是食疗，我们都得有一个量度。

保健医曾经讲过用五色的豆来调养五脏，从五色合五脏的角度上讲，这种说法的确有几分道理。但若是长期食用，不仅需要考虑五色豆的化学成分，还要辨证地舍取及加减。由于豆类中的淀粉含量较高，而且淀粉分解后还会产生大量的气体，因而高血压患者长期吃豆会使血压潜在地上升。

老人们常说"祸从口出，病从口入"，说白了很多病都是吃出来的。中医有中医的用药理念，西医有西医的用药理念。在饮食方面，很多人只讲究食物的营养成分而不讲究食物的性与味，只讲究食补身体而不讲究提升身体活性和脏腑功能，结果是利害各半。两千年前的中国，食疗理论就已经出现在《黄帝内经》中了，许多读者可能早就读到了，但是我敢肯定，相当一部分读者都没能悟得其精髓。全面而正确的食疗理念应该是，"既要从中医角度考虑食物中每一成分的性和味，又要从现代医学的角度考虑食物的化学成分，还要结合个体的脏腑功能情况、形体情况及病症表现等"。

《内经》将日常的饮食统称为水谷，曰："五味各走其所喜，谷味酸，先走肝；谷味苦，先走心；谷味甘，先走脾；谷味辛，先走肺；谷味咸，先走肾。"——这是因为五脏喜五味，从而五脏会先吸纳其所喜之味。然而饮食中的味也涉及了"补与泻、生与克"的问题，现代人虽说十分重视饮食中的营养，但是补来补去身体中的很多平衡都被营养过偏过盛给打破了，于是久而久之这些人的身体反而不够健康了。

我们日常生活中所吃的五谷、瓜果、蔬菜及肉类等，都可以归在中医的"五味"范畴，对此《内经》中都有讲解。经曰："五谷，粳米甘，麻酸，大豆咸，麦苦，黄黍辛。五果，枣甘，李酸，栗咸，杏苦，桃辛。五畜，牛甘，犬酸，猪咸，羊苦，鸡辛。五菜，葵甘，韭酸，藿咸（藿即豆叶），薤苦，葱辛。"于是，脏气虚时我们可以调整一下饮食结构，按虚之所需择味吃一些东西。比如"肝脏虚"时，我们就可以酌情吃一点酸味的食物，故经曰："脾病者，宜食粳米饭、牛肉、枣、葵（味甘）；心病者，宜食麦、羊肉、杏、薤（味苦）；肾病者，宜食大豆卷、猪肉、栗、藿（味咸）；肝病者，宜食麻、犬肉、李、韭（味酸）；肺病者，宜食黄黍、鸡肉、桃、葱（味辛）"（《灵枢·五味》）。也许是古人所吃食物之品种没有现代多的缘故，以致《内经》所例举的食物品种并不是很多。

说到食疗也要讲一讲食疗中的注意事项，什么病能吃些什么、不能吃些什么，宜多吃些什么、不宜多吃些什么，《内经》中也有阐述。比如"肝病"，肝气虚者可以多吃一点酸味的食物，《内经》称其"五宜"，但是肝气实者则未必适宜吃或者多吃酸味的食物，因而有些问题还需通过中医辨证来解决。五脏配属五行，五行即"金木水火土"，肝属木、肺属金、心属火、肾属水、脾属土。于是脏气虚者不宜吃含乘己之味多的食物，《内经》称其"五禁"，为脏病五禁。经曰："五禁，肝病禁辛，心病禁咸，脾病禁酸，肾病禁甘，肺病禁苦。"（《灵枢·五味》）

说到五禁，《素问》中还说"酸走筋，筋病无多食酸；咸走血，血病无多食咸；甘走肉，肉病无多食甘；辛走气，气病无多食辛；苦走骨，骨病无多食苦。是谓五禁，无令多食"（《素问·宣明五气篇》）。

临床中也常遇到一些偏食的患者，很多患者都说我脉诊得好，其实很多病都是一步步推出来的。比如青岛的一位患者，因乳腺病请我治疗。针灸中我闻到她口中有异味，而且这种气味跟肝脏有关（中医称五臭）。于是我便问她是否喜食酸味，她说她每天都要喝两次酸奶，这种饮食习惯已经持续了三年多了。于是我便建议她去医院细查一下肝脏，检查结果：肝血管壁多处有黄豆般大的囊肿，这不能不让她恐惧害怕。但是这种病有来路便有去路，由于发现得早并及时改掉了偏食酸奶的饮食习惯，加上合理的中医治疗，三个月后检查囊肿全部消失了。饮食中五味不宜偏，过偏不仅会引发很多疾病，日久还会损伤脏腑。

经曰："五味入于口也，各有所走，各有所病。酸走筋，多食之令人癃；咸走血，多食之令人渴；辛走气，多食之令人洞心；苦走骨，多食之令人变呕；甘走肉，多食之令人悗心。"（《灵枢·五味论》）

愚悟：中医理论宏观性强，看上去似乎很容易，运用起来却不容易。比如阴阳学说、五行理论，以及前面所讲的五味理论等，这些都是不易感悟的大理论。学到了却没有悟到，一半等于没学，这也是当前中医技能不易提升的一个根本性原因。学理论都得一个个地学，但是很多中医都是学得多而用得少，原因是他们不能正确地将所学的理论综合起来。除此之外还有一个原因，就是对中医理论学得不够系统，以致分析问题不能透视本质，这便是中医临床能力总体偏低的又一个根本性原因。中医理论的实际运用贵在综合，因为只有综合才能找到诸多理论相互交合所形成的交合性理论，这些交合性理论往往就是我们在分析、判断或推理时所需要的推证依据。

我的祖父写道"中医理论，神出意会，精出于读"，意思是说"学中医好多东西都得靠自己在学习中感悟，悟不到就吸取不到精髓；吸取不到精髓，不论理论学得有多么多，运用起来都会很吃力"。所以读中医书一定要多读段落，要对重点段落进行多维性的变位分析，要学会用感悟透视本质。

经曰："酸生肝，肝生筋，筋生心……苦生心，心生血，血生脾……甘生脾，脾生肉，肉生肺……辛生肺，肺生皮毛，皮毛生肾……咸生肾，肾生骨髓，髓生肝"（《素问·阴阳应象大论》）——这个段落讲的是食疗理论及中药治病理论，"生"是养的意思，比如"脾虚"的人食疗中可以常吃一些用动物的血做的菜。

经曰："酸伤筋，辛胜酸……苦伤气，咸胜苦……甘伤肉，酸胜甘……辛伤皮毛，苦胜辛……咸伤血，甘胜咸"（《素问·阴阳应象大论》）——这个段落讲的是食疗理论与中药治病理论，还有烹饪理论，"胜"是削减的意思，比如"做菜"时盐放多了我们可以在菜中少加一点糖来化解过盛的咸味。

经曰："肝色青，宜食甘，粳米饭、牛肉、枣、葵皆甘（①）；心色赤，宜食酸，犬肉、麻、李、韭皆酸（②）；脾色黄，宜食咸，大豆、猪肉、栗、藿皆咸（③）；肺色白，宜食苦，麦、羊肉、杏、薤皆苦（④）；肾色黑，宜食辛，黄黍、鸡肉、桃、葱皆辛（⑤）。"（《灵枢·五味》）"

①"肝色青，宜食甘，粳米饭、牛肉、枣、葵皆甘"，与《素问·脏气法时论》中的"肝苦急，急食甘以缓之……肝欲散，急食辛以散之，用辛补之，酸泻之"相交合。因为甘有"缓急"的作用，辛有"发散"的作用，酸有"收敛"的作用。同时也渗透出"治肝病当健脾护脾"的治疗理念，因为肝属木，脾属土，木胜则乘土。

这里的"肝苦急"中的苦，指病于……（为标）；"肝欲缓"中的欲，指需要……（为治则）。故"肝苦急"者，即肝病为本、气急为标的意思，急者结聚也；"肝欲散"者，即肝气郁闷者需要散之（辛能发散，且能通调气机）。这里的补是顺治的意思，即顺着"肝欲散"而治；泻是逆治的意思，即逆着"肝欲散"而治。余仿此。

②"心色赤，宜食酸，犬肉、麻、李、韭皆酸"，与《素问·脏气法时论》中的"心苦缓，急食酸以收之……心欲软，急食咸以软之，用咸补之，甘泻之"相交合。因为酸有"收敛"的作用，咸有"软坚"的作用，甘有"缓急"的作用。同时这里也渗透出"补肝阴，敛心阳，降心火"的治疗理念，因为肝主藏血，心主行血，以母养子（木生火），生阴敛阳，生津养血，血能舍气。

③"脾色黄，宜食咸，大豆、猪肉、栗、藿皆咸"，与《素问·脏气法时论》中的"脾苦湿，急食苦以燥之……脾欲缓，急食甘以缓之，用苦泻之，甘补之"相交合。因为苦有"燥湿"的作用，甘有"缓急"的作用。脾苦湿，即指脾伤于湿，又称脾为湿困，或脾虚湿困。脾虚则水谷运化无力，可致水湿停滞；反过来湿气又能滞气粘血，损伤脾阳。故就"湿毒"言，苦能燥湿，故"急食苦以燥之"。然"脾欲缓"者，乃虚兼实证，虚者脾气，故"用甘补之"，实者湿气，故"用苦泻之"。

同时这里也渗透出"补脾当益肾"的治疗理念，因为肾主藏精，有阴有阳。其阴者称肾阴，总全身正阴之气；阳者称肾阳，统全身正阳之气。此二者，中医学统称其为元气，其生以先天之精为根，其养以后天之精为本。其阳者为真火，火生土，故既能助化脾阳又能助胃蒸化水谷；其阴者为真水，主全身水液，故既能助脾化湿又能调节全身的水液代谢。

④"肺色白，宜食苦，麦、羊肉、杏、薤皆苦"，与《素问·脏气法时论》中的"肺苦气上逆，急食苦以泄之……肺欲收，急食酸以收之，用酸补之，辛泻之"相交合。因为苦有"降逆"的

作用，酸有"收敛"的作用，辛有"发散"的作用。同时也渗透出"强肺也当养心"的治疗理念。因为肺心同室（同居胸腔），肺主气而心主血，二脏同主呼气。"气为血帅，血为气母"，故而心气健则肺气有源，肺气健则心行血有力。

⑤ "肾色黑，宜食辛，黄黍、鸡肉、桃、葱皆辛"，与《素问·脏气法时论》中的"肾苦燥，急食辛以润之，开腠理，致津液通气也……肾欲坚，急食苦以坚之，用苦补之，咸泻之"相交合。因为辛有"润燥"的作用，苦有"坚阴"的作用，咸有"软坚散结"的作用。同时也渗透出"补肾水当补肺金"的治疗理念，此乃"补则同补其母"。因为肾属水，肺属金，金生水。肾主全身水液，肺主通调水道，故二脏皆与人体的水液代谢有关。而且肺的宣发、肃降，肾脏的气化、纳气，在功能上也表现出互益互助的关系。从经络循布理论上讲，一肾通肺脏，一肾通心脏。

第二篇 经络系统理论

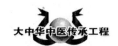

第一章 经络系统理论

…… …… ……

第二节 十四经脉（上）

一、手太阴肺脉

二、手阳明大肠脉

三、足阳明胃脉

四、足太阴脾脉

五、手少阴心脉

六、手太阳小肠脉

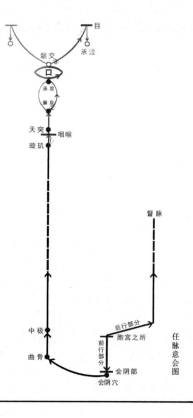

任脉意会图

第二节 十四经脉

经曰"十二经脉者,内属于腑脏,外络于肢节。"(《灵枢·海论》),古人由此将十二经脉中的每一经脉都分成两个部分:一部分分布在体里,联系体内的脏腑器官,无穴道,称其"无穴经脉";一部分分布在体表,联系体表的皮肉筋骨,有穴道,称其"有穴经脉"。十二经脉可以通达腑脏,奇经中仅有任、督二脉有穴道,又分别为阴脉之海、阳脉之海,因而很多书都将十二经脉与任、督二脉统称为十四经脉。于是我们在讲解经络循布理论时,也要讲解任督二脉。

《内经》在讲解十二经脉之证候时,提出了"是动则病(是动病)…"和"…所生病者(所生病)"。是动病是指经络病,多为外感,多为实;所生病是指脏腑病,多为内伤,有虚有实。《难经》中曰"经言是动者气也,所生者血也",盖气为阳而血为阴,故气外应于经络而血内应于脏腑。然而从临床上讲,不论是经络先病,或者是脏腑先病,其病皆可能传变,即由外传于内,或由内传于外。所以在疾病发展到一定阶段时,经中所说的"是动病"和"所生病"中的很多证候皆可能同时出现。

《灵枢·经别》中曰:"夫十二经脉者,人之所以生,病之所以成,人之所以治,病之所以起,学之所始,工之所止也(学习中医的人都要从十二经脉学起,从事中医临床的人经常会在十二经脉上出现疑惑。止指思绪停滞不前,引申为疑惑)。粗之所易,上之所难也。"

十二经脉及其气穴不仅与人的生死、健康、疾病相联系,还是针灸治病的奇妙之处,故古人学习中医通常都是先务针后务药。于是古人对中医理论的学习都是从经络开始,每个成熟的中医所掌握的都是系统化的理论知识。如今即便是读完了中医本科,在教材中所学到的也仅是一些有穴经脉上的一些知识。仅知用针灸治病而不知疾病之"所以生、所以成、所以传、所以变、所以治",守观其标而不辨其本,以致针灸治病的盲目性过大,从而形成了针灸治病"疗程过长,疗效不著"的持对局面。

数千年的中医传统文化是靠一代又一代的中医人传承下来的,由于理论知识的传授不够系统,加上珍贵的中医诊治技术掌握得又很少,从而使中医的"传、帮、带"出现了严重脱丝及缺口。这种局面的持续存在,对中医的传承和发展是十分不利的。

粗略地了解经络理论的人不知道经络理论的玄机和奥妙,领悟之时粗心而过,应用之时抓不住根本,以致"医者无功,患者无益";只有精通针灸治病的人才知道学习经络理论的难度,故而经曰"粗之所易,上之所难也"。

一、手太阴肺脉

(一)【循布】

"肺手太阴之脉,起于中焦(起,发也),下络大肠(络,绕也,联络也,一云犹兜也),还循胃口(还,返也,退也。循,相次而行也。此胃口者,乃胃之上口,即贲门也),上膈(膈肌),属肺(属,会也,连属也),从肺系(即气管及喉咙,气管下连于肺)横出腋下,下循臑(膊下对腋处为臑nào,一曰膊内侧之嫩实白肉处为臑)内,行少阴、心主之前,下肘中(臑尽处为肘,臂节也。一曰膊臂之交为肘中),循臂内(臂之内侧,肘以下为臂),上骨(掌后高骨)下廉(掌后高骨之下侧也,廉者侧也,边旁也),入寸口(寸口,手太阴之动脉也。一曰关前为寸口,即太渊穴处),上鱼(臂掌之交为腕,腕之前,大指本节之后,其肥肉隆起如鱼处为鱼),循鱼际(鱼间之鱼际穴也),出大指之端(少商穴之分)。其支者(其支者,本经别络也,又称大络),从腕后(列缺穴之分)直出次指(食指)内廉,出其端(手阳明商阳穴之分也,手太阴在此交接于手阳明)。"(《灵枢·经脉》)

"手太阴之脉,出于大指之端(少商穴之分也,所出为井,宗气随肺气从此而出,此井水在宗气的引动下分成两路,即后文所说的内屈和外屈),内屈(即向内转,这部分井水的布行较浅),循白肉际(中医称大指后侧隆起之肉为鱼,称鱼之外旁赤白肉分界处为鱼际,其色白者为白肉际。马莳曰"盖白肉属阴经,赤肉属阳经,阴阳之经以赤白肉际为界也。"),至本节之后太渊(至本节之后而入太渊,入太渊即入寸口也。太渊,手太阴脉之输穴也),留以澹(留,同流,亦同溜。澹dàn,水动貌,水波起伏迂缓的样子。留以澹,溜入寸口中的井水在宗气的引动下澹然而行)。外屈(即向外转,这部分井水的布行较深),上于本节(指拇指之端,邻接气端穴),下内屈,与阴诸络会于鱼际(与诸阴络会于鱼际,指穴为鱼际穴,手太阴之荥穴也),数脉并注(数脉,指气脉和血脉),其气滑利(其气者宗气也,经气也。宗气乃营卫之所合,半行于脉中,半行于脉外。行于脉外者,其气滑利,内渗行于溪谷肉理筋骨也,外则皮肤),伏行壅骨之下(壅骨,一曰指掌后高骨,故"伏行壅骨之下"即行于寸口之阴分也;一曰指腕骨,其骨大小六枚,凑合成掌),外屈,出于寸口而行(寸口者,手太阴诸脉之窗口也,脏腑经脉之气皆变见于寸口。故寸口有三部,三部有九候,映之于人体上下阴阳及表里也),上至于肘内廉(故肺之有邪,其气留于两肘也),入于大筋之下(大筋,指相对比较粗大的肌腱、韧带等。此处的大筋之下,乃手太阴尺泽穴也。尺泽,肺经之合穴也),内屈,上行臑阴,入腋下,内屈走肺。此顺行逆数之曲折也(手太阴之气从胸至手,称其顺行;从手至胸,称其逆行。此顺行逆数之曲折者,即顺行之逆行曲折之数目也)。"(《灵枢·邪客》)

补充:前段经文讲的是肺手太阴之脉的气血循布情况,即肺经之血气循布之始终也。后段经文讲的是肺手太阴之脉诸气之所出、所行及所布也。前者为气血循经脉而行,十二经脉组成一个相对密闭的循环系统,始于手太阴肺经而终于足厥阴肝经,如环而无端,内行于脏腑,外行于有穴经脉;后者为肺脉之气从井穴出,逆经脉之走向循经隧、络脉而布渗于皮肤、腠理、溪谷、筋骨等,从表向里渗行。

至此,很多读者难免会问:以上两段经文,两者之间有什么联系呢?从理论上讲,前者讲的是经气在经脉中的运行情况,起于内而止于外;后者讲的是经气从井穴出布行于经隧的情况,起于外而止于内。还有一点需要说明,经气在经脉中的运行是通过经穴向经隧之中射气,通过脉之梢杪向经脉之外溢气;经气从井穴出,布行于经隧,受气于五腧穴等,向体表及体内输送营养之气,宗气为其动力,呼吸不停而气行不止。

营气行于脉中,卫气行于脉外,其行皆统于心肺,故〈邪客篇〉中仅讲述手太阴之脉及心主之脉,而不讲述它脉,是重举膈上两经耳。张志聪曰"夫宗气之行于脉外者,从肺气而出,故其气滑利。"(《灵枢集注·邪客》),宗气随肺经之气从手太阴之井穴少商而出,引其井水分路而行于经隧,四布于皮肤,渗行于溪谷、肌理及筋骨等。

宗气主动,半行于脉中,半行于脉外。营气运行于脉中,却不能自动,必借宗气之力以运之,是言脉内之宗气。脉内之营气从气街流溢到脉外,营卫相将,气街者络脉之梢杪也。脉外之宗气,行经隧,走息道,既为动力,亦为帅,推行津液及水谷之精气也。卫气运行于脉外,虽有动力,但宗气衰则卫气内陷,以致卫气不能充达于皮毛尔。

《难经》中曰:"然寸口者,脉之大会,手太阴之动脉也。"(《难经·一难》)

寸口者脉之大会也,故诸经脉之气皆变见于寸口。寸口者手太阴等诸脉气运行之窗口也,故"浮取候表,沉取候里,中取候胃气"。于是,古人将寸口分为三部九候,三部者寸关尺也,九候者浮中沉也,部各有三而为九候。不过寸口并非仅指手太阴肺经的那部分动脉,也指这部分动脉所涉处的居处空间。从而不难悟出,寸口内的脉动信息的传递是靠力的传递作用,是通过与寸口的居处空间相联系的皮肉等组织将其动象信息传递给指目的,因而中医诊脉也称看脉。

(1)无穴经脉:肺手太阴之脉,起于中焦(胃部之中脘,任脉中脘穴之分),下行络大肠(在脐上一寸任脉水分穴之分绕络大肠),还转上行,循胃上口(胃之贲门,任脉上脘穴之分,上通食管),上贯膈,归属于肺脏,再从肺循气管上喉咙。

（2）有穴经脉：从喉咙转下行，经中府（又名膺俞、膺中俞、肺募、肺中俞、府中俞等，系肺经之募穴，又手太阴肺经与足太阴脾经的交会穴）、云门横出于腋下，下循于臑内（上肢内侧前缘），经天府、侠白行于手少阴、手厥阴二脉之前，下过肘窝尺泽穴（又名鬼受、鬼堂，系肺经之合穴。经曰"肺心有邪，其气留于两肘"，肺经则指尺泽穴），循臂内上骨上廉（前臂桡骨上缘），经孔最（肺经之郄穴）、列缺（又名童玄、腕劳，系肺经之络穴，别走手阳明大肠经。又八脉交会穴之一，通于任脉；又四总穴之一，"头项寻列缺"）入寸口，经寸口之经渠（肺经之经穴），过腕部之太渊（又名太泉、大泉、鬼心，系肺经之输穴、原穴，又八会穴之一，"脉会太渊"），上大鱼际过鱼际穴（肺经之荥穴），沿其边缘直行于拇指桡侧，出其端，于本经之少商穴（又名鬼信，系肺经之井穴）而终。

其支脉（络脉也），从腕后的列缺穴处分出（列缺穴在桡骨茎突上），经手背直走食指桡侧，出其端，即在手阳明之商阳穴处与手阳明大肠经相交接。

（3）本经穴位：中府、云门、天府、侠白、尺泽、孔最、列缺、经渠、太渊、鱼际、少商（左右各11穴）。

（4）经过器官：横膈、肺系（气管及喉咙）

（5）联系脏腑：胃、大肠、肺（皆由本经直接联系，肺为本脏）

（6）联系经脉：脾经（由脾经联系，足太阴脾经过手太阴之风府穴相联系），肾经（由肾经联系，足少阴脾经的一条支脉从肾脏向上，过肝脏、横膈，入肺中），肝经（由肝经联系，足厥阴肝经的一条支脉从肝脏分出，过横膈入肺中，与手太阴肺经相接），心经、心包经（由肾经联系，足少阴肾经的一条支脉从肾脏向上，过肝脏、横膈入肺中，出肺脏和心脏相联系，散布于胸中，和手厥阴心包经相接）。

（7）本经图解：①肺脉意会图，②肺经经穴图。

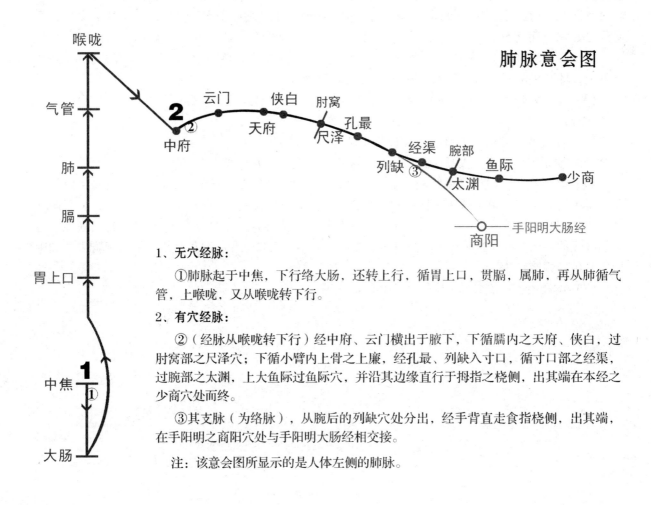

肺脉意会图

1、无穴经脉：

①肺脉起于中焦，下行络大肠，还转上行，循胃上口，贯膈，属肺，再从肺循气管，上喉咙，又从喉咙转下行。

2、有穴经脉：

②（经脉从喉咙转下行）经中府、云门横出于腋下，下循臑内之天府、侠白，过肘窝部之尺泽穴；下循小臂内上骨之上廉，经孔最、列缺入寸口，循寸口部之经渠，过腕部之太渊，上大鱼际过鱼际穴，并沿其边缘直行于拇指之桡侧，出其端在本经之少商穴处而终。

③其支脉（为络脉），从腕后的列缺穴处分出，经手背直走食指桡侧，出其端，在手阳明之商阳穴处与手阳明大肠经相交接。

注：该意会图所显示的是人体左侧的肺脉。

意会图使用说明：有关十四经脉的循布情况，请读者查阅各经脉的意会图，我们将其标注为"…脉意会图"。有了意会图，抽象的理论就不那么抽象了。我们绘制意会图之初，也不过是想培养自己的意象记忆能力。运用中发现，使用意会图不仅有助于记忆经脉的循布及其经穴的分布概况，还有助于分解一些综合性的问题。由于意会图并不精确，因而我们只能将它当作一种辅助性的学习工具，希望读者不要刻意求全，以免钻牛角尖儿。

本书中的十四经脉意会图，是韩冰凌同志根据《内经》中的十四经脉的循布理论绘制的，意会图所表达的是《内经》中的原版内容，其新颖性和可透视性是以往的经络书中所没有的。不知读者是否注意到，冰凌同志绘制的十四经意会图并没有人体的外部轮廓，但是十四经脉的循布概况却十分的清楚，一眼看上去就给人一种神清目爽的感觉。

除了具有很强的新颖性和可透视性之外，冰凌同志绘制的意会图还具有清晰、简洁之特点。细心的读者还会发现，意会图中并没有特别的符号设计，注解也都是一些文字。在注解中我们穿插了一些序号，在细节上不仅起到了强调的作用，还起到了排序的作用。

意会图的奇特的作用是帮助读者加深记忆和理顺思路，从经络图解的性能上讲，人体经脉意会图解和人体经穴定位图解的相互渗透才是传统意义上的最完整、最完美的针灸实用图解。不了解经脉的内行情况，单纯地依赖经络书中的经穴的治疗作用所完成的针灸组方是很难涉入根本的；并且穴位标注不够准确、文字讲解不够具体的经络书，仅适用于指导推拿按摩与中医美容，并不完全适用于针灸临床。

在人体'经脉循布意会图解'的使用方面，读者需要注意的是：①各名经脉的意会图解仅能独立地看，因为是意会而没有考虑十四经脉的整体拼合，也没有将其比例的协调性一并考虑进去，因而它不能用于针灸取穴；②为了提高意会图结构的层次性和鲜明性，我们将意会图绘制成彩色的，讲解部分基本上都是用灰色的字；③由于是意会图，因而图中的所有图线只能简示人体经脉的循布规律，而不能完全替代带有人体轮廓的经脉循布图解；④图中是以"●"来表示本经穴位，以"○"来表示它经穴位，它经是阳经就用单蓝色，它经是阴经就用玫瑰色，或者是红色等。

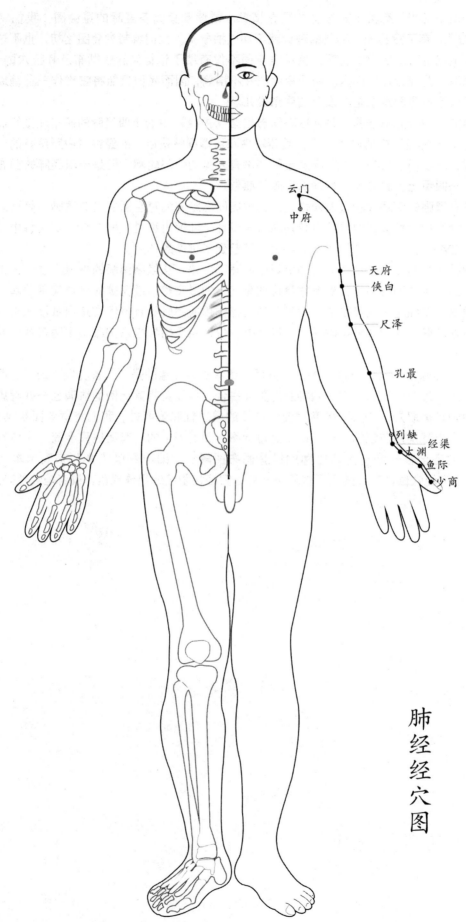

肺经经穴图

经穴图使用说明：人体经穴定位图解，也称有穴经脉循布图解，标注为"…经经穴图"，主要用于临床中的针灸取穴。对于人体经穴定位图解，我们也要提醒读者注意：①我们绘制的十四经脉的人体经穴定位图解，虽说看上去很逼真，但其精确性依然是很有限的，希望读者查找穴位时一定要阅读或参考含有解剖标志讲解的穴位书，不要因为追求简单而忽略了穴位定位的准确性，这对针灸临床是十分不利的；②两个穴位之间的联线，有些是直线，有些是曲线，它们并不能代表人体经脉的实际循布和走向，为了能使图线更接近实际，能用曲线绘制的我们尽量都用了曲线；③本书与其它经络书一样，经穴的标注通常都用"●"来表示，如果本经的某个穴位被遮盖了，或者属于其它经脉的穴位我们就用"○"来表示，如果是交会穴就用"＊＊"来表示，经外奇穴则用""来表示；④阳经经穴之联线一般都用绿色，阴经经穴之联线一般都用蓝色，阳经之经穴一般都用橙色，阴经之经穴一般都用红色；⑤如果阳经之经穴出现了蓝色，或者是阴经之经穴出现了绿色，则说明该穴位的针灸治疗作用是很强大的，或者说该穴位对某些疾病有着奇特的治疗作用。

但是我们的经脉循布意会图解，由于缺少比例性和对比性而不能帮助读者在人体上准确地定位取穴，而且我们绘制的有穴经脉循布图解又没有实用针灸解剖挂图那么准确，因而临床中读者还需要准备一套实用针灸解剖挂图，以弥补以上两种图解所存在的不足。

（二）【病候】

"是动则病，肺胀满，膨膨（气不宣畅）而喘欬（kài，咳嗽），缺盆中痛，甚则交两手而瞀（mò，木痛不仁；mào，目低视而不转睛。），此为臂厥（肘前为臂，气逆为厥。此臂厥者，臂气厥逆所致也）。是肺所生病者，欬（kài，咳嗽），上气喘渴（渴同喝 hè，气促喘息声大），烦心（烦心，苦闷也，内热烦躁也。烦，古代有两解：一指热，一指烦躁。），胸满（胸气胀满也），臑臂内前廉痛，厥（指气逆，非厥证也），掌中热（肺脉散络于掌中，气逆不行或邪侵留之，故掌中热也）。

气盛有余则肩背痛（气盛而上冲肩背，不宣畅则痛），风寒（中风寒，病因是风寒），汗出（风开腠理，故汗出也），中风（汗出而风邪外入，名曰中风），小便数而欠（数，频也。欠，短也。欠，《内经》中出现过十几次，多数都指打呵欠），气虚则肩背痛寒（肩背部原气虚弱之故也，阳虚阴并，故且寒且痛也），少气不足以息（息指呼吸），溺色变（尿色变）。"（《灵枢·经脉》）

韩冰凌注："是动则病"，是病在气，是由经气的异动所引起一些病证，病因多在外。"是肺所生病者"，是病在肺，其病或起于肺，或由经气内传于肺；由经气内传于肺者，气病已及血，是气病之后由其所引起的一些病证。

"手太阴厥逆（厥指气逆），虚满而欬（kài，咳嗽），善呕沫，治主病者。"（《素问·厥论》）

按：《灵枢·经脉》在分经讲解十二经病候时，末尾都有这样的一段话"……为此诸病，盛则泻之，虚则补之，寒则留之，陷下则灸之，不盛不虚以经取之。盛者寸口大三倍于人迎，虚者则寸口反小于人迎也。"，但是"针、灸、药"各有所长，当酌取其长而先用之。

《针方六集》中曰"败血积于肠胃，留于血室，血病于内者也，必攻而去之。药之所长，针不得而先之也。败血着于经隧，结于诸络，血病于外者也，必刺而去之。针之所长，药不得而先之也。里有败血，用药必佐以辛温；表有败血者，用针必佐以熨络，理一也。败血得寒则凝，得热则散故也。"，又曰"然，有穷年积岁，饮药无功者，一遇针家施治，危者立安，卧者立起，跛者立行，是药之多不如针之寡也。然，针不难泻实而难补虚，一遇尪羸（瘦弱），非饮之甘药不可，是针之补不如药之长也。"。

（三）【针灸】

寒热病："皮寒热者（肺主皮毛，故皮寒热者，一指风邪携寒热在皮及毛根者，亦指风寒在皮肤腠理之邪郁而化热者），不可附席（寒热邪气在皮肤腠理，令腠理闭塞，津液不布，又寒热郁于皮，故皮毛热而不可近席也），毛发焦（以皮毛热甚，为热所伤，又不得津液之濡润，故毛发焦也），鼻槁腊（腊，肉干也。鼻乃肺官，肺主皮毛，开窍于鼻，故皮毛之气通于鼻，热甚则鼻槁腊也），不得汗（腠理闭塞而使津液不得外布，故身不得汗也），取三阳之络（三阳即太阳也，足太阳在表。而经中所言之皮寒热者邪气在表，故治之当从汗解。若不得汗，则当取足太阳之络，泻飞扬以引水精外发，即发汗也。），以补手太阴（再取手太阴之络，补列缺穴以资其津液也）。"（《灵枢·寒热病》）

寒热病："振寒（实者寒气盛也，虚者元气不足也），洒洒鼓颔（音hàn，指颏下结喉上之两侧肉之空软处。鼓颔，颔部气郁而大也。洒洒，清净丰满，富态貌），不得汗出（肤表为阳，体里为阴，体内之阴液借表阳之气宣发而为汗。振寒洒洒鼓颔、不得汗出者，表里之阴阳不和也），腹胀烦悗（音mèn，同闷。肺经起于中焦，循胃上口上膈属肺，故振寒者肺气虚也。不得汗出者，气不得出而津液不得布也，是而腹胀烦悗），取手太阴（手太阴主气，又主通调水液，四布津液于皮毛者也。故取手太阴肺经，补之以资行津液也）。"（《灵枢·寒热病》）

身热病："黄帝曰：刺节言彻衣（①），夫子乃言尽刺诸阳之奇输，未有常处也，愿卒闻之。岐伯曰：是阳气有余而阴气不足，阴气不足则内热，阳气有余则外热。内热相搏，热如怀炭，外畏棉帛，不可近身，又不可近席。腠理闭塞，则汗不出，舌焦唇槁，腊干嗌燥，饮食不让美恶（口中无味，吃东西时不能辨别出滋味之好坏，此心气莫能上和于舌也。舌乃心之窍，故心气通于舌者方能知五味也）。黄帝曰：善。取之奈何？岐伯曰：或之于天府、大杼（②），三痏（痏者刺疮也，故三痏是指针刺三次），又刺中膂以去其热（再刺足太阳之中膂俞，去其热，通行膀胱之津液也），补足手太阴以出其汗（补足太阴以行胃之津液也，补手太阴益气以推行津液外达皮毛也，津液外达于皮毛则汗出。津液外出于皮毛者，称其汗也），热去汗稀（热去则汗会变得稀少，稀者散而少也），疾于彻衣（其疗效要快于彻衣所云之刺法也）。黄帝曰善。"（《灵枢·刺节真邪》）

①经曰"彻衣者尽刺诸阳之奇输也"，张志聪注"奇输者六腑之别络也"。彻衣是＜刺节真邪＞篇中的五种刺法之一，指"尽刺诸阳之奇输也"。奇输（输同腧），原义是指具有奇特功效的人体经脉之腧穴，包括五腧穴、原穴、络穴等（奇者，奇特而异于寻常也）。诸如，《难经》中曰"井主心下满，荥主身热，输主体重、节痛，经主喘咳、寒热，合主逆气而泄"。《内经》中曰"阴气不足则内热，阳气有余则外热"，对脏腑身形言，内者脏腑、骨髓也，外者四肢、皮肤也。

张志聪曰："此因津液不外濡于皮毛，以致阳热盛而不可近席（病因是津液不能外濡于皮毛）；不上济于心脏，以致内热盛而热如怀炭（病因是津液不能上济于心脏）。盖阳气者大热之气也，阴气者水阴之气也，故曰尽刺诸阳之奇输。奇输者，六腑之别络也。"（《灵枢集注》）。

张志聪将奇输解释为"六腑之别络"，是由"六腑之功能及其别络之作用"推理而得，诸如"津液生于胃腑水谷之精，大肠生津液，小肠主液，胆者中精之腑，膀胱者州都之官，津液藏焉，是六腑之津液从大络而外濡于皮肤分肉者也"。前者是对"津液不能外濡于皮毛"者言，后者是对"津液不能不上济于心脏"者言。对于"津液不能上济于心脏"者（或者说心肾不交，水火不能上下相济者），张氏还说"心为阳中之太阳（就五脏而言，心为阳中之太阳），太阳膀胱为水腑（太阳是指足太阳膀胱经），水火上下相济者也。水液不上滋于心，以致心火盛而热如怀炭，舌焦唇槁，腊干嗌燥，心不和，故饮食不知味也。"。

经曰："六腑者，所以受水谷而行化物者也，其气内入五脏而外络肢节。"（《灵枢·卫气》）于是，经文在解释彻衣时，仅言诸阳而不言阴。在"根溜注入"中，我们讲解了"经气从井穴而出，途经所溜、所注，然后入进大络"的全部过程，张志聪将奇输解释为"六腑之别络"，正与该理论相合。

②尽刺诸阳经之奇输（包括络穴），刺六腑之别络，泻其热而引行其津液，通行大络之血气，是《内经》治疗寒热病的一种策略，也可以说是一种方法（参①）。这里的"或之于天府、大杼"，是补充讲解治疗热病的又一种策略和方法。或，意思是或者、也可以。其方法是，先刺肺经之天府、膀胱经之大杼，各针三次，泻上焦之热而引其津液上行也；再刺足太阳之中膂俞，泻脊骨内之

热而引膀胱所藏之津外濡于皮毛也；随后补足太阴以行胃之津液也，补手太阴益气以推行津液外达皮毛也。热去则微汗出者，津液开始滋润皮毛也。这种治疗策略和方法，论其疗效要比彻衣还快一些。

在后一种治疗热病的方法和策略中，一共涉及了三个经脉"手太阴、足太阴和足太阳经"，和三个具体的腧穴"天府、大杼、中膂俞"。天府，手太阴脉气之所发者也。大杼，泻阳气之要穴也，此督脉之别络，手足太阳、手足少阳之会穴也，又八会穴之一，骨会大杼。中膂俞，亦泻阳气之要穴也，脊骨内的气化之气由此外输于足太阳经者也。

肺热病："肺热病者（右寸脉浮大或洪），先淅然厥，起毫毛（肺主皮毛，肺气外合于皮毛也。热中于皮毛者，先淅然而厥，随后毫毛皆起矣），恶风寒（风热开毛孔，腠理之气外泄，卫气散失，故恶风寒也），舌上黄（肺热上熏，故舌上黄也），身热（肺主行气于身，故身热也）。热争则喘欬（热争于肺，其变动则为喘为咳），痛走胸膺背（肺者胸中之脏也，背者胸中之府也，肺居膈上，气主胸膺，故痛走胸膺及背也，经气不通，故痛也），不得太息（肺热者胸气郁闷，故不得太息也，太息者深呼吸也），头痛不堪（肺之络脉上会于耳中，今热气上熏，气不得下，故头痛不堪也），汗出而寒（热邪在肺，外合皮毛，皮毛不敛则毛孔开，开则汗出。汗出者津液外泄也，卫气随汗气散逸，故汗出而寒也）。丙丁甚（丙丁日属火，助热邪也，故丙丁日病甚矣），庚辛大汗（庚辛日属金，肺金气旺。是日肺气能抗斥热邪，正邪相搏而鼓动津液于外，故大汗），气逆则丙丁死（气逆者肺气衰也，丙丁日贼邪盛也，贼克肺，故丙丁死）。刺手太阴阳明出血（③），如大豆，立已。"（《灵枢·刺热篇》）

③手太阴和手阳明相为表里，故治肺热病当俱刺之。张志聪注曰"刺手太阴阳明出血者，此言六经之刺，皆宜泻而不宜补者也。肺乃五脏之长，故举肺以申明之。"，刺手太阴、手阳明出血者，或刺其奇输，或刺其络脉也。刺其奇输者，取手太阴之尺泽（肺经之合穴，治理肺气之要穴也），取手阳明之商阳（手阳明之井穴，手太阴阳明在此相交接也），刺其络脉者，当刺其盛络及其血络也。

按：读过《中医寸口诊法》这部书的读者一定感觉到了，我们的《工程》作品不仅创新性强，实用性也强，而且注重传承。从当前我国基层中医的医疗状况上看，传统的针灸治疗几乎已经被电针替代。即便是有些运用，但是由于操作不够规范又缺少奇效针方的支持，其疗效并不理想。为了将传统的针灸治疗技术传承下去，并使其最广泛地为国民健康服务，我们在讲解十四经循布理论时酌情添加了【针灸】这部分内容，当中包含了疾病与经络的内外联系，以及经络治病与针灸选穴的辨证关系等，其中还穿插了脉象、辨证、推病等方面的一些内容。

金·阎明广在《子午流注针经》中曰："古人治疾，特论针石……昔之越人起死，华佗愈躄，非有神哉，皆此法也。离圣久远，后学难精，所以针之玄妙，罕闻于世。今时有疾，多求医命药，用针者寡矣！"

明·杨继洲在《针灸大成》中曰："劫病之功，莫捷于针灸。故《素问》诸书为之首载，缓（医缓）、和（医和）、扁（扁鹊）、华（华佗），俱以此为良医。盖一针中穴，病者应手而起，诚医家之所先也，近世此科几于绝传，良为可叹！"

明·吴昆在《针方六集》中曰："拯救之法，妙用者针。上古神良之医，针为先务；末世失其传，故莫知其妙！"

明代的杨继洲提出"却病之功，莫捷于针灸"，主张"一针、二灸、三服药"。古代的医缓、医和、扁鹊、华佗等，都是以其神奇的针灸治疗效果而被传为神医。从古到今，针灸方面失传的东西实在是太多了，于是只有理论而没有实际操作技能的针灸医生相对则多了起来。

二、手阳明大肠脉

(一)【循布】

"大肠手阳明之脉,起于大指次指之端(大指次指即食指也,其端乃手阳明商阳穴之所居也,手阳明在此受手太阴之交),循指上廉(循食指之上缘),出合谷两骨之间(与拇指、食指相接的两个掌骨之间),上入两筋之中(阳溪穴之所居也),循臂上廉(自阳溪而上,循臂上廉之偏历、温溜、下廉、上廉、手三里),入肘外廉(入肘外廉之曲池穴),上臑外前廉,上肩,出髃骨之前廉(髃骨,肩髃之骨也,俗称肩角骨。髃者角也,两肩端高骨即肩角也),上出柱骨(①)之会上(②),下入缺盆(胸两旁之高处为膺,膺上横骨为巨骨,巨骨之上为缺盆),络肺,下膈,属大肠。其支者,从缺盆上颈贯颊(喉结之后为颈,颈后为项,耳以下屈处为颊,颊即面旁也),入下齿中,还出挟口,交人中;左之右,右之左,上挟鼻孔(③)。"(《灵枢·经脉》)

①柱骨即锁骨,古时又名巨骨、缺盆骨、锁子骨(《医宗金鉴》曰:"柱骨者膺上缺盆之外,俗名锁子骨也,内接横骨,外接肩解也"),古时也指颈椎,称其天柱骨(《释骨》曰:"骨三节,植颈项者,通曰柱骨")。

②张介宾注:"肩背之上,颈项之根,为天柱骨,六阳皆会于督脉之大椎,是为会上。"(《类经·经络类》)

③张介宾注:"人中即督脉之水沟穴,由人中而左右互交。上挟鼻孔者,自和髎以交于迎香穴也。手阳明经止于此,乃自山根(印堂之下,名为山根,即两眼之间也),交承泣穴而接乎足阳明经也。"(《类经·经络类》)

"臂阳明(即手阳明大肠经也,以其行于臂而称臂阳明也),有入頄遍齿者(頄 qiú,一云頄即颧,指眼眶下外侧之高骨;一云颧鼻交处为頄,即指目下颧骨内侧近鼻处),名曰大迎(〈经脉篇〉曰"其支者,从缺盆上颈贯颊,入下齿中,还出挟口,交人中,左之右,右之左,上挟鼻孔。",是说手阳明之支脉从缺盆锁骨上窝上行于颈,经天鼎、扶突过颈贯颊,入下齿中……,在迎香穴处与足阳明胃经相交接。此篇中的"臂阳明有入頄遍齿者",乃手阳明之支络也,名曰大迎,从"其支者"别出,入頄与足阳明合气,足阳明入上齿中,手阳明之支者入下齿中,故其气遍齿也。又以其交合于大迎穴,故名大迎也。大迎,指脉乃手阳明之支络也,指穴又名髓孔,其前方有面动脉和面静脉分布)。"(《灵枢·寒热病》)

(1)有穴经脉:大肠手阳明之脉起于食指桡侧端的商阳穴(又名绝阳,系大肠经之井穴),沿食指背面桡侧过二间(又名间谷、周谷,系大肠经之荥穴)、三间(又名少谷、小谷,系大肠经之输穴),上经合谷穴(又名虎口、合骨,系大肠经之原穴;又四总穴之一,"面口合谷收")而出第一、二掌骨之间,入腕部两筋之间的阳溪穴(大肠经之经穴);出阳溪循臂上廉(前臂桡侧上缘),经偏历(系大肠经之络穴,别走手太阴肺经)、温溜(又名蛇头,系大肠经之郄穴)、下廉(又名手之下廉)、上廉(又名手之上廉)、手三里(又名三里、上三里),入肘外廉之曲池穴(又名阳泽、鬼腿,系大肠经之合穴,又强壮穴之一);出曲池穴,上臑外前廉(上臂外侧前缘),经肘髎(又名肘尖)、手五里(又名五里、尺之五里)、臂臑(又名头冲、颈冲,系手阳明络之会),络手少阳之臑会穴,上肩头入肩髃穴(又名肩骨、肩核骨、肩尖,系手阳明与阳跷脉的交会穴);出肩髃穴,沿其前缘稍后行上经巨骨穴(手阳明与阳跷脉的交会穴),在肩胛部冈上窝之中央交手太阳于其秉风穴,又向上至第七颈椎棘突下交督脉于其大椎穴,"从大椎下入缺盆,络肺,下膈,属大肠"(引号内是一段无穴经脉)。

其支脉从缺盆锁骨上窝上行于颈,经天鼎(又名天顶)、扶突(又名水穴)过颈贯颊入下齿中,回转复出,挟两口吻,经足阳明之地仓穴,绕上唇,左右两脉交督脉于其人中穴(一名水沟);出人中穴,左脉向右,右脉向左,经禾髎穴(又名口禾髎),上挟鼻孔,在鼻孔旁的迎香穴处终(迎香又名冲阳,系手阳明大肠经与足阳明胃经的交会穴),在此与足阳明胃经相交接。

(2)无穴经脉:自大椎斜下行,向前入缺盆,循足阳明胃经之外下络于肺脏,过横膈下行,在足阳明天枢穴之分连属大肠(天枢,大肠经之募穴)。

（3）本经穴位：商阳、二间、三间、合谷、阳溪、偏历、温溜、下廉、上廉、手三里、曲池、肘髎、手五里、臂臑、肩髃、巨骨、天鼎、扶突、禾髎、迎香（单经20穴）。

（4）经过器官：横膈、口、下齿、鼻

（5）联系脏腑：肺、大肠（皆由大肠经联系，大肠为本腑）

（6）联系经脉：胃经（由胃经联系，手、足阳明在迎香穴处相互交接，手阳明之无穴经脉过横膈下行，会属于大肠经之募穴，即胃经之天枢穴也），小肠经、胆经、督脉等。

（7）交会经穴：秉风（小肠之经脉穴），地仓、巨髎（胃之经脉穴），阳白（胆之经脉穴），大椎、人中（督脉穴）。

（8）本经图解：①大肠脉意会图，②大肠经经穴图。

大肠脉意会图

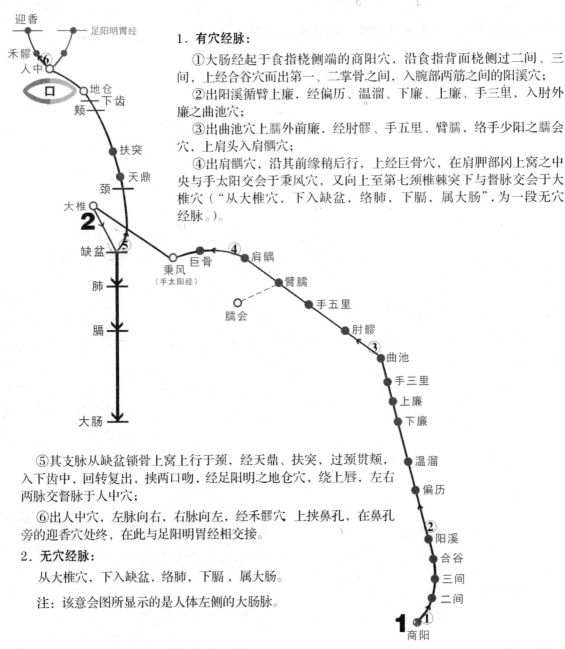

1. **有穴经脉：**

　①大肠经起于食指桡侧端的商阳穴，沿食指背面桡侧过二间、三间，上经合谷穴而出第一、二掌骨之间，入腕部两筋之间的阳溪穴；

　②出阳溪循臂上廉，经偏历、温溜、下廉、上廉、手三里，入肘外廉之曲池穴；

　③出曲池穴上臑外前廉，经肘髎、手五里、臂臑，络手少阳之臑会穴，上肩头入肩髃穴；

　④出肩髃穴，沿其前缘稍后行，上经巨骨穴，在肩胛部冈上窝之中央与手太阳交会于秉风穴，又向上至第七颈椎棘突下与督脉交会于大椎穴（"从大椎穴，下入缺盆，络肺，下膈，属大肠"，为一段无穴经脉。）。

　⑤其支脉从缺盆锁骨上窝上行于颈，经天鼎、扶突，过颈贯颊，入下齿中，回转复出，挟两口吻，经足阳明之地仓穴，绕上唇，左右两脉交督脉于人中穴；

　⑥出人中穴，左脉向右，右脉向左，经禾髎穴，上挟鼻孔，在鼻孔旁的迎香穴处终，在此与足阳明胃经相交接。

2. **无穴经脉：**

　从大椎穴，下入缺盆，络肺，下膈，属大肠。

注：该意会图所显示的是人体左侧的大肠脉。

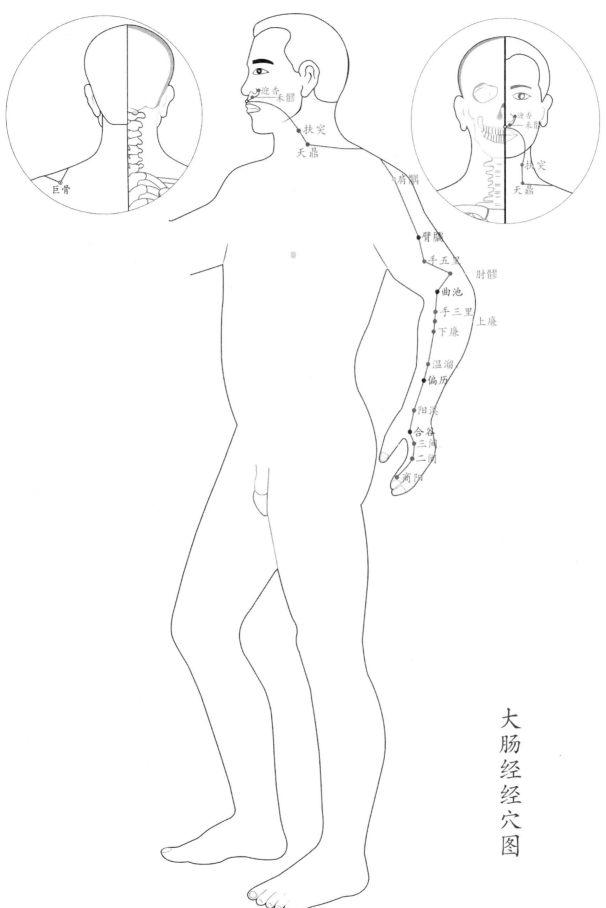

大肠经经穴图

（二）【病候】

"是动则病，齿痛（经曰'手阳明之支者从缺盆上颈颊，入下齿中。'，故是动则病，下齿痛。又曰"臂阳明有入颅遍齿者"，故病齿痛。齿痛者，同侧之上下齿有痛也），颈肿（气伤则痛，形伤则肿。手阳明之支络入颅，与足阳明之络合气，下入合于大迎，今气病而及形，故颈肿）。是主津液所生病者（④），目黄口干，鼽衄喉痹（鼽衄，皆病名也。鼽qiú，指流清涕；衄nù，指流鼻血），肩前臑痛，大指次指痛不用。气盛有余则当脉所过者热肿，虚则寒栗不复（气盛者势大也，气有余者化热也，故经脉所过之处热而肿也。虚者正气也，阳气不足，故寒栗不易恢复常温也）。"（《灵枢·经脉》）

韩冰凌注："是动则病"，是病在气，是由经气的异动所引起一些病证，有虚有实，实者病因多在外。"是主津液所生病者"，是病在大肠，其病或起于大肠，或由经气内传于大肠。由经气内传于大肠者，气病及津液，是气病之后由其所引起的一些病证。大肠主津，小肠主液，故经曰"是主津液所生病者"。

④张志聪注："大肠传导水谷，变化精微，故主所生津液，病则津竭而火热盛，故为目黄、口干、鼽衄、喉痹诸证。肩臑及大指之次指，皆大肠经脉所循指部分。如腑气有余，则当脉所过之处热肿，腑气虚则寒栗不复，手阳明之主气也。"（《灵枢集注·经脉》）

"手阳明少阳厥逆，发喉痹（喉者喉咙也，肺主喉咙），嗌肿（嗌者咽也，阳明主咽嗌），痓（痓，金元起本作痉，指身体或手臂、肩项之强直也），治主病者（⑤）。"（《素问·厥论》）

⑤治主病者，即治取主病之脉也。手阳明之脉从缺盆上颈贯颊，手少阳之脉从膻中上出缺盆，上项。故手阳明之气逆者，在上焦发病为喉痹、嗌肿也。

（三）【针灸】

癫狂病："癫疾始作而引口（引口者，经筋引口而使其歪斜也），啼呼、喘悸者（①），候之手阳明太阳（候之者，察病之所在也）。左强者攻其右（强者牵强也，攻者刺也），右强者攻其左，血变而止（刺之血出，血变常色而止针）。"（《灵枢·癫狂》）

①张志聪注："此论厥气上乘，致开阖不清而为癫疾也。啼呼者太阳之气混乱也，喘悸者阳明之气不清也。太阳主开，阳明主阖，故当候之手阳明太阳。夫天地开阖之气，左旋而右转，故左僵者攻其右，右僵者攻其左。"（《灵枢集注·癫狂》卷三）

按：经曰"大肠手阳明之脉，……其支者，从缺盆上颈贯颊，入下齿中，还出挟口，交人中，左之右，右之左，上挟鼻孔。"，故由手太阳经之为病者，左侧上唇口角强者攻其右侧经脉，右侧上唇口角强者攻其左侧经脉。强者，僵紧板结也。攻者，刺之血也，血变常色而止针。

然而"强与弱"相对，故针治口角面强者当首辨病因和病机，明其虚实方能施治。实者邪气也，故宜攻而泻之；虚者正气也，故宜济而补之。比如"口眼㖞斜"，初得当以邪气论，既要辨明寒热，又要调节平衡，久病则以经筋功能论，此病的临床辨证与治疗在《中医针灸临床》一书中可见。

癫狂病："狂始发（始发者病已成，初发作也），少卧不饥，自高贤也，自辩智也，自尊贵也，善骂詈（詈lì，骂），日夜不休。治之，取手阳明、太阳、太阴、舌下、少阴（当取手阳明之偏历、温溜，手太阳之支正、小海，手太阴之太渊、列缺，手少阴之神门、少冲，舌下者任脉之廉泉。视其盛方泻其邪血，必待其血色变而后止针），视脉之盛者皆取之，不盛者释之也（②）。狂言惊，善笑好歌乐，妄行不休者，得之大怒，治之取手阳明、太阳、太阴。"（《灵枢·癫狂》）

②取之者针之也，释之者不针也。杨上善注："手阳明络肺，手太阳络心，手太阴属肺主气，故少卧自高等皆是魄失气盛。故视脉盛者，皆泻去之，及舌下足少阴脉盛者，亦泻去之。"（《太素·惊狂》卷三十）

咳嗽："欬嗽上气（③），厥在胸中，过在手阳明太阴。"（《素问·五脏生成》）

③张介宾注："上气，喘急也。肺居胸中，手太阴也，其脉起于中焦，上膈属肺。手阳明，大

肠也，为太阴之表，其脉下入缺盆络肺。二经之气，皆能逆于胸中，故为欬嗽上气之病。"(《类经·疾病类》卷十四)

咳嗽："肺痹不已，则大肠受之，大肠欬状，欬而遗失（④）。"(《素问·咳论》)

④马莳注："上气，喘急也。肺之脉属肺络大肠，大肠之脉属大肠络肺，相为表里，故肺欬不已则大肠受之。大肠之脉，入缺盆络肺下膈，为传导之腑，故欬则遗失秽物也，大肠欬状如此。"(《素问诸证发微·欬论》卷五)

三、足阳明胃脉

（一）【循布】

"胃足阳明之脉（①），起于鼻之頞中（頞è，一指鼻茎，俗称鼻梁，一指鼻山根），旁纳太阳之脉，下循鼻外，入上齿中，还出挟口（口两旁为挟口，挟口内为唇），环唇，下交承浆（承浆指唇下颏上中央之凹陷处，指穴为承浆穴），却循颐后下廉（腮下为颔hàn，俗称下巴颏。颔中为颐yí，俗称面颊），出大迎（指大迎部，此部有动脉，指穴为大迎穴），循颊车（一指颊之牙车，俗称下牙床；一指耳下曲颊端陷中处，指穴为颊车穴），上耳前，过客主人（指耳前起骨开口有空处，指穴为上关穴），循发际（囟前为发际，囟xìn指囟门、囟骨），至额颅（发际前为额颅，简称额）。其支脉，从大迎前下人迎（指人迎部，此部有动脉，指穴为人迎穴），循喉咙，入缺盆（指锁骨上窝，指穴为缺盆穴），下膈，属胃，络脾。其直者（支脉之直者），从缺盆下乳内廉，下挟脐，入气街中（指气冲部，指穴为气冲穴）；其支者（支脉之支者），起于胃口（前之支脉"属胃络脾"，今云"起于胃口"。胃口，此指胃下口，一名曰幽门，也是小肠上口。从胃下口起而下行，起者始发也，前者"属胃"未明何处，故今云"起于胃口"，而不说"出于胃口"，或"行于胃口"），下循腹里，下至气街中而合，以下髀关（伏兔后交纹处为髀关，指穴为髀关穴。髀bì，一指股之上端，一指大腿、大腿骨，一曰股外为髀），抵伏兔（指伏兔部，股外为髀，髀前膝上起肉处为伏兔，指穴为伏兔穴），下膝髌中（膝，指大腿和小腿的交接部，膝关节就在此部。膝关节，古称膝解、骸关；髌，指膝盖骨，又称髌骨），下循胫外廉（胫指小腿，亦指胫骨，又名骭骨、成骨，位于小腿内侧），下足跗（跗指足面），入中指内间（②）；其支者（从"支脉之支者"别出），下廉三寸而别（滑寿注：自膝下三寸，循三里穴之外别行…），下入中指外间（②）；其支者，别跗上，入大指间，出其端（在此交足太阴脾经于隐白穴）。"(《灵枢·经脉》)

①杨上善注："足阳明脉起于鼻，下行属胃，通行胃之血气，故曰足阳明脉也。手阳明经从手上挟鼻孔，到此而起，下行至于足，名足阳明经。"(《太素·首篇》卷八)

②《医学纲目》中曰"凡言间，皆谓两指间也"，故"入中指内间"者，当指"入中趾与次趾之间"；"入中指外间"者，当指"入中趾与第四趾之间"。于是经脉入"中指外间"者，循行于趾端当有三种可能：一是沿中趾外侧上缘行于中趾端（后人加注均言此），二是沿第四趾内侧上缘行于第四趾端（未见有此注）；三是由一而二，分别沿中趾外侧上缘及第四趾内侧上缘，循行于两趾之端。《灵枢·经筋》中曰"足阳明之筋，起于中三指（第二、三、四趾），结于跗上"。由此推论，足阳明胃经"入中指外间"时，有由一而二分别循行于"两趾之端"的可能。

（1）有穴经脉：胃足阳明之脉起于鼻翼两侧的手阳明之迎香穴，由此沿鼻上行，左右两脉交会于鼻根部，旁会足太阳于其睛明穴，而后沿鼻外侧下行，经承泣（又名面髎、溪穴，系阳明胃经、阳跷脉与任脉的交会穴）、四白、巨髎（系足阳明胃经与阳跷脉的交会穴），入上齿中，还出于挟口（口两旁），经地仓（又名会维、胃维，系手阳明大肠经、足阳明胃经与阳跷脉的交会穴），环口唇，在下唇沟处左右两脉交任脉于其承浆穴；退行循颐后下廉，走大迎（又名髓孔）循颊车（又名曲牙、鬼床），沿下颌角上行，过下关（系足阳明胃经与足少阳胆经的交会穴）达耳前，过客主人（即足少阳之上关穴），循发际，经足少阳之悬厘、颔厌，入本经之头维穴（又名颡大，系足阳明胃经与足少阳胆经的交会穴），然后向额颅部督脉转行，在额颅中部会督脉于其神庭穴。

其支脉，从大迎前下行，过人迎（又名五会、头五会，系足阳明胃经与足少阳胆经的交会穴），循喉咙，经本经之水突（又名水门、水天）、气舍入缺盆穴［下贯膈，属胃络脾（此段属无穴经脉）］；其直脉（支脉之直者），自缺盆穴（又名天盖、尺盖）下行，循本经之气户、库房、屋翳、膺窗、乳中（又名当乳）、乳根（又名气眼、薛息），下乳内廉入不容穴（横距任脉二寸），出不容直下行，经承满、梁门、关门（又名关明）、太乙（又名太一）、滑肉门（又名滑幽门、滑肉）、天枢（又名循际、循元，为大肠经之募穴，穴属足阳明，有云为腹气之街）、外陵、大巨（又名腋门）、水道、归来（又名溪谷、溪穴），入气冲穴（又名气街、羊屎）；［胃脘部的支脉（支脉之支者，起于胃下口下脘穴之分），从胃幽门下循于腹里，入气冲穴与直者（支脉之直者）相合为一脉——此段属于无穴之经脉］，出气冲下走髀关抵伏兔（又名外丘、外勾），历本经之阴市（又名阴鼎、阴门）、梁丘（又名鹤顶、胯骨，系胃经之郄穴）下走膝髌中（膝盖中部），过犊鼻（又名外膝眼）沿胫骨外廉下行，循本经之足三里（又名三里、下三里、下虚三里、下陵、下陵三里等，系胃经之合穴，又强壮要穴之一）、上巨虚（大肠经之下合穴）、条口、下巨虚（小肠经之下合穴）、丰隆（胃经之络穴），过踝上之解溪入足背之冲阳（胃经之原穴），又经陷谷入中趾与次趾之间（经曰"入中指内间"）的内庭穴，自此沿次趾外侧上缘至本经厉兑穴而终。

自膝下三寸处别出的支脉（从"支脉之直者"别出），循三里穴之外别行于小腿外侧，下行入中趾与第四趾之间（经曰"入中指外间"），自此沿中趾外侧出其端；自足背冲阳穴处别出的支脉，下行入大趾间（指大趾与次趾之间，也可能指大趾之趾缝），绕大趾掌沿其内侧上缘出其端，接足太阴脾经。

注：《灵枢·邪气脏腑病形》中曰"荥输治外经，合治内府……胃合于三里，大肠合入于巨虚上廉（上巨虚），小肠合入于巨虚下廉（下巨虚），三焦合入于委阳（委阳穴），膀胱合入于委中央（委中穴），胆合入于阳陵泉。"——由于手阳明大肠经之合穴"曲池"，其经气能够循脉络下合，入异经足阳明胃经之"上巨虚"（本经则另有别论）。因而大肠有病，可取胃经之"上巨虚"治之，一则可以阻止手阳明之病气进传入于足阳明，二则可以同时调理手、足阳明之经气。余，皆仿此。

（2）无穴经脉："从大迎前下行，过人迎循喉咙，入缺盆"的支脉，出缺盆穴，向后交督脉于大椎穴（手足三阳经均在此与督脉交会），向内入胸，下行过膈，与任脉交会于上脘、中脘之深处，属胃络脾。"起于胃口"的支脉（支脉之支者，起于胃下口，即下脘穴之分），从胃幽门下循于腹里，至气街入气冲穴，与直行的支脉（支脉之直者）相合。

（3）本经穴位：承泣、四白、巨髎、地仓、大迎、颊车、下关、头维，人迎、水突、气舍，缺盆、气户、库房、屋翳、膺窗、乳中、乳根，不容、承满、梁门、关门、太乙、滑肉门、天枢、外陵、大巨、水道、归来、气冲、髀关、伏兔、阴市、梁丘、犊鼻、足三里、上巨虚、条口、下巨虚、丰隆、解溪、冲阳、陷谷、内庭、厉兑（左右各45穴）。

（4）经过器官：鼻、眼、口、上齿、喉咙、横膈、乳房

（5）联系脏腑：胃、脾（均由胃经直接联系，胃为本腑），大肠（由大肠经联系，足阳明胃经在手阳明大肠经的迎香穴处受大肠经之交；手阳明经的无穴经脉过横膈，下行会属于足阳明经的天枢穴），小肠（由小肠经联系，手太阳经的内行线从缺盆入胸腔，联络心脏，过横膈抵胃部，和任脉交会于上脘、中脘之深处）。

（6）交会经穴：迎香（大肠之经脉穴），睛明（膀胱之经脉穴），上关、悬厘、悬颅、颔厌、阳白（胆之经脉穴），人中、龈交、神庭、大椎（督脉穴），承浆、上脘、中脘（任脉穴）。

（7）本经图解：①胃脉意会图，②胃经经穴图。

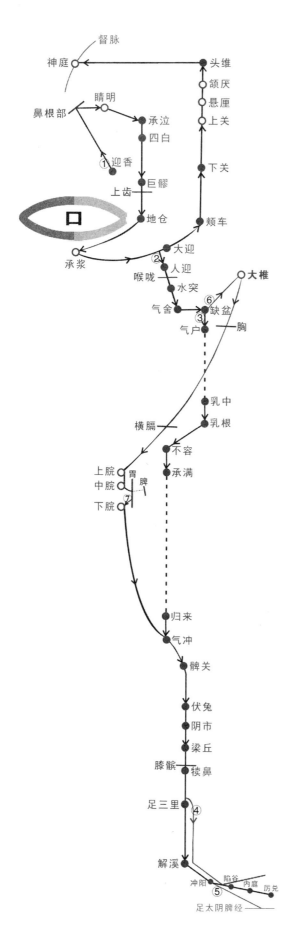

胃脉意会图

1. 有穴经脉：

①胃足阳明之脉起于鼻翼两侧的手阳明之迎香穴，由此沿鼻上行，左右两脉交会于鼻根部，旁会足太阳于其睛明穴，而后沿鼻外侧下行，经承泣、四白、巨髎，入上齿中，还出于挟口，经地仓，环口唇，在下唇沟处左右两脉交任脉于其承浆穴；退行循向颐后下廉，走大迎循颊车，沿下颌角上行，过下关达耳前，过足少阳之上关穴，循发际经悬厘、颔厌入本经之头维穴，然后向额颅部督脉转行，在额颅中部会督脉于其神庭穴。

②其支脉，从大迎前下行，过人迎，循喉咙，经本经之水突、气舍入缺盆穴。

③其直脉（支脉之直者），自缺盆穴下行，循本经之气户、库房、屋翳、膺窗、乳中、乳根，下乳内廉入不容穴，出不容直下行，经承满、梁门、关门、太乙、滑肉门、天枢、外陵、大巨、水道、归来，入气冲穴；出气冲下走髀关抵伏兔，历本经之阴市、梁丘下走膝髌中，过犊鼻沿胫骨外廉下行，循本经之足三里、上巨虚、条口、下巨虚、丰隆，过踝上之解溪入足背之冲阳，又经陷谷入中趾与次趾之间的内庭穴，自此沿次趾外侧上缘至本经厉兑穴而终。

④自膝下三寸处别出的支脉（从"支脉之直者"别出），循三里穴之外别行于小腿外侧，下行入中趾与第四趾之间（经曰"入中指外间"），自此沿中趾外侧出其端。

⑤自足背冲阳穴处别出的支脉，下行入大趾间（指大趾与次趾之间，也可能指大趾之趾缝。），绕大趾掌沿其内侧上缘出其端，接足太阴脾经。

2. 无穴经脉：

⑥内行的经脉1，出自缺盆穴，向后交督脉于大椎穴，向内入胸，下行过膈，与任脉交会于上脘、中脘之深处，属胃络脾。

⑦内行的经脉2，"起于胃口"的支脉（支脉之支者，起于胃下口，即下脘穴之分。），从胃幽门下循于腹里，入气冲穴，与直行的支脉（支脉之直者）相合。

注：该意会图所显示的是人体左侧的胃脉。

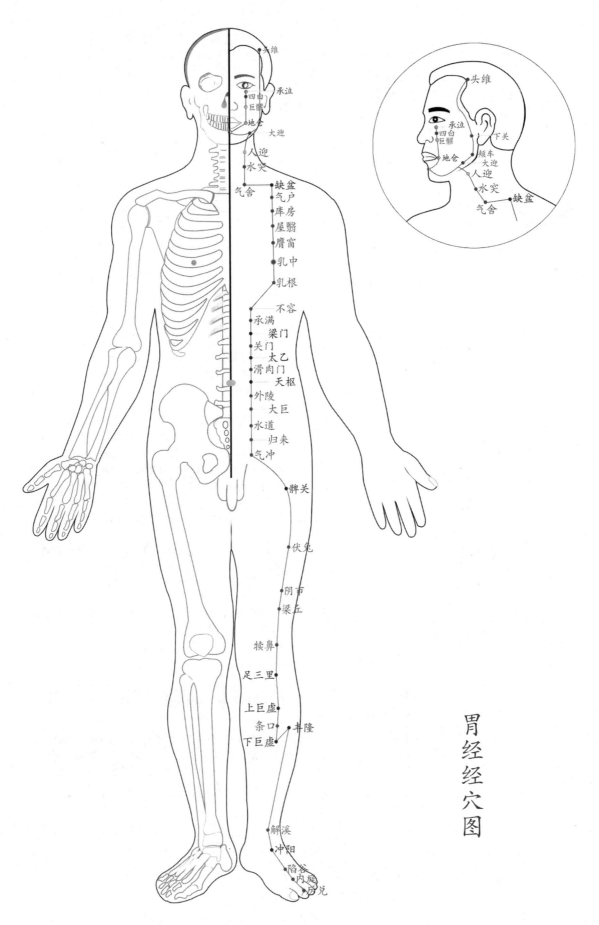

胃经经穴图

（二）【病候】

"是动则病，洒洒恶寒（病之风邪盛也），善呻数欠（胃之郁也，呻作伸，谓伸努筋骨也），颜黑（水色也，土病则水无所谓，故黑色反见于颜面），病至（发病时）则恶人与火，闻木声则惕然而惊，心欲动，独闭户，塞牖而处（牖 yǒu，窗户；处，居也），甚则欲上高而歌，弃衣而走（弃衣，指穿着少，衣不遮羞，肉体裸露），贲响腹胀，是为骭厥。是主血所生病者，狂疟（病之胃热伤心也），温淫，汗出，鼽衄（鼽衄，病证名：鼽 qiú，指流清涕水；衄 nǜ，指流鼻血），口㖞（风动口吻也）唇胗（胗 zhēn，唇起疱，唇痒疮也），颈肿，喉痹，大腹水肿，膝膑肿痛，循膺乳、气街、股、伏兔、骭外廉、足跗上皆痛，中趾不用。气盛则身以前皆热，其有余于胃则消谷善饥（热消谷也），溺色黄；气不足则身以前皆寒栗，胃中寒则胀满（阴气有余也）。"（《灵枢·经脉》）

韩冰凌注："是动则病"，是病在气，是由经气的异动所引起一些病证，病因多在外。"是主血所生病者"，是病在胃腑，其病或起于胃腑，或由经气内传于胃。由经气内传于胃者，气病及营（营即血，营之液化而为血），是气病之后由其所引起的一些病证。人受气于谷，水谷入于胃，化生水谷精微之气，其清者为营，故经曰"是主血所生病者"。

"足阳明之脉病，恶人与火，闻木音则惕然而惊，钟鼓不为动。闻木音而惊，何也？愿闻其故。岐伯对曰：阳明者胃脉也，胃者土也，故闻木音而惊者，土恶木也。帝曰：善。其恶火何也？岐伯曰：阳明主肉，其脉血气盛，邪客之则热，热甚则恶火。帝曰：其恶人何也？岐伯曰：阳明厥则喘而惋，惋则恶人。帝曰：或喘而死者，或喘而生者，何也？岐伯曰：厥逆连脏则死，连经则生。帝曰：善。病甚则弃衣而走，登高而歌，或至不欲食数日，逾垣上屋，所上之处皆非其素所能也，病反能者何也？岐伯曰：四肢者，诸阳之本也，阳盛则四肢实，实则能登高也。帝曰：其弃衣而走者何也？岐伯曰：热甚于身，故弃衣欲走也。帝曰：其妄言骂詈，不避亲疏而歌者何也？岐伯曰：阳盛则使人骂詈，不避亲疏而不欲食。不欲食，故妄走也（不欲食则谷精虚，虚则脏阴不足，五志气浮，故妄走也）。"（《素问·阳明脉解》）

"阳明所谓洒洒振寒者，阳明者午也，五月盛阳之阴也，阳盛而阴气加之，故洒洒振寒也。所谓胫肿而股不收者，是五月盛阳之阴也。阳者衰于五月，而一阴气上，与阳始争，故胫肿而股不收也。所谓上喘而为水者，阴气下而复上，上则邪客于脏腑间，故为水也。所谓胸痛少气者，水气在脏腑也。水者阴气也，阴气在中，故胸痛少气也。所谓甚则厥，恶人与火，闻木声则惕然而惊者，阳气与阴气相搏，水火相恶，故惕然而惊也。所谓欲独闭户而处者，阴阳相搏也，阳尽而阴盛，故欲独闭户而居。所谓病至欲乘高而歌，弃衣而走者，阴阳复争，而外并于阳，故使之弃衣而走也。所谓客孙络则头痛鼻鼽腹肿者，阳明并于上，上者则其孙络太阴也，故头痛鼻鼽腹肿也。"（《素问·脉解》）

"阳明之厥，则癫疾欲走呼（呼喊、呼叫），腹满不得卧，面赤而热，妄见而妄言（①）。"（《素问·厥论》）

①妄见（症名），指目如所见，是虚幻症中的一种；妄言（症状名），又名妄语，指言语妄乱。二症多由阳热亢盛、心神昏乱所致，可见于外感热病的热盛期，妄言也是癫狂病的常见症状之一。《素问·阳明脉解》曰："阳盛则使人妄言骂詈，不避亲疏。"

"阳明终者，口目动作，喜惊妄言，色黄，其上下之经盛而不行则终矣（②）。"（《灵枢·始终》）

②张介宾注："手足阳明之脉皆挟口入目，故为口目动作而牵引歪斜也。闻木音则惕然而惊，是阳明善惊也。骂詈不避亲疏，是阳明妄言也。黄者，土色外见也。上下经盛，为头颈手足阳明之脉皆躁动而盛，是胃气之败也。不知疼痛，谓之不仁，是肌肉之败也。此皆阳明气竭之候。"（《类经·疾病类》卷十八）

（三）【针灸】

体惰："身有所伤，血出多及中风寒，若有所堕坠，四肢懈惰（《太素》作懈㑊）不收，名曰

体惰（《太素》作体解），取其小腹脐下三结交。三结交者，阳明太阴也，脐下三寸关元也。"（《灵枢·寒热病》）

杨上善注："因伤出血多，一也；中风寒，二也；有堕坠，三也。体者四肢也，三者俱能令人四肢懈惰不收者，名曰体解之病，可取之足阳明、足太阴于脐下小肠募关元穴也。三结者，足之三阴（少阴）、太阴之气在脐下与阳明交结者也。"（《太素·寒热杂说》卷二十六）

寒厥："寒厥，取足阳明、少阴于足，皆留之。"（《灵枢·寒热病》）

张介宾注："寒厥者，阴气有余阳气不足也。故当取足阳明而补之，足少阴而泻之。"（《类经·针刺类》卷二十二）

热病："热病，体重，肠中热，取之以第四针（古之锋针，今之三棱针），于其输及下诸指间（指同趾，下诸指间，今指八风穴），索气于胃络，得气也。"（《灵枢·热病》）

狂妄："大热偏身，狂而妄见、妄闻、妄言，视足阳明及大络取之，虚则补之，血而实者泻之。因其偃卧，居其头前，以两手四指挟按颈动脉，久持之，卷而切推，下至缺盆中，而复止如前，热去乃止，此所谓推而散之者也。"（《灵枢·刺节真邪》）

杨上善注："夫足阳明上实下虚为狂等病者，补下虚经也。上之血络盛而实者，可刺去血以泻之。因令偃卧，以手按人迎之脉，推下至缺盆中，复上来去，使热气泄尽，乃可休止，故曰推而散之也。有本为'腹上如前'，恐错也。"（《太素·五邪刺》卷二十二）

马莳注："此治大热之法也。上文上寒下热，上热下寒，其热非遍身者也。今大热遍身，狂而闻见言语，以无为有，则热之极也。足阳明经多气多血，为五脏六腑之海，故当视其足阳明之大络取之。虚则补之，血而实者则泻之。又必因病人偃卧之际，医工居其头前，以两手各用大指食指，挟其颈之动脉而按之，即人迎大迎处也。又久而持之，又卷而切之，下至缺盆之中而后止，又以前法行之，候其热去乃止。此所谓推而散之法也。"（《灵枢注证发微·刺节真邪》卷九）

悟：经曰"因其偃卧，居其头前，以两手四指挟按颈动脉，久持之，卷而切推，下至缺盆中，而复止如前，热去乃止，此所谓推而散之者也。"，是讲"大热偏身，狂而妄见、妄闻、妄言"者，上盛下虚，胃经有热也，推而散之，移热入缺盆而散也。这是一种疗法，民间还有一种疗法叫揪脖子，也就是本书所讲的揪捋疗法，就是顺着颈动脉在颈部揪捋，使其络脉泻血而出现红色或紫红色的点带，以达到泻血除热的目的。

《内经》所讲的"卷而切推"，与民间所用的揪脖子（即揪捋疗法），都属于无损伤的中医绿色疗法。针对上述病症，除了用上述两种中医绿色疗法之外，我们也可用中医刺血疗法。不过刺颈动脉时千万不能三棱针，仅能用微针进行挑刺或散刺，操作难度虽说不大，但是临床要求必须是熟练操作，否则容易引发血肿。

四、足太阴脾脉

（一）【循布】

"脾足太阴之脉，起于大指之端，循指内侧白鱼际，过核骨后（张介宾注：核骨，即大指本节后内侧圆骨也），上内踝前廉，上踹内（踹当是腨，腨指腓肠肌，俗称腿肚子，但踹却指足根），循胫骨后，交出厥阴之前，上膝股内前廉（股即大腿，一曰髀内为股），入腹，属脾络胃，上膈，挟咽，连舌本（舌本，即舌根），散舌下。其支者，复从胃别上膈，注心中。"（《灵枢·经脉》）

（1）有穴经脉：脾足太阴之脉，起于大趾内侧端之隐白穴（脾经之井穴，在此受足阳明之交），沿大趾内侧白肉际经大都穴（脾经之荥穴），过核骨后侧，经太白（脾经之原穴）、公孙（脾经之络穴，又交经八穴之一，交通于冲脉）、商丘（脾经之经穴），上内踝前缘达三阴交（足三阴经之交会穴），由三阴交上踹内（小腿肚内），循胫骨后廉（小腿内侧胫骨后缘），过漏谷穴（内踝尖上6寸处），在内踝上8寸处交出于足厥阴肝经之前，经地机（脾经之郄穴）、阴陵泉（脾经之合穴）上膝骨内前廉（膝关节内前缘），入血海穴，出血海沿大腿内侧经箕门穴上行入腹［冲门穴乃脾经入腹之门户，"入腹"是指入冲门穴，自此"入腹内"则指过了冲门穴。]；其外行者（脾经自本经冲门穴外行之部分），上经冲门（足太阴、足厥阴、阴维脉之交会穴）、府舍（足太阴、足厥阴、阴维脉之会）、腹结、大横（足太阴、阴维脉之交会穴）、腹哀（足太阴、阴维脉之交会穴），经胸部之食窦、天溪、胸乡、周荣散于胸中，在周荣外曲折向下至大包（脾之大络）。

（2）无穴经脉：其内行者（脾经自本经之冲门穴深入腹里之部分），经冲门、府舍交任脉于中极、关元、下脘，循下脘沿中脘之际属脾络胃，向上交足少阳于日月穴，交足厥阴于期门穴，上贯横膈入手太阴之中府穴，并与自大包向上迂行的经脉会合，出中府上行交胃经于人迎之里，上挟咽，至舌根散于舌下；其支者（从其内行者别出的支脉），又从胃脘（中脘穴之外）别出，上膈注心中（膻中之里心之分），与手少阴心经相接。

（3）本经穴位：隐白、大都、太白、公孙、商丘、三阴交、漏谷、地机、阴陵泉、血海、箕门、冲门、府舍、腹结、大横、腹哀、食窦、天溪、胸乡、周荣、大包（单经21穴）。

（4）经过器官：横膈、食管、咽、舌

（5）联系脏腑：脾脏、胃腑、心脏（由脾经直接联系，脾为本脏），肺经（足太阴脾经过手太阴肺经之中府穴），小肠经（足太阴脾经过小肠之募穴，即任脉之关元），胆经（足太阴脾经过胆之募穴日月），肝经（足太阴脾经过肝之募穴期门）。

（6）交会经穴：中极、关元、下脘（任脉穴），日月（胆之经脉穴），期门（肝之经脉穴），中府（肺之经脉穴）。

（7）本经图解：①脾脉意会图，②脾经经穴图。

按：经曰"脾足太阴之脉，起于大指之端，……，上膝骨内前廉，入腹属脾络胃，上膈，挟咽，连舌本，散舌下。其支者，复从胃别上膈，注心中。"

古代医家在给"划线部分"加注时，出现了两种说法：一是足太阴脉入腹后便开始迤逦而行，由其体内的无穴经脉，通过体表的某些经穴，沟通和联系体表的有穴经脉，在内又属脾络胃（以元代·滑寿为代表，详见《十四经发挥·卷中·十四经脉气所发》）；二是足太阴脉入腹后便开始内行与外行，其内行者向内属脾络胃，其外行者贯行于体表经穴（以明代·张介宾为代表，详见《类经·经络类》卷七）。

"上膝骨内前廉，入腹，属脾络胃。自阴陵泉上循股内前廉之血海、箕门，迤逦入腹，经冲门、府舍，会中极、关元，复循腹结、大横，会下脘，历腹哀，过日月、期门之分，循本经之里，下至中脘、下脘之际，以属脾络胃也。上膈，挟咽，连舌本，散舌下。由腹哀上膈，循食窦、天溪、胸乡、周荣，由周荣外，曲折向下至大包，又自大包，曲折向上，会中府上行，行人迎之里，挟咽，连舌本，散舌下而终焉。其支者，复从胃别上膈，注心中。此支由腹哀别行，再从胃部中脘穴之外上膈，注于膻中里心之分，以交手少阴。"（《十四经发挥·卷中·十四经脉气所发》）

"上膝股内前廉，股，大腿也，一曰髀内为股。前廉，上侧也，当血海、箕门之穴。入腹属脾络胃。自冲门穴入腹内行，脾与胃为表里，故于中脘、下脘之分，属脾络胃也。上膈挟咽，连舌本，散舌下。咽以咽物，居喉之后。自胃脘上行至此，连舌本，散舌下而终。本，根也。其支者，复从胃，别上膈，注心中。足太阴外行者，由腹之四行（脾经之外行线在腹位第四行），上府舍、腹结等穴，散于胸中，而止于大包。其内行而支者，自胃脘别上膈，注心中，而接乎手少阴经也。"（《类经·经络类》卷七）

从滑氏和张氏的讲解中不难看出，滑氏的讲解可谓是细腻，张氏的讲解可谓是直观。为了能让读者更直观地了解有穴经脉的循布情况，从感观上了解无穴经脉的内行走向，《工程》作品的主编韩冰凌先生特意给十四经脉绘制了意会图。这些意会图具有直观性和易知性的特点，可谓是经络图解中的一个创新，其新颖性是以往任何一本书中所没有的。

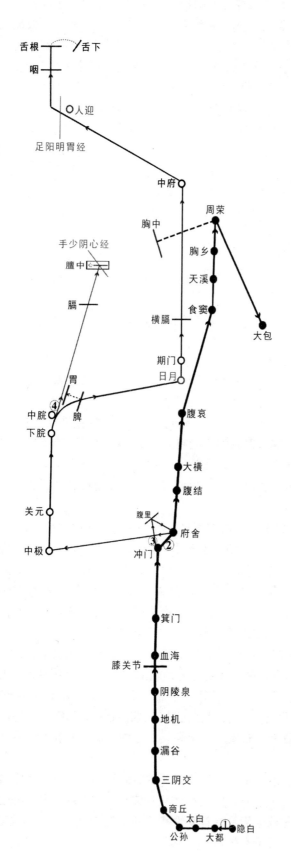

脾脉意会图

1. 有穴经脉

①脾足太阴之脉，起于大趾内侧端的隐白穴，沿大趾内侧之白肉际，经大都过核骨后侧，又经太白、公孙、商丘上内踝前缘入三阴交；由三阴交上小腿肚内，循小腿内侧胫骨之后廉过漏谷穴，在内踝上8寸处交出于足厥阴肝经之前，经地机、阴陵泉上膝骨内侧前廉而入血海穴；出血海沿大腿内侧经箕门穴上行入冲门穴，从此分成两路，一路继续外行，一路内行入腹。

②其外行部分，从冲门穴继续上行，经府舍、腹结、大横、腹哀，入行于胸部之食窦、天溪、胸乡、周荣而散行于胸中，再从周荣处外曲折行向下至大包穴（脾之大络）。

2. 无穴经脉：

③其内行部分，从冲门穴入腹，内行经府舍穴交任脉于中极、关元、下脘，循下脘沿中脘之际属脾络胃，向上交足少阳于其日月穴，交足厥阴于其期门穴，上行贯横膈，入手太阴之中府穴，并与自大包向上迂行的经脉会合，出中府上行交胃经于人迎之里，上挟咽，至舌根而散于舌下；

④内行部分的支脉，又从胃脘部中脘穴之外别出，上膈注心中，在膻中之里心之分与手少阴心经相交接。

注：该意会图所显示的是人体左侧的脾脉。

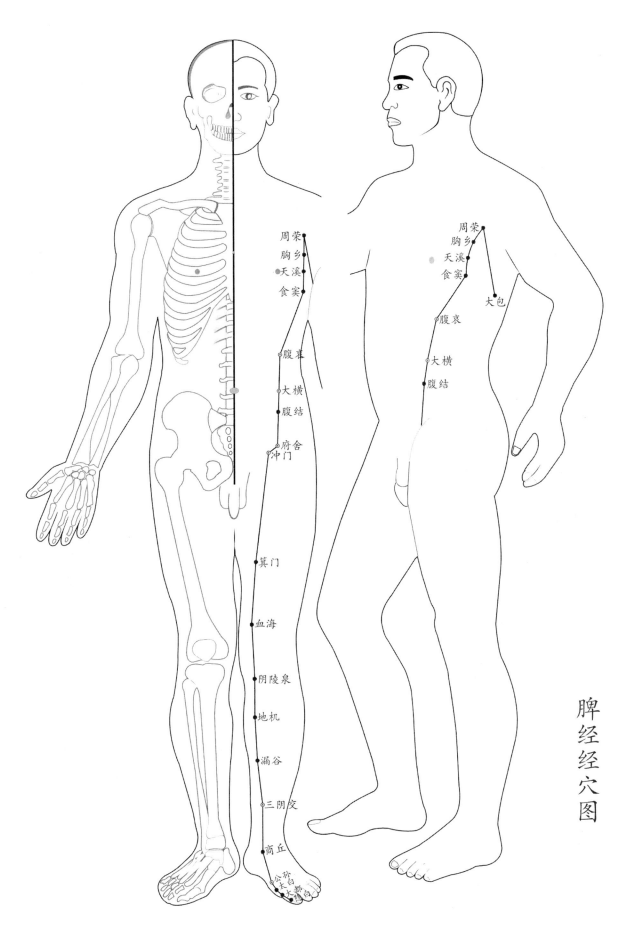

脾经经穴图

(二)【病候】

"是动则病,舌本强(舌本,即舌根),食则呕(呕吐),胃脘痛,腹胀,善噫(噫 yī,一曰嗳叹声,一曰食饱声),得后与气(周世教:噫,食饱声。后,屎也。气,屁也。溏,屎不坚。瘕,气聚成团。泄,泻也)则快然如衰(如,同"而"),身体皆重。是主脾所生病者,舌本重,体不能动摇(身体的柔和性差),食不下,烦心,心下急痛,溏,瘕,泄,水闭,黄疸,不能卧,强立(坚持站立)股膝内肿,厥(病厥),足大指不用。"(《灵枢·经脉》)

韩冰凌注:"'是动则病',是病在气,是由经气的异动所引起一些病证,病因多在外。'是主脾所生病者',是病在脾,其病或起于脾,或由经气内传于脾。由经气内传于脾者,气病及脾,是气病之后由其所引起的一些病证。脾主运化(运化水谷精微及运化水湿),并主肌肉与四肢。故脾之虚者,湿聚下肢肿,不能磨消水谷,溏泄,足软无力等,实则腹胀,经溲不利等,故经曰'是主脾所生病者'。"

"太阴之厥,则腹满䐜胀,后不利(后指后便,即大便),不欲食,食则呕,不得卧。"(《素问·厥论》)

马莳注:"足太阴脾经之厥,腹满䐜胀者,以其脉入腹属脾络胃也。后不利者,以其脉之入腹属脾络胃而厥逆,则不利也。不欲食,食则呕者,以其脉之上膈,侠咽连舌本散舌下也。不得卧者,胃不和则卧不安,脾与胃同也。"(《素问注证发微·厥论》卷五)

"太阴终者,腹胀闭不得息,气噫善呕,呕则逆,逆则面赤,不逆则上下不通,上下不通则面黑,皮毛焦而终矣。"(《素问·厥论》)

张志聪注:"太阴之脉,上阴股,入腹上膈,侠咽连舌本,散舌下,复从胃注心中。太阴厥而不通,是以腹胀不得息,太阴之气上走心为噫气,噫则呕,呕则逆,逆则面赤者,从胃而心,心而外脱也。夫上逆于心则见此证,如不逆,则手足二经皆绝,而上下不通矣。上下不通,则土败而水气乘之而色黑矣,手太阴之气厥而皮毛焦矣。"(《灵枢集注·始终》卷一)

(三)【针灸】

狂证:"狂者,多食,善见鬼神,喜笑而不发于外者,得之有所大喜(杨上善:得之大喜者,甚忧大喜,并能发狂,然大喜发狂与忧不同,即此病形是也)。治之,取足太阴、太阳、阳明,后取手太阴、太阳、阳明。"(《灵枢·癫狂》)

张志聪注:"此喜伤心志而为狂证也,心气虚,故欲多食;神气虚,故善见鬼神也。因得之大喜,故善笑不发于外者,冷笑而无声也。食气入胃,浊气归心,故当先补足太阴、阳明以养心精,补足太阳之津以资神气,后取手太阴、太阳、阳明以清其狂焉。按:因于足少阴者,先取手而后取足,因于手少阴者,先取足而后取手,皆上下气交之妙用。"(《灵枢集注·癫狂》卷三)

寒热病:"肌寒热者,肌痛,毛发焦而唇槁腊,不得汗,取三阳于下(候之者,察病之所在也),以去其血者,补足太阴以出其汗(张介宾:补足太阴之大都、太白可以出汗)。"(《灵枢·寒热病》)

杨上善注:"寒热之气在于肌中,故肌痛毛发焦也。唇口为脾官,气连肌肉,故肌肉热,唇口槁腊,不得汗也。是为三阳盛,故去其血也。足太阴虚,故补之出汗。"(《太素·寒热杂病》卷二十六)

热病:"是阳气有余而阴气不足,阴气不足则内热,阳气有余则外热,内热相搏,热于怀炭,外畏绵帛近,不可近身,又不可近席。腠理闭塞,则汗不出,舌焦唇槁,腊干嗌燥,饮食不让美恶……取之于天府、大杼三痏(三痏,指三处针伤,引申为各刺三次),又刺中膂以去其热,补足手太阴以去其汗,热去汗稀,疾于彻衣(用此形容见效快)。"(《灵枢·刺节真邪》)

心暴痛:"心疝(张介宾:诊得心脉而急,病名心疝,少腹当有形也)暴痛,取足太阴、厥阴,尽刺去其血络。"(《素问·热病》)

张志聪注:"疝乃少腹囊之疾,心疝者,病在下而及于上,故曰病心疝者少腹当有形也。足太阴之脉，从腹上注心中，足厥阴之脉络阴器，抵小腹，上贯膈注于肺。此病足太阴、厥阴之经而上为心疝，故取足太阴、厥阴于下，去其血络则心痛止矣。"（《灵枢集注·癫狂》卷三）

脾疟："脾疟者，令人寒，腹中痛，热则肠中鸣，鸣已汗出，刺足太阴（杨上善：可取脾之经脉，大都、公孙、商丘等穴也）。"（《素问·刺疟》）

马莳注："此又言脾疟之证也，上文言足太阴之疟令人不乐，好太息，不嗜食，多寒热，汗出，病至则善呕，呕已乃衰，然在经而不在脏也。腹中痛者脾脉病也，热则肠中鸣，水与火相击而成声也；鸣已汗出，热久邪散也，当刺足太阴脾经之穴耳。"（《灵枢注证发微·刺疟》卷四）

五、手少阴心脉

（一）【循布】

"心手少阴之脉，起于心中，出属心系（心系，统指心脏和余脏相连的脉系），下膈，络小肠。其支者（从心系别出的支脉），从心系上挟咽，系目系（目系指目珠连于脑的脉络，《要旨论》云"目内廉深处为目系"）；其直者（从心系别出的直脉，张介宾谓之"经之正脉也"），复从心系却上肺，下出腋下，下循臑内后廉，行太阴、心主之后，下肘内，循臂内后廉，抵掌后锐骨之端，入掌内后廉，循小指之内，出其端。"（《灵枢·经脉》）

滑寿注："心系有二，一则上与肺相通，而入肺两大叶之间；一则由肺叶而下，曲折向后，并脊膂，细络相连，贯脊髓，与肾相通，正当七节之间。盖五脏系皆通于心，而心通五脏系也。"（《十四经发挥》卷中）

（1）无穴经脉：心经起于心中，出属心系，向下过膈肌联络小肠。其支脉（从心系别出的支脉），从心系（心脏的脉系部分），挟食管上行至咽部，从咽部向上联系于目系。其直脉（从心系别出的直行的正脉），又从心系退转上行于肺脏，自肺斜下行，入于腋下。

（2）有穴经脉：（正脉）出腋下过极泉穴，沿臑内后廉（上臂内侧后缘）行于手太阴、手厥阴经脉之后，经青灵下行于肘内少海穴（心经之合穴）；过少海沿前臂内侧后缘，经灵道（心经之经穴）、通里（心经之络穴，别走手太阳经）、阴郄（心经之郄穴），下抵掌内锐骨之端（尺骨茎突之尽处），入腕部神门穴（心经之输穴、原穴）；过腕入掌内后缘，经少府（心经之荥穴）沿小指腹内侧下行，出指甲内侧端于少冲穴（心经之井穴）而终，在此与手太阳小肠经相交接。

（3）本经穴位：极泉、青灵、少海、灵道、通里、阴郄、神门、少府、少冲（单经9穴）。

(4)、「经过器官」：心系、横膈、咽系（食管及咽）、目系（目珠连于脑的脉络）

（4）联系脏腑：心、小肠、肺（由本经直接联系，心为本脏），肾（由肾经联系，肾经的一条直脉从肺脏分出，又与心脏相联系）。

（5）本经图解：①心脉意会图，②心经经穴图。

心脉意会图

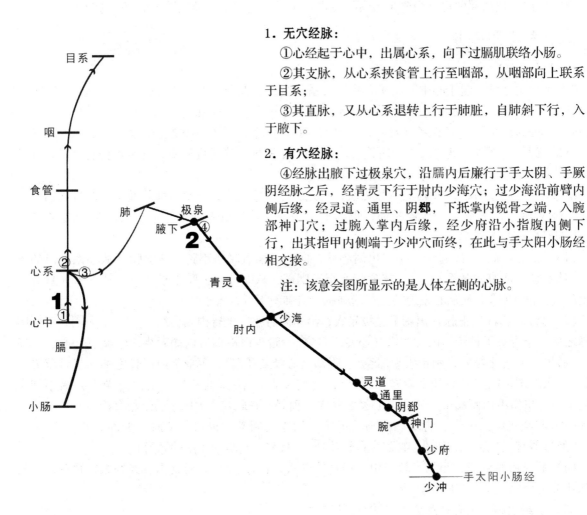

1. **无穴经脉：**

   ①心经起于心中，出属心系，向下过膈肌联络小肠。

   ②其支脉，从心系挟食管上行至咽部，从咽部向上联系于目系；

   ③其直脉，又从心系退转上行于肺脏，自肺斜下行，入于腋下。

2. **有穴经脉：**

   ④经脉出腋下过极泉穴，沿臑内后廉行于手太阴、手厥阴经脉之后，经青灵下行于肘内少海穴；过少海沿前臂内侧后缘，经灵道、通里、阴郄，下抵掌内锐骨之端，入腕部神门穴；过腕入掌内后缘，经少府沿小指腹内侧下行，出其指甲内侧端于少冲穴而终，在此与手太阳小肠经相交接。

   注：该意会图所显示的是人体左侧的心脉。

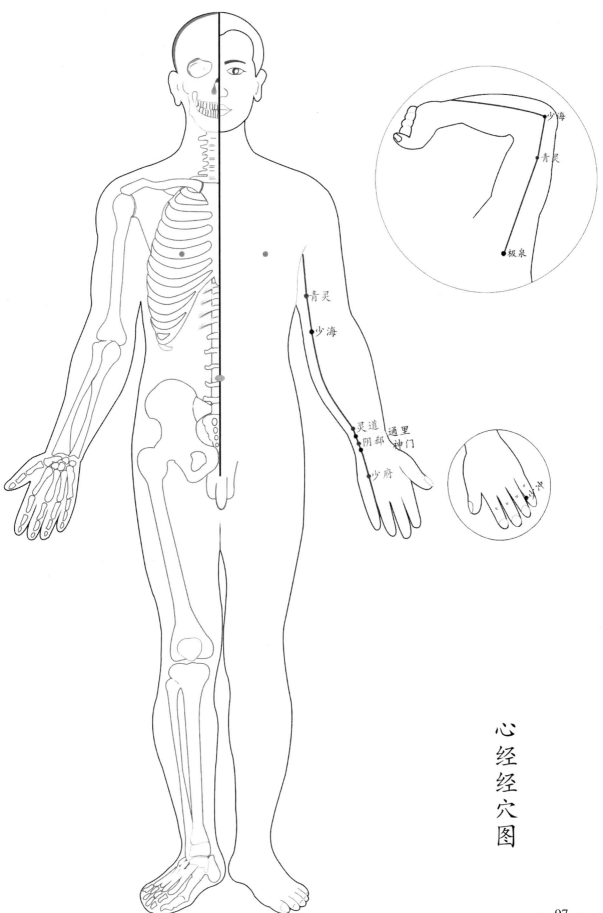

心经经穴图

补充：《素问·刺禁论》曰："脏有要害，不可不察。肝生于左，肺藏于右，心部于表，肾治于里，脾为之使（注曰：脾散精气，以灌四旁，是为之使也），胃为之市（注曰：胃受水谷，以养五脏，是为之市也），膈肓之上，中有父母（注曰：心下膈上曰肓，膈肓之上，中有父母，肺为父，心为母也），七节之旁，中有小心。从之有福，逆之有咎。"

我们引用这段经文的目的，是想向读者讲解如下问题：

（1）24椎之解：《要旨论》曰："脊之为骨，凡二十一椎，通项骨三椎，共二十四椎"按古代计法，项骨3椎，胸椎12，腰椎5，骶骨4椎，共24椎；按现代计法，颈椎7节，胸椎12节，腰椎5节，共24节（参照于《人体解剖彩色图谱》），可见古今对24椎的划法有所不同。

（2）肾为小心：《循经考穴编》曰："心系七节，七节之旁有小心，以肾系十四椎下，由下而上亦七节者也。肾者作强之官，伎巧出焉，附着于脊之第十四椎，当胃之两旁。七节之旁，中有小心，心为火，肾为相火，故曰小心。七节者，自尾骨数上也。"可见小心是指肾间动气（侧言肾脏之功能），为心火之根，肾系十四椎下（附着于脊之第十四椎），又为相火，故曰小心。黄元御曰："肾居脊骨七节之旁，七节之旁，中有小心，肾间动气，心火之根也。"

（3）心系之说：《十四经发挥》曰："心系有二，一则上与肺相通，而入肺两大叶间；一则由肺叶而下，曲折向后，并脊膂（脊柱及其两旁之肉），细络相连，贯脊髓，与肾相通，正当七节之间（十四椎下）。盖五脏系皆通于心，而心通五脏系也。"此"细络相连"者，从现代解剖学上讲，当指现代医学中的神经。从"交感神经系统模式图"中可以看出，内脏大神经上贯脊髓，附着于脊之第五椎，细络相连，连结于肺丛、心丛（维络并连通于肾脏的神经网）。滑寿曰："心居肺下膈上，附着于脊之第五椎"。滑寿的这一论述，当指心系通于第五椎旁足太阳之心俞穴。前言之"肾附着于脊之第十四椎"（《循经考穴编·肾脏》），当指肾系既通于督脉之命门穴，又通于十四椎旁足太阳之肾俞穴。

《类经·经络类》曰："心当五椎之下，其系有五，上系连肺，肺下系心，心下三系连脾、肝、肾，故心通五脏之系而为之主也。"心系是指与心脏相联系的大的经脉，从现代解剖学上讲，则是指主动脉、肺动脉、肺静脉，以及上下腔静脉（连系于肾脏的肾动脉，以主动脉与心脏相连系）。此与《十四经发挥》中的"盖五脏系皆通于心，而心通五脏系也。"相合。故诸论所言之系，是指与某一特定的事物有直接的内在联系的一切事物，现多称之系统。

（二）【病候】

"是动则病，嗌干（嗌yì，指咽喉），心痛，渴而欲饮，是为臂厥。是主心所生病者，目黄胁痛，臑臂内后廉痛，厥（杨上善：厥，气失逆也），掌中热痛。"（《灵枢·经脉》）

韩冰凌注："是动则病"，是病在气，是由经气的异动所引起一些病证，病因多在外。"是主心所生病者"，是病在心，其病或起于心，或由经气内传于心。由经气内传于心者，是气病及血，是气病之后由其所引起的一些病证。

但在内心脏不得受邪，受邪则即死，代其受邪者是心包络。故《太素·首篇》中曰"心者五脏六腑之大主，精神之舍，其脏坚固，邪不能客，客之则神伤，心伤则神去，神去即死。故诸邪之在于心者，皆在心之包络。包络，心主脉也。"

（三）【针灸】

热病："心热病者，先不乐，数日乃热，热争则卒心痛，烦闷善呕，头痛面赤，无汗，壬癸甚，丙丁大汗，气逆则壬癸死，刺手少阴、太阳。"（《素问·刺热》）

张志聪注："心志在喜，而恐胜之，先不乐者，为恐所伤也。夫心为君主之官，脏热乃神志之病，故独举心脏，以申明五脏之热乃五志之为病也。外内交争，热干神脏，故然烦痛也。少阴病者，欲吐不吐，故善呕。心为阳中之太阳，故头痛。心之华在面，故面赤。心主血，故无汗也。心痛者，加于壬癸，壬癸不死，起于丙丁，逆则无起色矣。手少阴太阳相为表里，故宜刺二经以泻其热。"（《素问集注·刺热篇》卷四）

心疟："心疟者，令人烦心甚，欲得清水，反寒多，不甚热，刺手少阴。"（《素问·刺疟》）

杨上善注："心中烦热，故欲得冷水及欲得寒。以其是阳，得寒发热，故使得寒多也，其寒不甚，其热甚也。心经手少阴受病，遂令心烦，非心受病。人心有神，不可多受邪气，非脉不受邪也，故令心烦，疗在手少阴少海之穴也。"（《太素·伤寒十二疟》）

心欬："心欬之状（欬，咳嗽），欬则心痛，喉中介介如梗状，甚则咽肿喉痹。"（《素问·欬论》）

马莳注："手少阴心经之脉，起于心中，其支别者，从心系上挟咽。手厥阴心主之脉，起于胸中，出属心包络，故心受邪则欬必心痛，喉中介介如梗状，甚则咽喉痹，心欬之状如此。"（《素问注证发微·欬论》卷五）

心疾："心病者，胸中痛，胁支满，胁下痛，膺背肩甲间痛，两臂内痛，虚则胸腹大，胁下与腰相引而痛，取其经，手少阴太阳。舌下血者，其变病，刺郄中血者。"（《素问·脏气法时论论》）

张志聪注："胁支满者，少阴之支络满，痛于胁下也。心火气虚，则水浊上乘，故胸腹大。经云浊气在上则生膑，心气不能交于阴，故胁下与腰相引而痛也。心脉上循咽喉，开窍于舌，故取舌下血者。盖手足阴阳所苦，必先去其血，乃去其所苦，然后泻有余，补不足。设有变病而邪不在经络者，亦取其郄中出血，盖脏腑经气之相通也。徐公遐问曰：师言取经之多血者而去之，少阴常少血，奚（奚 xī，古代疑问词，指"为什么"）独取其舌下郄中？曰：处有常变，用有经权。少阴少血者，言其常也。病有所苦，必先去其血，而后泻有余。补不足者，言其变也，盖虚者亦不宜去血。变病者又取于郄中，此皆处变用权之法，故独举少阴一经而曰舌下者。曰变病，盖欲其类推于诸经也。"（《素问集注·脏气法时论》卷二上）

六、手太阳小肠脉

(一)【循布】

"小肠手太阳之脉，起于小指之端，循手外侧上腕，出踝中（臂骨尽处为腕，腕下兑骨为踝），直上循臂骨下廉，出肘内侧两筋之间，上循臑外后廉（膊下对腋处为臑，一曰胛内侧之嫩实白肉处为臑），出肩解（肩臂二骨相接之处为肩解），绕肩胛（肩解下成片骨为肩胛，一名膊），交肩上，入缺盆（巨骨上陷中为缺盆），络心，循咽下膈，抵胃，属小肠。其支者，从缺盆循颈上颊（耳以下曲处为颊，颊即面旁），至目锐眦（外眼角），却入耳中；其直者，别颊，上䪼抵鼻（目下为䪼），至目内眦（内眼角），斜络于颧（颧指眼眶外下侧之高骨，亦名頄）。"（《灵枢·经脉》）

(1) 有穴经脉：小肠经起于小指外侧端之少泽穴（小肠经之井穴），沿小指背外侧过本经之前谷穴（小肠经之荥穴），再沿手背外侧过后溪穴（小肠经之输穴，又交经八穴之一，交通于督脉），经腕前之腕骨（小肠经之原穴），入腕中之阳谷穴（小肠经之经穴）；出踝中（腕关节）经养老（小肠经之郄穴）直上，沿臂骨下廉（尺骨下缘）经支正（小肠经之络穴，别走手少阴），入肘内侧两筋之间（尺骨鹰嘴和肱骨内上踝之间，是以两筋维系于尺骨鹰嘴与肱骨内上踝之外）之小海穴（小肠经之合穴）；出小海上循臑外后廉（上臂外侧后缘），行手阳明、手少阳经脉之后，过肩后之肩贞穴，入出于肩解（肩关节），过本经之臑俞（小肠经、阳维脉、阳跷脉之交会穴）、天宗、秉风（小肠经、阳维脉、阳跷脉之交会穴）、曲垣穴，在背部交足太阳经于附分、大杼穴，入交于肩部，历经肩胛内上缘之肩外俞，上走肩中俞，与督脉交会于大椎穴，自大椎斜下行，前入于缺盆（锁骨上窝）。

其支脉（从正脉别出的支脉），从缺盆分出，循颈历本经之天窗、天容，上颊入颧髎穴（小肠经与三焦经之交会穴），出颧髎上目锐眦（外眼角），过足太阳之瞳子髎，退行入耳中至听宫穴而终。其直脉（从支脉别出的直脉），从颊部别出，上䪼抵鼻，至目内眦处（内眼角）入足太阳之睛明穴，在睛明穴处与足太阳膀胱经相交接，斜络于颧部。

(2) 无穴经脉：自缺盆下入胸腔，经任脉之膻中穴络系于心脏，沿食管下贯横膈，抵达胃部，在上脘、中脘穴之深部与任脉交会，在下脘穴深部行于任脉之外，下行归属于小肠。

（3）本经穴位：少泽、前谷、后溪、腕骨、阳谷、养老、支正、小海、肩贞、臑俞、天宗、秉风、曲垣、肩外俞、肩中俞、天窗、天容、颧髎、听宫（单经19穴）。

（4）经过器官：横膈、咽、眼、耳、鼻

（5）联系脏腑：小肠、心、胃（由本经直接联系，小肠为本脏）

（6）交会经穴：附分、大杼、睛明（膀胱之经脉穴），瞳子髎（胆之经脉穴），和髎、角孙（三焦之经脉穴），膻中、上脘、中脘（任脉穴），大椎（督脉穴）。

（7）本经图解：①小肠脉意会图，②小肠经经穴图。

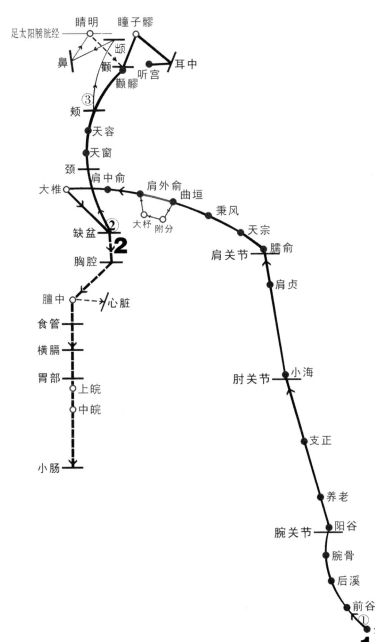

小肠脉意会图

1. 有穴经脉：

①小肠经起于小指外侧端之少泽穴，沿小指背外侧过本经之前谷穴，再沿手背外侧过后溪穴，经腕前之腕骨，入腕中之阳谷穴；出踝中（腕关节）经养老直上，沿臂骨下廉经支正，入肘内侧两筋之间之小海穴；出小海上循臑外后廉，行手阳明、手少阳经脉之后，过肩后之肩贞穴入出于肩解（肩关节），过本经之臑俞、天宗、秉风、曲垣穴，在背部交足太阳经于附分、大杼穴，入交于肩部，历经肩胛内上缘之肩外俞，上走肩中俞，与督脉交会于大椎穴，自大椎斜下行，前入于缺盆（锁骨上窝）。

②其支脉从缺盆分出，循颈历本经之天窗、天容，上颊入颧髎穴，出颧髎上目锐眦（外眼角），过足太阳之瞳子髎，退行入耳中至听宫穴而终。

③其直脉从颊部别出，上颈抵鼻，至目内眦处（内眼角），入足太阳之睛明穴，在睛明穴处与足太阳膀胱经相交接，斜络于颧部。

2. 无穴经脉：

自缺盆下入胸腔，经任脉之膻中穴络系于心脏，沿食管下贯横膈，抵达胃部，在上脘、中脘穴之深部与任脉交会，在下脘穴深部行于任脉之外，下行归属于小肠。

注：该意会图所显示的是人体左侧的小肠脉。

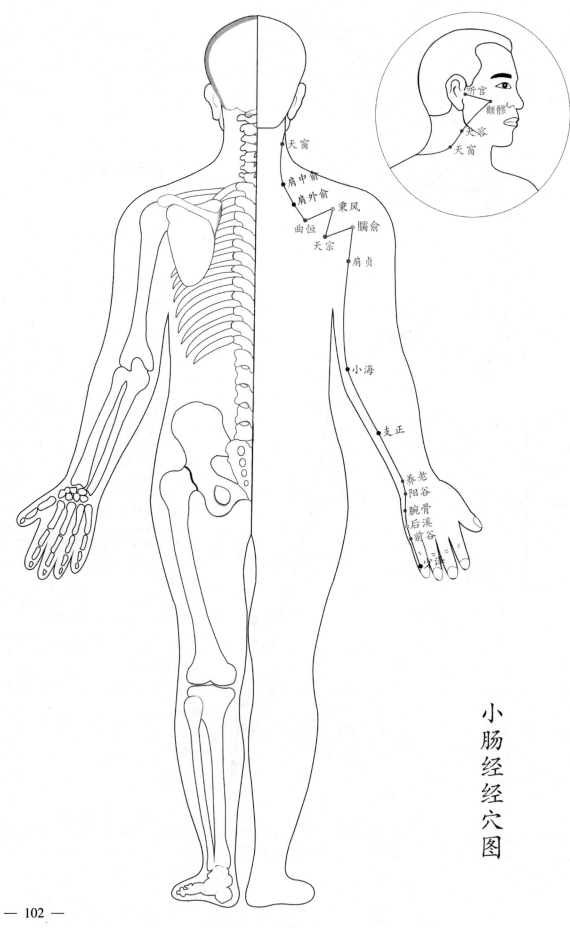

小肠经经穴图

(二)【病候】

"是动则病，嗌痛（嗌，指咽喉），颔肿（颔，指颏下结喉上之两侧肉之空软处，一曰颊下为颔），不可以顾，肩似拔，臑似折。是主液所生病者，耳聋，目黄，颊肿，颈、颔、肩、臑、肘、臂外后廉痛。"（《灵枢·经脉》）

韩冰凌注："是动则病"，是病在气，是由经气的异动所引起一些病证，病因多在外。"是主液所生病者"，是病在小肠，其病或起于小肠，或由经气内传于小肠。由经气内传于小肠者，是气病及液，是气病之后由其所引起的一些病证。

张志聪注："小肠手太阳之脉，是动则病嗌痛，颔肿，乃病气而及于有形，故复曰似拔似折，皆形容气逆之所致也。小肠为受盛之官，化水谷之精微，故主液。小肠所生病者，为耳聋，目黄，颊肿，颈项肘臂痛，皆经脉所循之部分而为病也。"（《灵枢集注·经脉》卷二）

(三)【针灸】

小肠病："小肠病者，小腹痛，腰脊控睾而痛，时窘之后，当耳前热。若寒甚，若独肩上热甚及手小指次指之间热，若脉陷者，此其候也。手太阳病也，取之巨虚下廉。"（《灵枢·邪气脏腑病形》）

马莳注："此言小肠经之病，而有刺之之穴也。小肠近小腹之内，后附腰脊，下连睾丸，故小腹痛，腰脊控睾而痛，痛时窘甚而欲去后也（欲去大便）。小肠脉自手外侧出踝中，上臂出肘后端，出肩解，绕肩胛，交肩上，故耳前热，或耳前寒甚，或肩上热甚，又手小指连及次指之间热。若由小指而上至前腕处，脉有下陷，皆本经有病之候。彼胃经有巨虚下廉穴，为小肠经之合，故当取此以刺之。"（《灵枢注证发微·邪气脏腑病形》卷一）

腹暴满："腹暴满，按之不下，取手太阳经络者，胃之募也（取中脘穴也，中脘胃募也）。"（《素问·通评虚实论》）

张志聪注："腹暴满而按之不下，胃之实证也，宜取手太阳之经络。太阳之络，乃胃之募也。盖小肠为受盛之腑，故从手太阳以泻其胃焉。"（《素问集注·通评虚实论》卷四）

癫疾："癫疾始生，先不乐，头重痛，视举目赤，甚作极已而烦心，候之于颜，取手太阳、阳明、太阴，血变而止。"（《灵枢·癫狂》）

张介宾注："先不乐，神志将乱也。头重痛，视举目赤，厥气上行也。甚作极已而烦心，躁急不宁也。此皆癫疾将作之兆，候之于颜，邪气必见于此也。当取手太阳支正、小海，手阳明偏历、温溜，手太阴太渊、列缺等穴，泻去邪血，必待其血色变而后止针也。"（《类经·针刺类》卷三十一）

狂证："狂，目妄见，耳妄闻，善呼者，少气之所生也。治之取手太阳、太阴、阳明、足太阴，头、两颔。"（《灵枢·癫狂》）

张志聪注："此因肾气少而致心气虚狂也，心肾水火之气上下相济，肾气少则心气亦虚矣。心肾气虚，是以目妄见耳妄闻。善呼者，虚气之所发也。当取手太阳、太阴、阳明以清狂妄，补足太阴、阳明以资谷精。盖水谷入胃，津液各走其道，肾为水脏，受藏五脏之精，气生于精也。"（《灵枢集注·癫狂》卷二）

按：我们总是说"中医贵在传承"，那么传承的方式有几种？珍贵的中医诊治技术都在哪里？我们又该如何撷储呢？

历代传下来的古籍医书，以及历代的中医著作，包括《黄帝内经》《难经》《伤寒杂病论》和《针灸甲乙经》等，都是"中医宝库"的重要组成部分，这些书里的很多中医诊治经验和中医辨证理论，都是我们在普通高校的中医教材中看不到的。因此我们在讲解十四经脉时，特别编排了"【病候】和【针灸】"方面的内容。

有人说癫疾、狂证不好治，说某某人家的孩子病了很多年也治了很多年，现在就是治不好，整天靠服西药来维持和控制病情。其实癫疾、狂证，初发病时并不难治，很多患者都是因治疗不及时或治疗方法不当而失去了最佳的治疗时机，这不仅给患者的家庭带来了沉重的生活负担，还可能毁掉了一个人的一生追求和梦想。

说到癫疾、狂证的治疗，早在两千年以前《黄帝内经》就有过这方面的论述，里面有很明确的治疗方向，辨证相对全面而系统。我们将这部分的内容分条整理出来，以供读者阅读及临床参考（以下内容皆选自《灵枢·癫狂》）。

1. 癫疾始生，先不乐，头重痛，视举目赤，甚作极已而烦心，候之于颜，取手太阳、阳明、太阴，血变而止。

2. 癫疾始作，而引口啼呼喘悸者，候之手阳明、太阳，左强者攻其右，右强者攻其左，血变而止。

3. 癫疾始作，先反僵，因而脊痛，候之足太阳、阳明、太阴，手太阳，血变而止。

治癫疾者，常与之居，察其所当取之处。病至，视之有过者泻之，置其血于瓠壶之中，至其发时，血独动矣。不动，灸穷骨二十壮。穷骨者，骶骨也。

4. 狂始生，先自悲也，善忘、善怒、善恐者，得之忧饥。治之取手太阴、阳明，血变而止，及取足太阴、阳明。

5. 狂始发，少卧不饥，自高贤也，自辩智也，自尊贵也，善骂詈，日夜不休。治之，取手阳明、太阳、太阴、舌下、少阴，视脉之盛者皆取之，不盛者释之也。

6. 狂言、惊、善笑、好歌乐、妄行不休者，得之大恐，治之取手阳明、太阳、太阴。

7. 狂，目妄见，耳妄闻，善呼者，少气之所生也。治之取手太阳、太阴、阳明，足太阴，头、两顑。

8. 狂者，多食，善见鬼神，善笑而不发于外者，得之有所大喜。治之取足太阴、太阳、阳明，后取手太阴、太阳、阳明。

9. 狂而新发，未应如此者，先取曲泉、左右动脉及盛者，见血，有顷已。不已，以法取之，灸骶骨二十壮。

第二篇　经络系统理论

第一章　经络系统理论

第二节　十四经脉（中）

……　……　……

七、足太阳膀胱脉

八、足少阴肾脉

九、手厥阴心包脉

十、手少阳三焦脉

十一、足少阳胆脉

十二、足厥阴肝脉

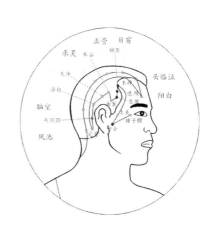

七、足太阳膀胱脉

(一)【循布】

"膀胱足太阳之脉,起于目内眦(内眼角),上额交巅(发际前为额,头顶为巅)。其支者(支脉1),从巅至耳上角;其直者(指经脉的直行部分,简称直脉),从巅入络脑(颈上为脑,脑为头髓,为髓海),还出,别转下项(脑后为项),循肩髆内(肩髆内,指肩胛内侧近椎骨处),挟脊(脊柱),抵腰中(臀骨上为腰),入循膂(挟脊之肉为膂),络肾,属膀胱;其支者(支脉2,从直脉的"抵腰中"处别出),从腰中下挟脊,贯臀(尻旁大肉为臀),入腘中(腓肠肌之上,膝后曲处为腘中);其支者(支脉3,从天柱穴处别出,下行入髆内。),从髆内,左右别行(左右别转对称行),下贯胛(肩胛骨),挟脊内,过髀枢(髀枢又名髀厌、机,指髋关节部,即股外侧最上方股骨大转子的所在部位。《要旨论》曰:挟腰髋骨两旁为机,机后为臀,腓肠上膝后曲处为腘),循髀外(股外为髀),从后廉下合腘中,以下贯踹内(踹同腨,指腓肠肌),出外踝之后,循京骨(指骨为第五跖骨粗隆,指穴则为京骨穴),至小指外侧。"(《灵枢·经脉》)

(1)有穴经脉:膀胱足太阳之脉,起于目内眦(内眼角)之睛明穴(系手太阳小肠经、足太阳膀胱经、足阳明胃经、阳跷脉、阴跷脉的交会穴),出睛明穴上额,循本经之攒竹入前发际,过督脉之神庭至眉冲穴,出眉冲经曲差、五处、承光至通天穴,出之斜行,左右两脉在头顶与督脉交会于百会穴。其支脉(从正脉别出的支脉,即支脉1),自百会穴旁行于耳上角,绕耳下行,注气于足少阳之曲鬓、率谷、天冲、浮白、头窍阴、完骨诸穴;其直脉(正脉中的直行经脉,简称直脉),自通天循络却、玉枕,[入络于脑(头髓),还出与督脉在脑后交会于脑户穴(前者为本经之无穴经脉)]别转下项至天柱穴(自天柱穴处还别出一条很长的支脉,也就是后文中的支脉3),自天柱下行,与督脉交会于大椎、陶道,而后沿肩髆内(肩胛内侧近椎骨处)下行,挟脊旁距督脉一寸五分,自本经之大杼穴(又名背俞,系督脉之别络,为手太阳小肠经、足太阳膀胱经、手少阳三焦经、足少阳胆经的交会穴,又八会穴之一,骨会大杼)直下,历经风门(又名热府,古时有左风门、右热府之说,为足太阳膀胱经与督脉的交会穴)、肺俞(肺之背俞穴)、厥阴俞(心包之背俞穴)、心俞(心之背俞穴)、督俞、膈俞(系八会穴之一,血会膈俞)、肝俞(肝之背俞穴)、胆俞(胆之背俞穴)、脾俞(脾之背俞穴)、胃俞(胃之背俞穴)、三焦俞(三焦之背俞穴)、肾俞(肾之背俞穴)、气海俞、大肠俞(大肠之背俞穴)、关元俞、小肠俞(小肠之背俞穴)、膀胱俞(膀胱之背俞穴)、中膂俞(又名脊内俞、中膂内俞、中膂),至白环俞(又名腰俞)而入腰中(自此内行,入循膂,络肾,属膀胱);其支脉(即支脉2),从腰中循腰髁下挟脊,循上髎、次髎、中髎、下髎、会阳(又名利机),下贯于臀,经承扶(又名肉郄、内郄、皮部、阴关)、殷门、浮郄,纵入腘旁之委阳(系三焦的下合穴,又为足太阳膀胱经之别络),横转,又入腘中之委中(又名郄中、血郄,为膀胱经之合穴,为四聪穴之一"腰背委中求",又为针治肾病之要穴"肾有病,其气藏于两腘")。其支脉(即支脉3),从天柱穴处别出,下行入髆内(肩胛内侧),从髆内(近肩胛骨内上缘处)左右别转对称行,挟脊旁距督脉三寸,自附分穴直下,贯胂膂(胂、膂,皆指脊柱两旁的肌肉群,胂亦指髂骨部髂嵴以下的肌肉,膂亦指脊旁),历经魄户、膏肓、神堂、譩嘻(又名五脏俞)、膈关、魂门、阳纲、意舍、胃仓、肓门、志室(又名精宫)、胞肓达秩边穴,出秩边下过髀枢(髋关节部),循髀外(大腿外侧),从其后廉下入腘中之委中穴,在委中处与从腰部别出下行的支脉相合(即支脉3与支脉2相合);二脉合气而同行,出委中下贯踹内(踹同腨,指小腿肚内),历经合阳、承筋(又名腨肠、直肠)、承山(又名鱼腰、鱼腹)、飞扬(又名飞阳,膀胱经之络穴,别走足少阴肾经)、附阳(系阳跷脉之郄穴),下行入外踝之后(后侧),出之绕外踝过昆仑(膀胱经之经穴)、仆参(系阳跷脉之本)、申脉(系阳跷脉所生之处,为交经八穴之一,通于阳跷脉)、金门(膀胱经之郄穴,系阳维脉之别属),循京骨(第五跖骨粗隆)过京骨穴(膀胱经之原穴),经足背外侧之束骨、足通谷(膀胱经之荥穴),至小趾外侧端之至阳穴(膀胱经之井穴),在此与足少阴肾经相交接。

（2）无穴经脉：其直脉（即直脉，参「有穴经脉」），从头顶循过玉枕穴而入络于脑（头髓为脑），又从头顶还出，在脑后交督脉于其脑户穴（而后过脑户而入天柱穴）。其直脉（经中之"挟脊，抵腰中"之部分，参「有穴经脉」），从腰中入膂（脊旁为膂，膂也指脊柱两旁的肌肉群），内行络肾，属膀胱。

（3）本经穴位：睛明、攒竹、眉冲、曲差、五处、承光、通天、络却、玉枕、天柱、大杼、风门、肺俞、厥阴俞、心俞、督俞、膈俞、肝俞、胆俞、脾俞、胃俞、三焦俞、肾俞、气海俞、大肠俞、关元俞、小肠俞、膀胱俞、中膂俞、白环俞、上髎、次髎、中髎、下髎、会阳、附分、魄户、膏肓、神堂、譩嘻、膈关、魂门、阳纲、意舍、胃仓、肓门、志室、胞肓、秩边、承扶、殷门、浮郄、委阳、委中、合阳、承筋、承山、飞扬、附阳、昆仑、仆参、申脉、金门、京骨、束骨、足通谷、至阴（单经67穴）。

（4）经过器官：眼、鼻

（5）联系脏腑：膀胱、肾、心、脑（由本经直接联系，膀胱为本腑），及体腔内的其它脏腑（由背俞穴联系，背俞穴内通于五脏六腑，外通于十四经脉，是人体脏腑之气、经脉之气输注出入于背部的一组特殊穴位，同时也是督脉之气通过足太阳膀胱经转输于背部，从而内注于脏腑的重要门户）。

（6）交会经穴：头临泣、率谷、天冲、浮白、头窍阴、完骨、曲鬓、环跳（胆之经脉穴），神庭、百会、脑户、风府、大椎、陶道（督脉穴）。

（7）本经图解：①膀胱脉意会图，②膀胱经经穴图。

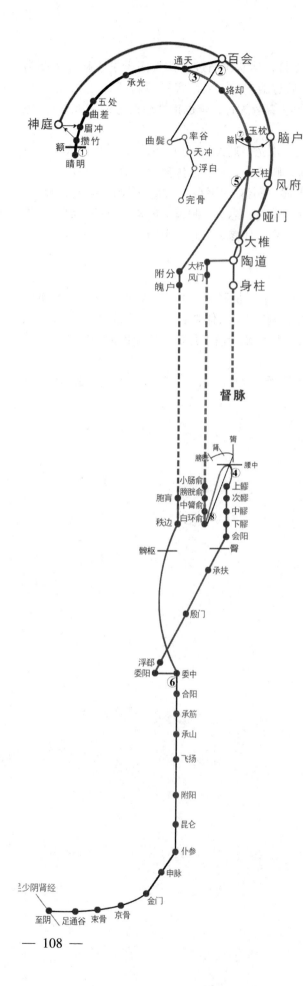

膀胱脉意会图

1. 有穴经脉：

①膀胱足太阳之脉起于目内眦之睛明穴，出睛明穴上额，循本经之攒竹入前发际，过督脉之神庭至眉冲穴，出眉冲经曲差、五处、承光至通天穴；出之斜行，左右两脉在头顶与督脉交会于百会穴。

②其支脉（即支脉1），自百会穴旁行于耳上角，绕耳下行，注气于足少阳之曲鬓、率谷、天冲、浮白、头窍阴、完骨诸穴。

③其直脉（简称直脉），自通天循络却、玉枕，别转下项至天柱穴；自天柱穴下行，与督脉交会于大椎、陶道，而后沿肩髆内下行，挟脊旁距督脉一寸五分，自本经之大杼穴直下，历经风门、肺俞……，至白环俞而入腰中。

④其支脉（即支脉2），从腰中循腰髁下挟脊，循上髎、次髎、中髎、下髎、会阳，下贯于臀，经承扶、殷门、浮郄，纵入腘旁之委阳穴，又横入腘中于委中穴。

⑤其支脉（即支脉3），从天柱穴处别出，下行入髆内，从髆内左右别转对称行，挟脊旁距督脉三寸，自附分穴直下，贯胛膂，历经魄户、膏肓……达秩边穴，出秩边下过髀枢（髋关节部），循髀外，从其后廉下入腘中之委中穴，在委中处与从腰部别出下行的支脉相合（支脉3与支脉2相合）。

⑥二脉合气而同行，出委中下贯腨内，历经合阳、承筋、承山、飞扬、附阳，下行入外踝之后，出之绕外踝过昆仑、仆参、申脉、金门，循京骨过京骨穴，经足背外侧之束骨、足通谷，至小趾外侧端之至阴穴，在此与足少阴肾经相交接。

2. 无穴经脉：

⑦其直脉，从玉枕穴入络于脑（头髓为脑），还出交督脉于其脑户穴。

⑧其直脉，从白环俞入腰中，复从腰中入膂（脊旁为膂，膂也指脊柱两旁的肌肉群），内行络肾，属膀胱。

注：该意会图所显示的是人体左侧的膀胱脉。

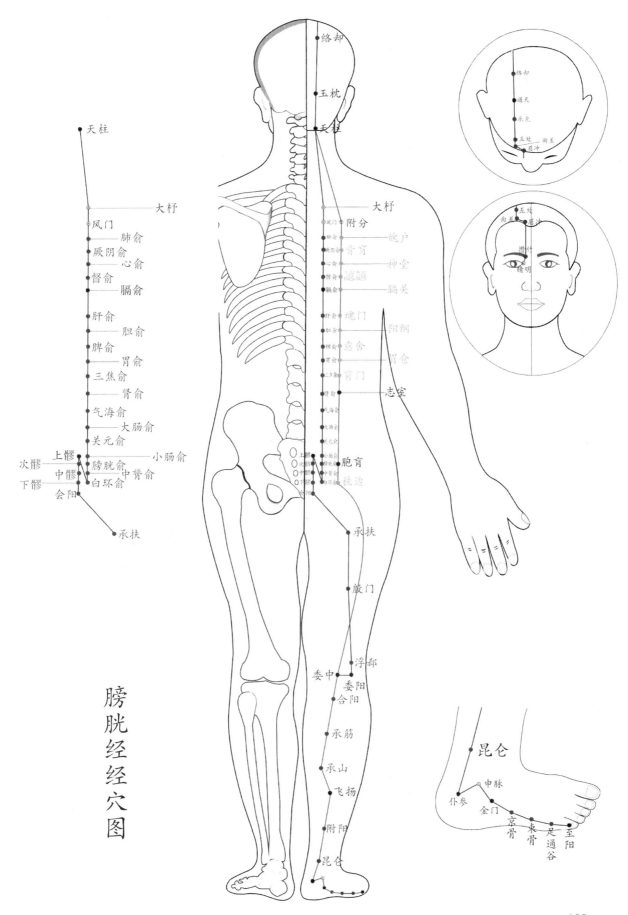

膀胱经经穴图

按：经曰："肺心有邪，其气留于两肘；肝有邪，其气留于两腋；脾有邪，其气留于两髀；肾有邪，其气留于两腘。凡此八虚者，皆机关之室，真气之所过，血络之所游，邪气恶血不得住留，住留则伤经络，骨节机关不得屈伸，故拘挛也。"（《灵枢·邪客》）

经曰"肾有邪，其气留于两腘"，即肾脏有邪，其病气会留驻于患者两腿腘部的委中穴，于是肾脏有病可取其表，即取足太阳膀胱经的委中穴治之，膝关节有病也可以酌情取之，针刺通常都是用泻法，有的针后还需要拔罐。余，皆仿此。

（二）【病候】

"是动则病，冲头痛，目似脱，项如拔，脊痛，腰似折，髀不可以曲，腘如结（结，谓束缚也），踹如裂，是为踝厥。是主筋所生病者（杨上善：足太阳水生木筋也，故足太阳脉主筋者也），痔，疟，狂，癫疾，头囟项痛，目黄，泪出，鼽衄，项、背、腰、尻、腘、踹、脚皆痛，小指不用。"（《灵枢·经脉》）

韩冰凌注："是动则病"，是病在气，是由经气的异动所引起一些病证，病因多在外。"是主筋所生病者"，是病在膀胱，其病或起于膀胱，或由经气内传于膀胱。由经气内传于膀胱者，是气病及津液，是气病之后由其所引起的一些病证。《难经》中曰"膀胱者，津液之腑也……膀胱者，肾之腑。"（《难经·三十五难》），是肾以水脏而领水腑，故膀胱合肾主水，水生木而木主筋，是母病生传于子，故经曰"是主筋所生病者"。

马莳注："及其动穴验病，则为邪气冲头而痛，脉上额交巅入络于脑也。目似脱，脉起目内眦也。项如拔，脉还别下项也。脊痛，脉挟脊也。腰似折，脉抵腰中也。髀不可以曲，脉过髀枢也。腘如结，脉入腘中也。踹如裂，腰脉贯踹内也。是皆外踝脉气所过之所，其气厥逆上行，而生此诸病也。又有诸病之生，或出本经，或由合经。为痔，脉贯臀也。为疟，为狂、癫疾，为头囟项痛，脉上额交巅也。为目黄，为泪出，为鼽衄，项、背、腰、尻、腘、踹、脚皆痛，皆脉气所经之处，为足小指不能举用。"（《灵枢注证发微·经脉》卷二）

"巨阳之厥（巨阳，即太阳），则肿首，头重，足不能行，发为眴仆（张介宾：眴，目眩乱也；仆，猝倒也。）。"（《素问·厥论》）

马莳注："巨阳之厥，首肿头重者，以其脉上额交巅，从巅络脑也。其足不能行者，以其脉之支者过髀枢贯腨内，出外踝也。发为眴仆者，眴眩而仆倒也，乃上重下轻之证也。"（《素问注证发微·厥论》卷五）

（三）【针灸】

膀胱病："膀胱病者，小腹偏肿而痛（杨上善：偏肿者，大腹不肿也，此腹病也），以手按之，即欲小便而不得，肩上热。若脉陷，及足小指外廉及胫踝后皆热。若脉陷，取委中央。"（《灵枢·邪气脏腑病形》）

张志聪注："膀胱者，津液之腑，气化则出，腑气病，故小腹肿痛而不得小便也。肩上、足小指外廉及胫踝后，乃足太阳经脉之所循，苦热而脉陷，此病腑而及于经矣，故当取委中之中央。"（《灵枢集注·邪气脏腑病形》卷一）

寒热病："上寒下热（杨上善：上寒，腰以上寒；下热，腰以下热），先刺其项太阳，久留之。已刺，则灸项与肩胛，令热下合，乃止，此所谓推而上之者也（杨上善：推热令上，故曰推而上之也）。"（《灵枢·刺节真邪》）

张介宾注："上寒下热者，阳气虚于上而实于下也。当先刺项间足太阳经大杼、天柱等穴，灸留其针而补之，乃温灸肩项之间候其气至，上热与下相合，乃止其针，此所谓推其下者而使之上也。"（《类经·针刺类》卷二十一）

伤寒："伤寒一日，巨阳受之，故头项痛，腰脊强（头项腰脊，皆足太阳脉所行之处）。"（《素问·热论》）

张介宾注："巨阳，太阳也，为三阳之表而脉连风府，故凡病伤者多从太阳始。太阳之经从项下肩膊，挟脊抵腰中，故其为病如此。仲景曰：太阳之为病，脉浮，头项强痛而恶寒。按：人身经络，三阳为表，三阴为里。三阳之序，则太阳为三阳，阳中之阳也；阳明为二阳，居太阳之次；少阳为一阳，居阳明之次，此三阳为表也。三阴之序，则太阴为三阴，居少阳之次；少阴为二阴，居太阴之次；厥阴为一阴，居少阴之次，此三阴为里也。其次序之数，则自内而外，故各有一二三之先后者如此。又如邪之中人，必自外而内，如〈皮部论〉等篇曰：邪客于皮则腠理开，开则邪入于络脉，络脉满则入舍于腑脏。此所以邪必先予皮毛，经必始于太阳，而后三阴三阳五脏六腑皆受伤。"（《类经·疾病类》卷十五）

疟疾："足太阳之疟，令人腰痛头重，寒从背起，先寒后热，熇熇暍暍然（张志聪：熇熇，如火之炽；暍暍，暑热气也），热止汗出，难已，刺郄中出血。"（《素问·刺疟》）

马莳注："此言膀胱经之疟证也，腰痛头重，寒从背起者，足太阳经脉病也。其先寒者，固以热极生寒；而后热者，亦以寒极则热。但先寒之寒，则内热互极耳。熇熇暍暍者，热盛之状也。热生本为真气虚，热止则为真气复。今气复而汗反出，是乃邪气盛而真气不胜，故此疟难已，当刺郄中以出其血。郄中者，即委中穴，系本经也。"（《素问注证发微·刺疟》卷四）

厉风："风气与太阳俱入，行诸脉俞，散于分肉之间，与卫气相干，其道不利，故使肌肉愤䐜而有疡。卫气有所凝而不行，故其肉有不仁也。"（《素问·风论》）

张介宾注："风由太阳经入者，自背而下，凡五脏六腑之俞皆附焉，故邪必行诸脉俞而散于分肉也。分肉者，卫气之所行也，卫气尽行于阳，自足太阳始，风与卫气相搏，俱行于分肉之间，故气道涩而不利。不利则风邪搏聚，故肌肉肿如愤䐜而为疮疡。或卫气不行，则体有不仁，故凡于痛痒寒热，皆有所弗知也。"（《类经·疾病类》卷十五）。

腰痛："足太阳脉令人腰痛，引项脊尻，背如重状，刺其郄中（郄中，即委中穴），太阳正经出血，春无见血（春季不宜见血）。"（《素问·刺腰痛》）

张介宾注："足太阳之脉，下项循肩膊内，挟脊抵腰中，故令人腰痛引项脊尻，背如重状也。尻，臀也。郄中，委中也，一名血郄。太阳正经，昆仑也。太阳合肾水，水旺于冬而衰于春，故刺太阳经者春无见血。"（《类经·针刺类》卷二十二）

腰痛："腰痛侠脊而痛至巅，几几然（挺板不舒之貌），目䀮䀮然（张介宾注：几几，凭伏貌；䀮䀮，目乱不明也），欲僵仆，刺足太阳郄中出血。"（《素问·刺腰痛》）

张志聪注："五脏六腑之俞，皆在太阳之经，而足太阳之脉，侠脊抵腰，上至于头目，是以腰痛。侠脊而上及于头目者，邪入于经俞也。几几，短羽之鸟背强欲舒之象。阳盛者不能俯，故欲僵仆也。夫邪之伤于人也，先客于皮肤，传入于孙络，孙络满则传入于络脉留而不去，传舍于经脉，留而不去，传入于经俞。邪中人，虽有浅深，然皆在于形身上下之间，故并主腰痛。有以论肉里之肤腠，解脉之横络，足之三阴三阳及奇经之经脉，以至于太阳侠脊之经俞，为痛之见经各有不同，而取刺亦各有法也。"（《素问集注·刺腰痛》卷五）

痛证："寒气客于背俞之脉则脉泣（张介宾：背俞，五脏俞也，皆足太阳经穴。），脉泣则血虚，血虚则痛。其俞注于心，故相引而痛。按之则热气至，热气至则痛止矣。"（《素问·举痛论》）

杨上善注："背俞之脉，足太阳脉也。为太阳心俞之络注于心中，故寒客太阳，引心而痛。按之不移其手，则手热，故痛止。"（《太素·邪客》卷二十七）

头目痛："足太阳脉有通项入脑者，正属目本，名曰眼系（杨上善：足太阳经，起目内眦，上额交巅上，其直者从巅入络脑，还出别下项，有络属于目本，名曰目系。）。头目苦痛，取之在项中两筋间，入脑乃别。"（《灵枢·寒热病》）

马莳注："此言头目痛者，当取玉枕。足太阳膀胱经有通项入于脑者，名曰玉枕，此正属于目之根，两眼中之系皆系于此，故名之曰眼系。凡苦头痛或苦目痛者，皆取之。"（《灵枢注证发微·寒热病》卷三）

按：对于"头目苦痛，取之在项中两筋间，入脑乃别"，杨上善注曰"取于项中，足太阳两筋间，别下项者，气之所发，大椎穴也。"，张介宾注曰"足太阳之脉有通项入于脑者，即项中两筋间玉枕穴也，头目痛者当取之。"杨上善认为是督脉的大椎穴，马莳、张介宾则认为是足太阳的玉枕穴。除了"大椎、玉枕"之外，也有人认为是督脉的风府穴，依据是《素问·热论》中的一段话"巨阳者，诸阳之属也，其脉连于风府。"

从临床上讲，治疗头痛、目痛，针刺"大椎、玉枕、风府"都会有很好的疗效。我个人认为，若是头痛偏重，且有头痛似裂的感觉，就当首选督脉的风府穴；若是目痛偏重，且有项强的感觉，就当首选足太阳的玉枕穴；若是头痛目痛都很重，且有肩背沉重的感觉，就当首选督脉的大椎穴。

八、足少阴肾脉

(一)【循布】

"肾足少阴之脉，起于小指之下，邪走足心（斜走足心之涌泉穴，邪同斜），出于然骨之下（然骨，一名然谷，此穴在内踝前大骨之下），循内踝之后，别入跟中（足跟中），以上踹内（踹同腨，指小腿肚内），出腘内廉（出腘内廉之阴谷穴），上股内后廉（大腿内侧后缘），贯脊，属肾，络膀胱（①）。其直者，从肾上贯肝膈，入肺中，循喉咙，挟舌本（②）；其支者，从肺出，络心（韩冰凌注：络心者，是言从内行经脉中分出的细脉联络于心脏也），注胸中（③）。"（《灵枢·经脉》）

①滑寿注："由阴谷上股内后廉，贯脊，会于脊之长强穴，还出于前，循横骨、大赫、气穴、四满、中注、肓俞，当肓俞之所，脐之左右，属肾，下脐下，过关元、中极而络膀胱也。"（《十四经发挥·十四经脉气所发·卷中》）

②滑寿注："其直行者，从肓俞属肾处上行，循商曲、石关、阴都、通谷诸穴，贯肝，上循幽门上膈，历步廊，入肺中，循神封、灵墟、神藏、彧中、俞府而上，循喉咙，并人迎，挟舌本而终也。"（《十四经发挥·十四经脉气所发·卷中》）

③张介宾注："其支者，自神藏之际，从肺络心，注胸中，以上俞府诸穴，足少阴经止于此而接乎手厥阴经也。胸中，当两乳之间，亦曰膻中。"（《类经·经络类·卷七》）

（1）有穴经脉：肾足少阴之脉，受足太阳膀胱经之交而起于小趾之下，斜走足心之涌泉穴（肾经之井穴），从涌泉穴转行，过足内踝之然谷穴（又名然骨，肾经之荥穴），上循内踝后之太溪穴（肾经之输穴、原穴），别转入足跟中之大钟（肾经之络穴，别走足太阳膀胱经）、水泉（肾经之郄穴）、照海（又名阴跷，乃阴跷脉所生之处；又交经八穴之一，通于阴跷脉），自照海上内踝，行于足厥阴、足太阴之后，经本经之复溜（肾经之经穴）、交信（系阴跷脉之郄穴），过脾经之三阴交，上踹内（踹同腨），循筑宾（阴维脉之郄穴）上行，出腘内廉之阴谷穴（肾经之合穴），上行股内后廉，上贯脊，会督脉于长强，还出于前（经脉内行1，"贯脊"）入循横骨（横骨、大赫、气穴、四满、中注、肓俞、商曲、石关、阴都、腹通谷、幽门，均系足少阴肾经与冲脉的交会穴）、大赫、气穴、四满、中注，至肓俞穴（经脉从肓俞之所内行，经脉内行2，"属肾，络膀胱"）。

其直脉（经脉的直行部分，简称直脉），从肓俞之内行属肾处还转前行，上循商曲、石关、阴都、腹通谷（经脉从通谷之所内行，经脉内行3，"贯肝"）、幽门（经脉从幽门之所内行，经脉内行4，"上膈"）、步廊（经脉从步廊之所内行，经脉内行5，"入肺"），又循神封、灵墟（又名灵墙）、神藏、彧中（又名域中、或中）至俞府穴（经脉从俞府之所内行，经脉内行6，"循喉咙，挟舌本"）。

（2）无穴经脉：经脉内行1——经脉循股内后廉，上行贯脊，会督脉于长强，前行入横骨穴。经脉内行2——经脉从肓俞穴之所内行属肾，还转于脐下，过任脉之关元、中极，内络膀胱。经脉内行3——直脉从通谷穴之所内行贯肝，然后转行入幽门穴。经脉内行4——直脉从幽门穴之所内行上膈，然后转行入步廊穴。经脉内行5——直脉从步廊穴之所内行入肺，然后转行入神封穴。经脉内行6——直脉从俞府之所，上循喉咙，并人迎，挟舌本而终。经脉内行7——从直脉的神藏穴处别出的支脉，内行，从肺络心，注胸中（此处的注胸中，即是注胸之膻中，膻中者心包络之宫城也，包络居其中，非指膻中穴），以交于手厥阴心包经。

（3）本经穴位：涌泉、然骨、太溪、大钟、水泉、照海、复溜、交信、筑宾、阴谷、横骨、大赫、气穴、四满、中注、肓俞、商曲、石关、阴都、腹通谷、幽门、步廊、神封、灵墟、神藏、或中、俞府（单经27穴）。

（4）经过器官：横膈、喉咙、舌、脊髓

（5）联系脏腑：肾、膀胱、肝、肺、心（由本经联系，肾为本脏）。

（6）交会经穴：三阴交（脾之经脉穴），长强（督脉穴），中极、关元、膻中（任脉穴）。

（7）本经图解：①肾脉意会图，②肾经经穴图。

补充：《灵枢·经脉》中曰"肾足少阴之脉，起于小指之下……"，《灵枢·本腧》中曰"肾出于涌泉，涌泉者足心也……"。二者说法不同，意义也不同：前者是讲肾脉之起始，后者是讲肾经之"五腧穴"在经气运行中的地位和作用，以及肾经之气从井穴出，顺其经脉而行，走经隧而布渗于皮肤、腠理、溪谷及筋骨等。盖肾乃"先天之本"，内藏真元，五脏之气皆离不开真元之扶统。故肾经之循布，自然要与其它四脏、膀胱，以及任、督二脉相联系。

（二）【病候】

"是动则病，饥不欲食，面如漆柴，咳唾则有血，喝喝而喘（喝喝，气急促，喘息声大），坐而欲起，目䀮䀮如无所见（䀮䀮，目乱不明），心如悬若饥状，气不足则善恐，心惕惕如人将捕之，是为骨厥。是主肾所生病者，口热，舌干，咽肿，上气，嗌干及痛，烦心，心痛，黄疸，肠澼，脊股内后廉痛，痿厥，嗜卧，足下热而痛。"（《灵枢·经脉》）

韩冰凌注："是动则病"，是病在气，是由经气的异动所引起一些病证，有虚有实，实者病因多在外。"是主肾所生病者"，是病在肾，其病或起于肾，或由经气内传于肾脏。由经气内传于肾脏者，是气病及血及肾，是气病之后由其所引起的一些病证。盖肾乃先天之本，为真火之根，亦真水之源，又以其脉上通于心肺，且贯肝。是故肾病虚则手少阴及手太阴之气皆不足，上下不交，精水亏乏，则诸病生焉。

杨上善注："少阴脉病，阴气有余，不能消食，故饥不能食也。以阴气盛，面黑如地色也。唾为肾液，少阴入肺，故少阴病热，欬而唾血。虽唾喉中不尽，故呼吸有声，又如喘也。少阴贯肝，肝脉系目，今少阴病，从坐而起，上引于目，目精气散，故䀮䀮无所见也。足少阴病，则手少阴之气不足，故心如悬饥状也。肾主恐惧，足少阴脉气不足，故喜恐，心怵惕。前之病是骨厥所为，厥为骨精失逆。热成为瘅，谓肾藏内热发黄，故曰黄瘅也。肾主下焦，少阴为病，下焦大肠不和，故为肠澼也。津液不通，则筋弛好卧也。少阴虚则热并，故足下热痛也。"（《太素·首篇》卷八）

"少阴之厥，则口干，溺赤，腹满，心痛。"（《素问·厥论》）

张介宾注："厥逆在足少阴者，其脉循喉咙挟舌本，故口干。肾脉络膀胱，故溺赤。其直者从肾上贯肝膈，其支者从肺出络心，注胸中，故腹满心痛。"（《类经·经络类》卷五）

"少阴终者，面黑齿长而垢，腹胀闭塞，上下不通而终矣。"（《灵枢·终始》）

张志聪注："少阴之脉，属肾络膀胱，上贯肝膈，入肺中，从肺出络心。腹胀闭塞者，少阴之脉绝而不通也。面黑者，气色外脱也。齿长者，骨气不藏也。上下不通者，水火不交也。夫少阴之言上下者，少阴之上，君火主之，谓水火阴阳之气绝也。"（《灵枢集注·始终》卷一）

"肾病者，腹大胫肿，喘咳身重，寝汗出憎风，虚则胸中痛，大腹小腹痛，清厥意不乐，取其经，少阴太阳血者。"（《素问·脏气法时论》）

王冰注："肾少阴脉，起于足而上循腨，复从横骨中侠脐，循腹里上行而入肺，故腹大胫重而喘咳也。肾病则骨不能用，故身重也。肾邪攻肺，心气内微，心液为汗，故寝汗出也。胫既重矣，汗复津泄，阴凝玄府，阳烁上焦，内热外寒，故憎风也。憎风，谓深恶之也。肾少阴脉，从肺出络心，注胸中，然肾气既虚，心无所制，故痛聚胸中也。足太阳脉，从项下行而至足，肾虚则太阳之

肾脉意会图

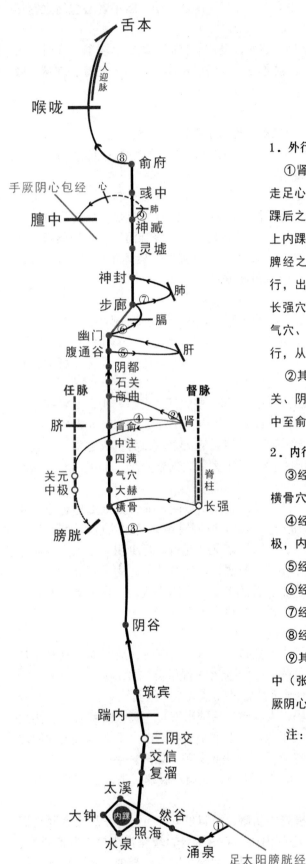

1. 外行经脉：

①肾足少阴之脉，受足太阳膀胱经之交而起于小趾之下，斜走足心之涌泉穴，从涌泉穴转行，过足内踝之然谷穴，上循内踝后之太溪穴，别转入行足跟中之大钟、水泉、照海，出照海上内踝，行于足厥阴、足太阴之后，经本经之复溜、交信，过脾经之三阴交，上踹内（踹同腨，即小腿肚。），循筑宾上行，出腘内廉之阴谷穴，上行股内后廉（上行贯脊，会督脉于长强穴，还出于前），入横骨穴；从横骨穴直上行，经大赫、气穴、四满、中注入肓俞穴（当肓俞之所，内行属肾，复转下行，从脐下过关元、中极，内络膀胱。）。

②其直脉（从肓俞之内行属肾处还转前行），上循商曲、石关、阴都、腹通谷、幽门、步廊，又循神封、灵墟、神藏、彧中至俞府穴（上循喉咙，并人迎，挟舌本而终）。

2. 内行经脉：

③经脉从股内后廉上行贯脊，会督脉于长强，还出于前，入横骨穴。

④经脉从肓俞之所内行属肾，复转下行，从脐下过关元、中极，内络膀胱。

⑤经脉从通谷之所内行贯肝，然后转行入幽门穴。

⑥经脉从幽门之所内行上膈，然后转行入步廊穴。

⑦经脉从步廊之所内行入肺，再转行入神封穴。

⑧经脉从俞府之所内行，循喉咙，挟舌本而终。

⑨其支脉，从直脉的神藏穴处别出，内行，从肺络心，注胸中（张介宾注：胸中，当两乳之间，亦曰膻中。），以交于手厥阴心包经。

注：该意会图所显示的是人体左侧的肾脉。

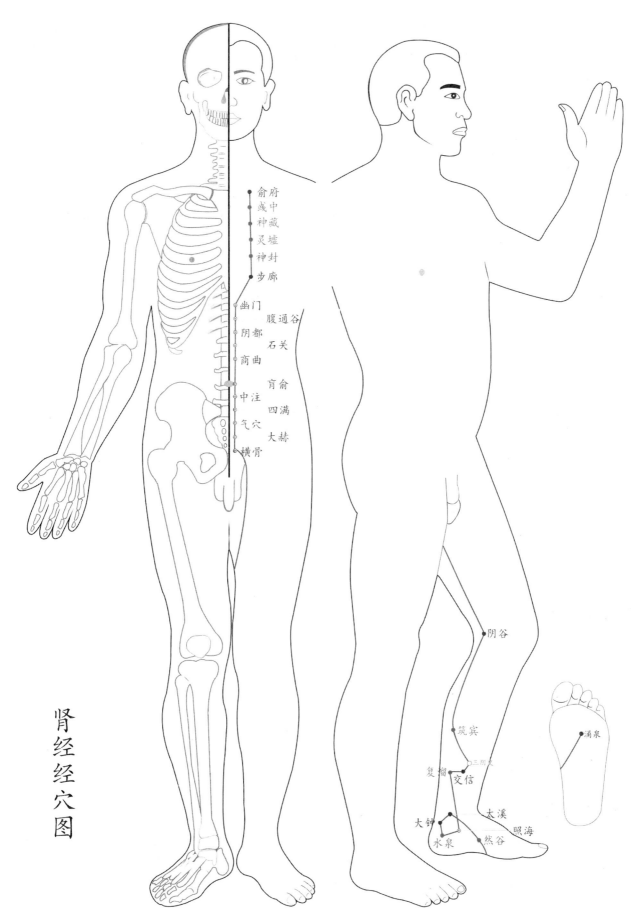

肾经经穴图

气不能盛行于足，故足冷而气逆也。清，谓气清冷；厥，谓气逆也。以清冷气逆，故大腹小腹痛。志不足则神躁扰，故不乐也。凡刺之道，虚则补之，实则泻之，不盛不虚以经取之，是谓得道。经络有血，刺而去之，是谓守法。犹当揣形定气，先去血脉，而后乃平有不足焉。<三部九候论>曰'必先度其形之肥瘦，以调其气之虚实，实则泻之，虚则补之，必先刺其血脉而后调之。'，此之谓也。"（《重广补注黄帝内经素问·脏气法时论》卷七）

(三)【针灸】

手足清冷："厥气走喉而不能言，手足清，大便不利，取足少阴……咽干，口中热如胶，取足少阴。"（《灵枢·杂病》）

张介宾注："厥气走喉而不能言者，肾脉循喉咙系舌本也；手足清者，肾主水，阴邪盛也；大便不利者，阴气不化也，故当取足少阴经穴……咽干，口中热如胶者，阴不足也，故当取而补之。"（《类经·经络类》卷二十三）。

卒然无音："人卒然无音者，寒气客于厌，则厌不能发，发不能下至，其开阖不致，故无音。皇帝曰：刺之奈何？歧伯曰：足之少阴，上系于舌，络于横骨（横骨，即舌骨。古时横骨有三种解释：一指上横骨，即附于舌根的舌骨；二指下横骨，即耻骨联合；三指足少阴之横骨穴，又名下极、曲骨。），络于会厌，两泻其血脉，浊气乃辟。会厌之脉，上络任脉，取之天突，其厌乃发也。"（《灵枢·忧恚无言》）

马莳注："此言即人之无音者，而有刺之之法也。足少阴肾经所行之脉，上系于舌，复络于横骨，以终于会厌，必两次泻其血脉，则浊气乃辟除矣。然欲泻其血脉者，正以此会厌之脉，上络于任脉天突之穴，取此穴以刺之，其厌乃可发也。"（《灵枢注证发微·忧恚无言》卷八）

张介宾注："两泻者，两足俱刺也。足少阴之血脉，当是两足之腧穴，即太溪也。然人有虚劳失音者，观此节之义，则无非属于肾经。但其所致有渐，与此卒然者不同，其治当分补泻耳。天突为阳维、任脉之会，取之能喑（喑 yīn，即哑，不能说话。）。"（《类经·针刺类》卷二十一）。

张志聪注："足少阴主先天之生气，当于膻中，上出于肺。以司呼吸者，后天水谷所生之宗气也。是以呼吸出心与肺，吸入下道于肝肾，呼吸定息上下之相通也。故寒气客之，则正气不通，而会厌失其开阖之机矣。浊气者，寒水之浊气也。两泻其血脉者，谓脉道有两歧，一通气于舌本，一通津液于廉泉、玉英，盖足少阴主藏先天之精气，而上通于空窍者也。"（《灵枢集注·忧恚无言》卷八）

按：上述内容，我们引用了古代三位中医大家的注解，目的是要借助"例举中"的内容向读者阐述三个问题：一是论病中的虚实辨证，二是治病的理念和思路，三是集思广益，博取众医家之长。

虚实辨证是八纲辨证中的一项重要内容，也是古今中医大家临床辨证时所要经历的一个论证环节。针灸临床最忌讳的是虚实不明、辨证不清、补泻不当，实者虚治，虚者实治，轻者会使病情加重，甚者情况会更为严重。就拿失音证来说，此证亦有虚实之分，故《内经》中曰"会厌之脉，上络任脉，取之天突，其厌乃发也。"说的是针治失音之实证时可以取天突穴；《类经》注曰"天突为阳维、任脉之会，取之能喑。"说的是针治失音之虚证时不能取天突穴。不明虚实而妄施补泻，病患不除而后患又起，乃针家之大忌。

人都是学而知事，而非生而知事。从古到今中医名家历代都有，他们治病犹如神仙，但又不是神仙。我们从他们那里要学的是他们的辨证思路和治病理念，而不是按部就班地用人家的治病法子和中药方子。只要将他们的辨证思路和治病理念搞清楚了，我们才能取其精髓，临床中才能由一反三，切实做到同证通治。裁缝要量体裁衣，中医要辨证用药。中医当精通于脉诊，要善于凭借脉象推测出阴阳表里的虚实程度，这样不论是针灸还是用药都能做到不失分寸，精确入微。

但是由于《内经》中的词汇甚多，词义玄秘难解，因而阅读《内经》文章时我们需要查阅古代很多医家的注解。然而由于作者思路的不同及时代久远，对于同一个问题难免出现不同的解释，这就使问题的解决思路出现了多维性。这种"多维性",对思路开通的人是好事,可以开阔思路;但是对思路狭窄的人则未必是好事,会使其产生疑惑和不确定性。

阅读古医书时我们还会发现,同一种疾病,诸医家的治疗策略未必都是相同的。这种情况说明,诸医家的治疗策略都是由其各自的辨证思路和治病理念决定的。中医理论博大精深,尤其是经络循布理论,更是奇奥神秘。我们在前文说过,要"集思广益,博取众家之长"。换句话说,读古医文都是为了丰富知识技能,问题越多说明我们需要掌握的知识就越多。遇到了问题我们一定要顺着原作者的思路去想,这是吸取书中精髓的最好方法。道理想通了,思路就开阔了一些。

头痛巅疾:"是以头痛巅疾,下虚上实,过在足少阴、巨阳,甚则入肾。"(《素问·五脏生成》)

王冰注:"足少阴,肾脉。巨阳,膀胱脉。膀胱之脉者,起于目内眦,上额交巅上;其支别者,从巅至耳上角;其直行者,从巅入络脑,还出,别转下项,循肩髆内,挟脊抵腰中,入循膂,络肾,属膀胱。然肾虚而不能引巨阳之气,故头痛而为上巅之疾也。经病甚已,则入于脏矣。"(《重广补注黄帝内经素问·五脏生成》卷三)

舌纵涎下:"舌纵,涎下,烦悗,取足少阴。"(《灵枢·寒热病》)

张介宾注:"舌纵不收及涎下烦闷者,肾阴不足,不能收摄也,故当取足少阴经而补之。"(《类经·针刺类》卷二十二)。

胃缓涎下:"皇帝曰:人之涎下者,何气使然?歧伯曰:饮食者,皆入于胃,胃中有热则才虫动,虫动则胃缓,胃缓则廉泉开,廉泉开故涎下(杨上善注'虫者,谷虫在胃中也。廉泉,舌下孔,通涎道也。人神守则其道不开,若为好味所感,神者失守则其孔开,涎出也。亦因胃热虫动,故廉泉开,涎因出也。')补足少阴。(《灵枢·口问》)

张介宾注:"足阳明之脉出于口,胃中有热则虫动胃缓,故廉泉开而涎下。凡目之多泪,鼻之多涕,亦皆因热而上热之道开也。有谓肺热甚则鼻涕出者,义亦犹此。肾为胃关而脉系于舌,故当取之,以壮水制火,则液有所主涎自止也。"(《类经·疾病类》卷十八)。

腰痛:"腰痛……中热而喘,刺足少阴,刺郄中出血。"(《素问·刺腰痛》)

张介宾注:"少阴主水,水病无以制火,故中热。舌纵不收及涎下烦闷者,少阴之脉贯肝膈入肺中,故喘,当刺足少阴,涌泉、大钟悉主之。"(《类经·针刺类》卷二十二)。

息短:"少气,身漯漯也,言吸吸也,骨酸体重,懈惰不能动,补足少阴。短气,息短不属,动作气索,补足少阴,去血络也(杨上善注:'属,连也。索,取气也。亦是肾气虚,故补足少阴正经,泻去少阴血络也。')"(《灵枢·癫狂》)

张志聪注:"此足少阴之气少而欲为虚逆也。漯漯,寒栗貌。吸吸,引伸也。盖心主言,肺主声,借肾间之动气而后发,肾气少,故言语之气不接续也。肾为生气之源而主骨,肾气少,故骨酸体重懈惰不能动,当补足少阴以治其始蒙。此虚气上乘而将作虚狂也。所谓少气者,气不足于下也。短气者,气上而短,故息短而不能连属,若有动作则气更消索矣。当补足少阴之不足,而去其上逆之血络焉。上节治其始萌,故止补其少阴,此将欲始作,故兼去其血络。按:足少阴虚实之厥逆,为癫狂之原始,故首论癫狂,后论厥逆。善治者,审其上下虚实之因,分别调治,未有不中乎肯綮者矣(肯綮 qìng,原指筋骨结合的地方,引申为与疾病有关联的地方)。"(《灵枢集注·癫狂》卷三)

九、手厥阴心包经

(一)【循布】

"心主手厥阴心包络之脉(①),起于胸中(一名膻中,乃心包络之宫城),出属心包络(心包络,乃包裹心脏之膜络,中医视其为一脏),下膈,历络三焦(②)。其支者,循胸出胁(胁即胠,指腋下。又胁上际为腋,胁骨下为肋),下腋三寸,上抵腋,下循臑内(膊下对腋处为臑 nào,一曰膊内侧之嫩实白肉处为臑），行太阴、少阴之间，入肘中，下臂，行两筋之间，入掌中，循中指出其端；其支者，别掌中，循小指次指（无名指），出其端。"（《灵枢·经脉》）

①杨上善注："心神为五脏六腑之主，故曰心主。厥阴之脉，行至于足，名足厥阴；行至于手，名手厥阴。以阴气交尽，故曰厥阴。心外有脂，包裹其心，名曰心包。脉起胸中，入此胞中，名手厥阴。故心有两经也，心中起者，名手少阴；属于心胞，名手厥阴。"（《太素·首篇》卷八）

②秦越人曰："三焦者，水谷之道路，气之所终始也。上焦者，在心下，下膈，在胃上口，主内而不出，其治在膻中，玉堂下一寸六分，直两乳间陷者是；中焦者，在胃中脘，不上不下，主腐熟水谷，其治在脐旁；下焦者，当膀胱上口，主分别清浊，主出而不内，以传道也，其治在脐下一寸。"（《难经·三十一难》）

"心主之脉，出于中指之端（中冲穴之分，为井），内屈，循中指内廉以上，溜于掌中（劳宫穴之分，为荥），伏行两骨之间；外屈，出两筋之间，骨肉之际（大陵穴之分，为输），其气滑利，上二寸（内关穴之分），外屈，出两筋之间（间使穴之分，为经），上至肘内廉（曲泽穴之分，为合），入于小筋之下，留两骨之会，上入于胸中，内络于心脉（有书云：内络心肺）。"（《灵枢·邪客》）

马莳注："此伯言心主之脉，有曲折出入顺逆之数也。心主之脉，即手厥阴心包络之脉也。手少阴心经，本为君主之官，而此以包络为心主者，正以其脉之所行，悉代君主，而遂谓之心主之脉也。其脉行于中指之端中冲穴，从内少曲，循中指之内廉以上，留于掌中之劳宫穴，伏行于两骨之间，外屈而行，出于两筋之间，正骨肉之际大陵穴之所在也。其气滑利，上于二寸之内关穴，又外屈出行两筋之间，上至肘之内廉曲泽穴，入于小筋之下，留于两骨之会，上入于胸之天泉、天池（在古代的经脉图中，有些图将天泉穴标于臂部，有些标于胸侧部，标于胸侧部者为确。）而内络于心肺两经，此乃心主顺行逆数之屈折也。"（《灵枢注证发微·邪客》卷十）

注：前面《灵枢·经脉》中讲的是手心主之脉的气血循布情况，即肺经之血气循布之始终也。《灵枢·邪客》中讲的是手心主之脉的诸气之所出、所行及所布也。前者为气血循经脉而行，十二经脉组成一个相对密闭的循环系统。后者为脏腑之气从井穴而出于经脉，走息道而渗行于皮肤、腠理、溪谷、筋骨等。

《灵枢·邪客》中仅述手太阴之脉及心主之脉，而未述它脉，是单举膈上两经耳。余下的十名经脉，其相关内容分布在《灵枢·经脉》和《灵枢·本腧》等篇中，感兴趣的读者可以查阅本书经络气穴理论中的"出溜注行入"这部分内容。

（1）无穴经脉：手厥阴心包经之脉，受足少阴肾经之交，起于胸中（膻中），出属心包络（即包裹心脏之膜络），由是下膈，历络三焦（马莳注：历络于膻中、中脘及阴交之三焦，历者谓三焦各有部署，在胃脘上中下之间，其脉分络于三焦也）。

（2）有穴经脉：其支脉，循胸出胁（自属心包处上循于胸中，下行出于胁部），在腋下三寸天池穴处（天池，手足厥阴、手足少阳之交会穴），上行抵达腋部（胁上际为腋，胁骨下为肋），又下循臑内（上臂内侧），行手太阴、手少阴两经之间，历天泉入肘中之曲泽，下行臂，入行于两筋之间（桡侧腕屈肌腱与掌长肌腱之间），过郄门（心包经之郄穴）、间使、内关（心包经之络穴，又交经八穴之一，通于阴维脉），入腕中之大陵穴（心包经之原穴），出大陵入掌中之劳宫穴，循中指出中指端之中冲穴；其支脉（支者之支），自掌中劳宫穴处别出，循无名指出其端，与手少阳经相交接。

（3）本经穴位：天池、天泉、曲泽、郄门、间使、内关、大陵、劳宫、中冲（单经9穴）。

（4）经过器官：膈、胸部、上腹、下腹

（5）联系脏腑：心包、三焦（由本经联系，心包为本脏。）。

注：心包亦名心包络，是指心外包裹着心脏的包膜与脉络，对心脏起着保护作用，可代心脏用事及受病，中医视其为一脏。滑寿曰"心包，一名手心主。以藏象校之，在心下横膜之上，与竖膜

相粘，而黄脂漫裹者心也；其漫脂之外，有细筋膜如丝，与心肺相连者，心包也。"

膻中为心包络之宫城，就像章虚谷比喻的那样"盖心脏如人，包络如人穿之衣，膻中为人居之屋。"心包络之经脉，名为手厥阴，与手少阳相表里。《类经》中曰："包络为心主之外卫，三焦为脏腑之外卫，故为表里而相络。"

（6）本经图解：①心包脉意会图，②心包经经穴图。

心包脉意会图

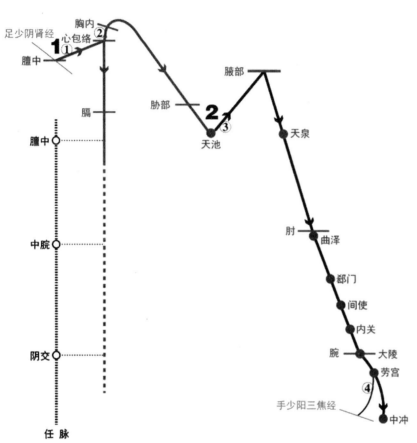

1. 无穴经脉：

①手厥阴心包经之脉，受足少阴肾经之交，起于胸中（张介宾注：胸中，当两乳之间，亦曰膻中。），出属心包络，由是下膈，历络三焦（历络于膻中、中脘、阴交，此三穴分属于上焦、中焦和下焦。）。

②其支脉，自属心包处别出，上循于胸内，下行出于胁部。

2. 有穴经脉：

③在腋下三寸天池穴处上行抵达腋部，又下循臑内（上臂内侧），行手太阴、手少阴两经之间，历天泉入肘中之曲泽穴，下行臂入行于两筋之间，过郄门、间使、内关，入腕中之大陵穴，出大陵入掌中之劳宫穴，循中指出中指端之中冲穴。

④其支脉（支者之支），自掌中劳宫穴处别出，循无名指出其端，与手少阳三焦经相交接。

注：该意会图所显示的是人体左侧的心胞脉。

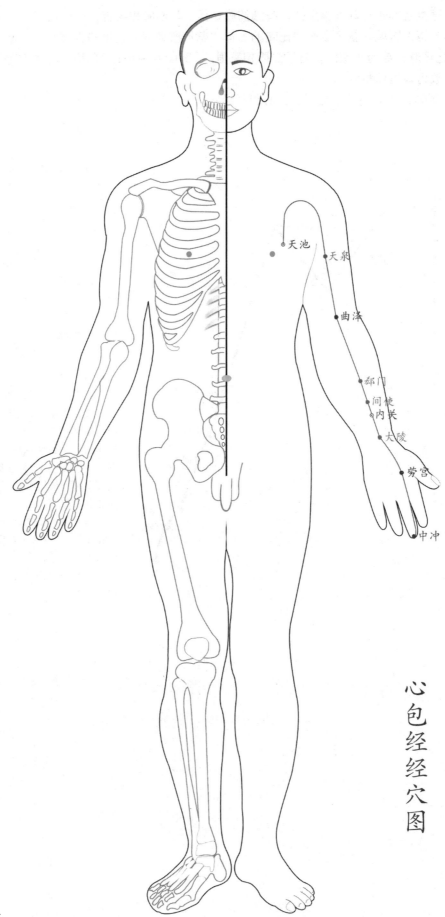

心包经经穴图

(二)【病候】

"是动则病,手心热,臂肘挛急(屈而不伸),腋肿,甚则胸胁支满,心中憺憺大动(憺憺,动而不宁貌),面赤目黄,喜笑不休(心在声为笑)。是主脉所生病者(主脉,即手心主之脉),烦心,心痛,掌中热。"(《灵枢·经脉》)

韩冰凌注:"是动则病",是指气先病,是因经气的异动所引起一些病证(病因并没有说),诸如"手心热,臂肘挛急,腋肿,甚则胸胁支满,心中憺憺大动,面赤目黄,喜笑不休",即气病之证。"是主脉所生病者",是指气病之后由其所引起的一些病证(病因是气病证),诸如"烦心,心痛,掌中热",是气病及血,故曰"是主脉所生病者"。

马莳注:"及其动穴验病,则为心中热,为臂肘挛急,为腋肿,甚则胸胁支满,皆脉所经处也。为心中憺憺大动,心宜静而反动也。为面赤,心之色为赤也。为目黄,目为五脏之精,心病则目黄。为喜笑不休,心在声为笑也。是皆心主脉所生之病也。又有为烦心,为心痛,为掌中热之诸病也。"(《灵枢注证发微·经脉》卷二)

"手心主,少阴厥逆,心痛引喉,身热,死不可治。"(《素问·厥论》)

张志聪注:"手心主者,手厥阴心包络之气也。手少阳者,心脏之气也。包络为君主之相火,二火并逆,将自焚矣,故为死不可治。"(《素问集注·厥论》卷五)

(三)【针灸】

咳嗽:"厥阴欬(欬而引舌本,谓之厥阴欬。),针灸手大陵。"(《外台秘要》)

心脏病:"手厥阴脉,是动则病手心热,肘腕挛急,腋肿,辨虚实寒热陷下取之,是取筋脉之挛也。"(《医学纲目·诸痹》)

十、手少阳三焦脉

(一)【循布】

"三焦手少阳之脉,起于小指次指之端,上出两指之间,循手表腕(臂骨尽处处为腕),出臂外两骨之间,上贯肘(臑尽处为肘),循臑外上肩(肩肘之间,膊下对腋处为臑。),而交出足少阳之后,入缺盆(巨骨之上为缺盆),布膻中(注曰'两乳之间为膻中,心包者膻中之异名,是命门相火用事之分也。',经曰'膻中者,心主之宫城也,卫护心君,故为臣使之官'),散络心包(心包即心包络),下膈(注曰'心下为膈',即横膈也),循属三焦(杨上善注:'三焦是气,血脉是形,而言属者,为脉气相入也。'三焦即上焦、中焦和下焦)。其支者(称"支脉1",从正脉别出),从膻中上出缺盆,上项(脑后为项),系耳后直上,出耳上角,以屈下颊(颊,《甲乙经》作䪼)至䪼(注曰'目下为䪼',一云'䪼,颊骨也');其支者(称"支脉2",从支脉1别出),从耳后入耳中,出走耳前,过客主人(上关穴),前交颊(颊,位置在耳之前方,颧骨之下方),至目锐眦(外眼角)。"(《灵枢·经脉》)

杨上善注:"上焦在心下,下膈,在胃上口,主内而不出,其理在膻中。中焦在胃中口,不上不下,主腐热水谷,其理在脐旁。下焦在脐下,当膀胱上口,主分别清浊,主出而不内,其理在脐下一寸。上焦之气如云雾在天,中焦之气如沤雨在空,下焦之气如沟渎流地也。手少阳脉是三焦经隧,通行三焦之血气,故曰三焦手少阳脉也。"(《太素·首篇》卷八)

"三焦者(指足三焦,《正理论》曰:'三焦者有名无形,上合于手心主,下合右肾'),足少阳、太阴(一本作阳)之所将,太阳之别也,上踝五寸,别入贯腨肠(腨指腓肠肌,又称腨肠),出于委阳,并太阳之正,入络膀胱,约下焦(约指制约,下焦即膀胱)。实则闭癃,虚则遗溺。遗溺则补之,闭癃则泻之(王冰注:'膀胱为津液之府,水注由之。然足三焦脉实,约下焦而不通,则不得小便;足三焦脉虚,不约下焦,则遗溺也。')。"(《灵枢·本输》)

杨上善注:"肾间动气,足太阳将原气别使三焦之气,出足外侧,大骨下赤白肉际陷中为原(《灵枢·本腧》中曰:'京骨,足外侧大骨之下,为原。'),上踝五寸,别入贯腨肠,出委阳,并太阳之正,入腹络膀胱。下焦即膀胱也,原气太阳络膀胱(原气行足太阳之脉络膀胱),节约膀胱(节制和约束膀胱),便溲便调也。以此三焦原气行足,故名足三焦也。"(《太素·本腧·卷十一》),且注曰"脐下动气者,人之生命,十二经之根本也,故名曰原。三焦者,原气之别使,主行三气(三气指营气、卫气和宗气),经营五脏六腑。故原者,三焦之尊称也,是以五脏六腑皆有原也。肺之原出大泉(即太渊穴),心之原出大陵也(大陵,心包经之输穴、原穴。),肝之原出太冲,脾之原出太白,肾之原出太溪,手少阴经原出神门(神门,心经之输穴、原穴),掌后兑骨之端。此皆以输为原者,以输是三焦所行之气留止处也。六腑原者,胆原出丘墟,胃原出冲阳,大肠原出合谷,小肠原出完骨,膀胱原出京门,三焦原出阳池。六腑者阳也,三焦行于诸阳,故置一输名原,不应五时也。所以腑有六输,亦与三焦共一气也。"(《太素·本腧·卷十一》)。

(1) 有穴经脉:三焦经起于无名指端之关冲穴(手少阳之井穴),沿无名指外侧,上出于两指之间(无名指与小指之间)液门穴(又作腋门,手少阳之荥穴),经中渚(又名下都,手少阳之输穴)循手背(第四、五掌骨之间),入腕中之阳池穴(又名别阳,手少阳之原穴),过腕而上出于臂外两骨之间(尺骨与桡骨之间),继上行过外关(系手少阳之络穴,别走手厥阴心包经;又交经八穴之一,通于阳维脉)、支沟(又名飞虎)、会宗(手少阳之郄穴)、三阳络(又名通间、通关、通门)、四渎,贯肘过天井穴(又名别阳,系手少阳之合穴),循臑外(上臂外侧前后廉之间)过清冷渊(又名清冷泉、清昊)、消泺(又作消烁)、臑会(又名臑俞、臑交、臑髎,系手少阳与阳维脉之会穴)上肩,过肩解部之肩髎穴、肩甲部之天髎穴(系手少阳三焦经、足少阳胆经、阳维脉之交会穴),过手太阳之秉风穴,交出足少阳于其肩井穴,而后入缺盆(内行者自此"布膻中,散络心包,下膈,循属三焦")。

其支脉从膻中入出于缺盆,循天髎上项会督脉之大椎,出大椎循天牖,系耳后之翳风(手足少阳之会穴)、瘛脉、颅息,上出耳上角之角孙(手三阳经、足少阳经之会穴),过足少阳之悬厘、颔厌,弯屈下行,循颊至颐(眼眶下部);其支脉(指支者之支)从耳后翳风穴入耳中,出耳中过手太阳之听宫,走耳前之耳门,过足太阳之客主人(上关穴),前交于颊,又转循耳和髎(手足少阳、手太阳之会穴),上眉梢于丝竹空,至目锐眦于童子髎(穴属足少阳),与足少阳胆经相交接。

(2) 无穴经脉:经脉从缺盆内行,行于膻中(就部位言指胸中,故云"行于膻中";就穴位言则指任脉之膻中穴,当云"交于膻中"。),散络于心包(包裹心之膜络,喻"心之宫城",视之为一脏。),下贯膈肌,循属三焦(滑寿曰:"当胃上口以属上焦,于中脘以属中焦,于阴交以属下焦也。")。

(3) 本经穴位:关冲、液门、中渚、阳池、外关、支沟、会宗、三阳络、四渎、天井、清冷渊、消泺、臑会、肩髎穴、天髎、天牖、翳风、瘛脉、颅息、角孙、耳门、耳和髎、丝竹空(单经23穴)。

(4) 经过器官:耳、眼、膈

(5) 联系脏腑:三焦、心包络(由本经直接联系,三焦为本腑)。

按:《灵枢·本腧》中曰"三焦者决渎之官,水道出焉(张介宾注:'决,通也。渎,水道也。上焦不治则水泛高原,中焦不治则水留中脘,下焦不治则水乱二便。三焦气治,则脉络通而水道利,故曰决渎之官。')"。

从人体的大致结构上讲,三焦是对"上焦、中焦、下焦"的总称(《医学正传》中曰:'三焦,指腔子而言,包含乎肠胃之总司也。胸中肓膜之上曰上焦,肓膜之下脐之上曰中焦,脐之下曰下焦,总名曰三焦。');但从功能上讲,三焦则是指分布在体腔内的意象中的一个"大藏"(《类经·经络类》中曰:'三焦者,本全体之大脏,统上、中、下而言也。'),有名而无形。于是从人体结构及脏腑功能上讲,三焦可以统指分布在人体上中下三部中的所有脏器,论其功能则可以概括为"受纳饮食、消化水谷、吸收水谷精微、排泄糟粕"等,故《灵枢·营卫生会》中曰"上焦如雾,中焦如沤,下焦如渎"。

（6）交会经穴：天池（心包之经脉穴），秉风、听宫、颧髎（小肠之经脉穴），肩井、风池、头窍阴、上关、悬颅、颔厌、阳白、瞳子髎（胆之经脉穴），大杼（膀胱之经脉穴），中脘、膻中（任脉穴），大椎（督脉穴）。

（7）本经图解：①三焦脉意会图，②三焦经经穴图。

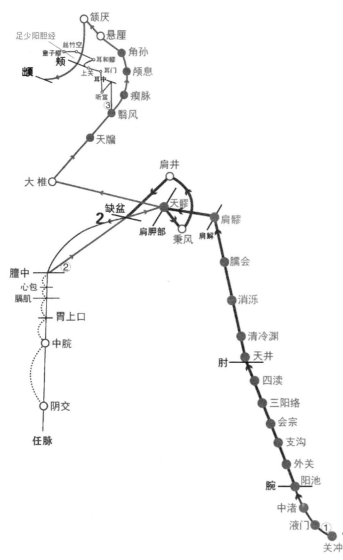

三焦脉意会图

1．有穴经脉：

①三焦经起于无名指端之关冲穴，沿无名指外侧，上出于两指之间（无名指与小指之间）液门穴，经中渚循手背（第四、五掌骨之间），入腕中之阳池穴，过腕而上出于臂外两骨之间（尺骨与桡骨之间），继上行过外关、支沟、会宗、三阳络、四渎，贯肘过天井穴，循臑外过清冷渊、消泺、臑会上肩，过肩解部之肩髎穴、肩胛部之天髎穴，过手太阳之秉风穴，交出足少阳于其肩井穴，行入缺盆。

②其支脉从膻中上行，入出于缺盆，循天髎上项会督脉之大椎，出大椎循天髎，系耳后之翳风、瘈脉、颅息，上出耳上角之角孙，过足少阳之悬厘、颔厌，弯屈下行，循颊至䪼（眼眶下部）；

③其支脉（指支者之支）从耳后翳风穴入耳中，出耳中过手太阳之听宫，走耳前之耳门，过足太阳之上关穴，前交于颊，又转循耳和髎，上眉梢于丝竹空，至目锐眦于瞳子髎，与足少阳胆经相交接。

2．无穴经脉：

经脉从缺盆内行，行于膻中，散络于心包，下贯膈肌，循属三焦（即"当胃上口以属上焦，于中脘以属中焦，于阴交以属下焦。"）。

注：该意会图所显示的是人体左侧的三焦脉。

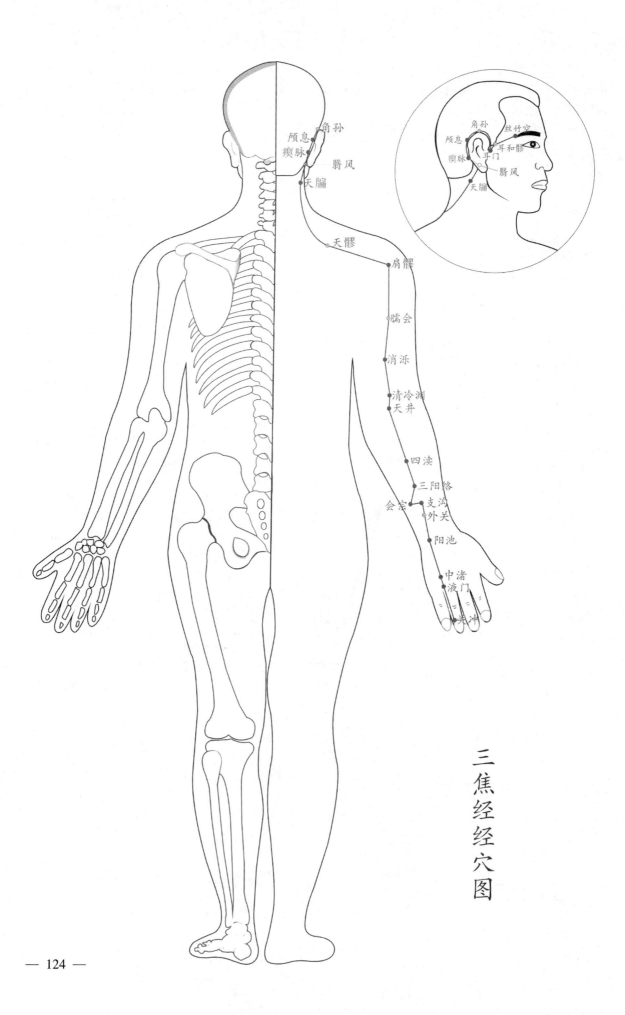

三焦经经穴图

（二）【病候】

"是动则病，耳聋，浑浑焞焞（杨上善：浑浑焞焞，耳聋声也。），嗌肿喉痹。是气所生病者，汗出，目锐眦痛，颊痛，耳后肩臑肘臂外皆痛，小指次指不用。"（《灵枢·经脉》）

张志聪注："少阳之上，相火主之，是故动则病耳聋，浑浑焞焞，嗌肿喉痹，相火之有余于上也。少阳乃一阳初生之气，故主气。所生病者，汗出，养加于阴，则汗出也。目锐眦痛，颊痛，耳后、肩臑、肘臂、小指次指，皆经脉所循部分而为病也。"（《灵枢集注·经脉》卷二）

按：古代的文章没有标点，断句通常都是在阅读中进行的，我们现在所阅读的古代文章，其标点符号都是后来加进去的。由于断句的不同，语句的结构会有一些变化，这些变化或多或少都会引起内容上的一些变化。断句的不够准确，会使读者在阅读中就偏离了作者的原思路，这对理解作者的原句义是十分不利的。因而我们在阅读古代文章时，一定要耐心地多读几遍，阅读中一定要断定并使标点符号的插放是最合理最适当的，然后再将句义顺一顺，这样解读起来就不会那么难了。

前文中的"是动则病"，是指气先病，是因经气的异动所引起一些病证（病因没有说），这些病证就是"是动则病"之后面所说的"耳聋，浑浑焞焞，嗌肿喉痹"，即气病之证，为一期病证。前文中的"是气所生病者"，是指气病之后由其所引起的一些病证（病因是气病证），为二期病证。也就是说，这里的"是动则病"和"是气所生病者"，前后存在着一定的因果关系。

（三）【针灸】

头项病："头半寒痛，先取手少阳、阳明，后取足少阳、阳明。"（《灵枢·厥病》）

张介宾注："头半寒痛者，偏头冷痛也。手足少阳、阳明之脉，皆循耳上行头角，故当先取手经以去其标，后取足经以去其本也。"（《类经·经络类·卷二十一》）

心脏病："苦心下热痛，掌中热，时时善呕，口中伤烂，刺手少阳。"（《千金要方·心脏》）

十一、足少阳胆经

（一）【循布】

"胆足少阳之脉，起于目锐眦（又称目外眦，指外眼角），上抵头角（即额角），下耳后，循颈行手少阳之前，至肩上，却交出手少阳之后，入缺盆（巨骨之上为缺盆）。其支者（称"支脉1"，从正脉别出），从耳后入耳中，出走耳前，至目锐眦后；其支者（称"支脉2"，从支脉1别出），别锐眦，下大迎，合于手少阳，抵于顑下（顑，眼眶下缘的骨），加颊车（加，即夹，临近的意思。盖颊车穴在瞳子髎和大迎之间，故曰加），下颈，合缺盆，以下胸中，贯膈，络肝，属胆，循胁里（胁，即胠，指腋下），出气街（曲骨之分为毛际，毛际两旁动脉中为气街），绕毛际，横入髀厌中（捷骨之下为髀厌，又称髀枢）；其直者（正脉的直行部分，称其"直脉"），从缺盆下腋（肩下胁上为腋），循胸过季胁（胁骨之下为季胁），下合髀厌中，以下循髀阳（张介宾：髀阳，髀之外侧也），出膝外廉，下外辅骨之前（张介宾：辅骨，膝下两旁高骨也），直下抵绝骨之端（张介宾：外踝上骨际曰绝骨，绝骨之端，阳辅穴也），下出外踝之前，循足跗上（足面为跗上），入小指次指之间；其支者（称"支脉3"，从直脉别出），别跗上，入大指之间，循大指岐骨内，出其端，还贯爪甲，出三毛（大趾爪甲后为三毛）。"（《灵枢·经脉》）

（1）有穴经脉：足少阳胆经，起于目锐眦之瞳子髎穴（又名前关，系手太阳小肠经、手少阳三焦经、足少阳胆经之交会穴），循耳前之听会（又名后关）、上关（又名客主人，系手少阳三焦经、足少阳胆经、足阳明胃经之交会穴，颔厌、悬颅、悬厘也是），上行达额角（在此交足阳明于其头维穴），下循颔厌、悬颅（又名髓中）、悬厘至曲鬓（又名曲发，系足少阳胆经、足太阳膀胱经之交会穴，率谷、天冲、浮白、头窍阴、完骨也是），由曲鬓后行绕耳，经率谷（又名率角、耳尖）、天冲、浮白、头窍阴（原名窍阴，又名枕骨）至耳后的完骨穴；自完骨外折，上行过前发际之本神（足少阳、阳维脉之交会穴，阳白、头临泣、目窗、正营、承灵、脑空、风池也是），至额部之阳白（又名杨白），又内折上行，循本经之头临泣（原名临泣，系足少阳、足太阳、阳维脉之交会穴）、目窗（又名至荣）、正营、承灵、脑空（又名颞颥），至项后之风池穴（系手少阳、足少阳、阳维脉之交会穴）；自风池下循于颈，循临手少阳之天牖，行手少阳之前，下至肩上，循由本经之肩井穴（又名膊井，系手足少阳、足阳明、阳维脉之交会穴）而交出于手少阳之后，会督脉于其大椎穴，会足太阳于其大杼穴，会手太阳于其秉风穴，向前入缺盆于足阳明缺盆穴之外。

其支脉（支脉1），从耳后颞颥（俗称太阳）间，过手少阳之翳风，入耳中，过手太阳之听宫，出走耳前，入足阳明之下关，从下关至目锐眦后瞳子髎之分。

其支脉（支脉2），别自目锐眦瞳子髎之分，下行指向足阳明之大迎穴，合手少阳抵于頄（眼眶下缘的骨），下行临手太阳之颧髎、足阳明之颊车下颈，循本经之前，在缺盆部（锁骨上窝）与前之入缺盆者相合，以下胸中（自此内行，"贯膈，……，横入髀厌中"）。

其直脉（直脉），从缺盆直下腋，循胸历行本经之渊腋（又名腋门）、辄筋（又名神光，系足少阳与足太阳之交会穴）、日月（又名胆募，系胆之募穴，又足太阴、足少阳、阳维脉之交会穴），循京门（又名气府、气俞、肾募，系肾之募穴）、带脉（足少阳与带脉之交会穴，五枢、维道也是）、五枢、维道（又名外枢）入居髎穴（足少阳、阳跷脉之交会穴），由居髎入行足太阳之上髎、中髎及督脉之长强，下入髀厌中，在本经环跳穴之分（环跳，又名环谷、髋骨、髀枢、髀厌，系足少阳胆经、足太阳膀胱经之交会穴），与前之入髀厌者（内行部分，"贯膈，……，横入髀厌中"）相合，乃下行髀阳（髀之外侧），行足太阳、足阳明之间，下行历风市（又名垂手）、中渎（又名中犊）、膝阳关（又名阳关、寒府），出膝外廉，下外辅骨之前（腓骨之前），过阳陵泉（又名阳陵、筋会，系足少阳之合穴；又八会穴之一，筋会阳陵泉），历行阳交（又名别阳、足髎，系阳维脉之郄穴）、外丘（足少阳之郄穴）、光明（足少阳之络穴，别走足厥阴肝经），直下绝骨之端，循阳辅（又名分肉、分间）、悬钟（又名绝骨、髓会，系足三阳之大络；又八会穴之一，髓会悬钟）而下，出外踝之前至丘墟（足少阳之原穴），循足面之足临泣（又名临泣，系足少阳之输穴；又交经八穴之一，通于带脉）、地五会、侠溪（足少阳之荥穴），入小趾次趾之间，至足窍阴（原名窍阴，系足少阳之井穴）而终。

其支脉（支脉3），从足跗上的足临泣别出，入大趾（入行于大趾），循岐骨内（足大趾岐骨内侧，即第一、第二跖骨之间。）出大趾端，环贯爪甲（环回入贯趾甲），出三毛（趾甲后方毫毛处），与足厥阴肝经相交接。

（2）无穴经脉：其内行者，自缺盆内行下入胸中，当手厥阴天池穴之分贯膈，在足厥阴期门穴附近络肝，在本经日月穴之分属胆，循胁里，由足厥阴之章门下行，出气街，绕毛际，合于足厥阴，以横入髀厌中（髋关节部），在本经之环跳穴与"其直者（其直脉）"相合。

（3）本经穴位：瞳子髎、听会、上关（客主人）、颔厌、悬颅、悬厘、曲鬓、率谷、天冲、浮白、头窍阴、完骨、本神、阳白、头临泣、目窗、正营、承灵、脑空、风池、肩井、渊腋、辄筋、日月、京门、带脉、五枢、维道、居髎、环跳、风市、中渎、膝阳关、阳陵泉、阳交、外丘、光明、阳辅、悬钟（绝骨）、丘墟、足临泣、地五会、侠溪、足窍阴（单经44穴）。

（4）经过器官：眼、耳、膈

（5）联系脏腑：肝、胆（由本经直接联系，胆为本腑）。

（6）交会经穴：头维、下关（胃之经脉穴），大杼、上髎、中髎（膀胱之经脉穴），听宫、秉风（小肠之经脉穴），翳风（三焦之经脉穴），大椎、长强（督脉穴），章门（肝之经脉穴），天池（心包之经脉穴）。

（7）本经图解：①胆脉意会图，②胆经经穴图。

胆脉意会图

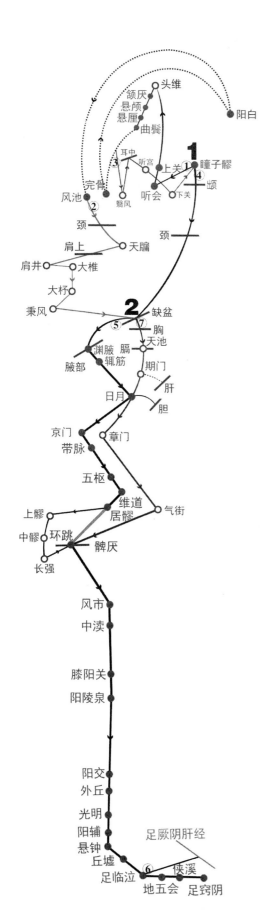

1. 有穴经脉：

①足少阳胆经，起于目锐眦之瞳子髎穴，循耳前之听会、上关，上行达额角（在此交足阳明于其头维穴），下循颔厌、悬颅、悬厘至曲鬓，由曲鬓后行绕耳，经率谷、天冲、浮白、头窍阴，至耳后的完骨穴；自完骨外折，上行过前发际之本神，至额部之阳白，又内折上行，循本经之头临泣、目窗、正营、承灵、脑空，至项后之风池穴。

②自风池下循于颈，循临手少阳之天髎，行手少阳之前，下至肩上，循由本经之肩井穴而交出于手少阳之后，会督脉于其大椎穴，会足太阳于其大杼穴，会手太阳于其秉风穴，向前入缺盆于足阳明缺盆穴之外。

③其支脉（支脉1），从耳后颞颥间（颞颥，指头颅两侧靠近耳朵的部分。），过手少阳之翳风，入耳中，过手太阳之听宫，出走耳前，入足阳明之下关，从下关至目锐眦后瞳子髎之分。

④其支脉（支脉2），自目外瞳子髎之分而下指大迎，合手少阳抵于䪼（眼眶下缘的骨），当颧髎之分，下临颊车下颈，循本经之前，与前之入缺盆者相合，以下胸中（自此内行，"贯膈，……，横入髀厌中"。）。

⑤其直脉（直脉），从缺盆下腋，循胸，历行本经之渊腋、辄筋、日月，循京门、带脉、五枢、维道入居髎穴，由居髎入行足太阳之上髎、中髎及督脉之长强，下入髀厌中，在本经环跳穴之分，与"其内行者"之入髀厌者相合，乃下行髀阳（髀之外侧），行足太阳、足阳明之中，下行过风市，历中渎、膝阳关，出膝外廉，下行外辅骨之前（腓骨之前），过阳陵泉，历行阳交、外丘、光明，直下绝骨之端，循阳辅、悬钟而下，出外踝之前至丘墟穴，循足面之足临泣、地五会、侠溪，入小趾次趾之间，至足窍阴而终。

⑥其支脉（支脉3），从足跗上的足临泣别出，入大趾，循岐骨内，出大趾端，环贯爪甲，出三毛，与足厥阴肝经相交接。

2. 无穴经脉：

⑦其内行者，自缺盆内行下胸，当手厥阴天池穴之分贯膈，足厥阴期门之分络肝，本经日月穴之分属胆而相为表里，循胁里，由足厥阴之章门下行，出足阳明之气街，绕毛际，合于足厥阴，以横入髀厌中（髋关节部），在本经之环跳穴与"其直脉"相合。

注：该意会图所显示的是人体右侧的胆脉。

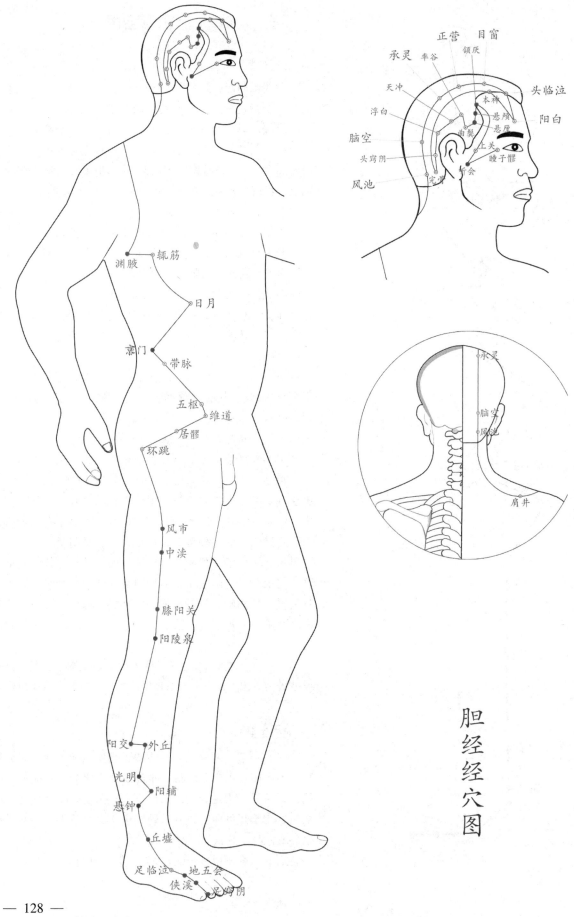

补充：从经络理论上讲，脏腑之间都是以各自的脉络连属对方，从而形成一种独特的"表里关系"（胃与脾、胆与肝、小肠与心、大肠与肺、膀胱与肾，互为表里）。从现代解剖学上讲，肝与胆最为亲近（严振曰：胆居肝之短叶间，盛精三合，为清净之府），且有导管临近相通（导管是指胆囊管、胆总管、肝左管及肝右管），从而成语中便出现了"肝胆相照"这样感人的典故。

经脉的交合与络脉的网络联结，都是以经络为通道，使人体的脏腑产生了许许多多的互益互制的关系。我们常说"中医理论仅能意会而不能言传"，意思是说中医方面的很多问题，如果是讲不明白，打个比方来说就很容易让人明白了。比如"胃病"，有些患者说自己的胃不好，吃东西不爱消化，怕吃凉东西，一吃凉的胃就不舒服，有胃寒的毛病。从脏腑辨证上讲，这些患者不仅是胃有毛病，"胃寒及消化不好"，脾和肾也有毛病。打一个比方说，我们在家里煮粥，胃就好比是锅，肾阳则好比是锅下的火，脾脏则好比搅拌锅里米水用的勺子。由此我们可以假设，如果锅下的火不旺，粥一定就煮不熟，即便煮熟了口感也不会好；如果煮粥时我们不用勺子搅拌几次，煮出的粥就会有米粒结块的现象，即便粥煮熟了也不会很好吃。

过去我们在讲述脏腑功能时经常会说到内脏气，中医大凡言气，都是在强调其功能和作用。肾阳、脾阳也都是气，肾阳不足，胃的腐化作用就差；脾阳不振，胃的消化作用也差。那么，肾阳、脾阳是如何与胃产生联系的呢？它们所依靠的主要是经络……

（二）【病候】

"是动则病，口苦（胆汁上布，故口苦），善太息（胆郁则不舒，故善太息），心胁痛不能转（足少阳之别，贯心，循胁里，故心胁痛不能转），甚则面微有尘（王冰：面尘，谓面上如有触冒尘土之色也），体无膏泽（足少阳之别散于面，胆木病虚则燥金乘之，故面微有尘，体无膏泽），足外反热（足少阳循髀阳出膝外廉，下出外踝之前，今胆经气郁，故足外反热），是为阳厥（少阳厥）。是主骨所生病者，头痛颔痛，目锐眦痛，缺盆肿痛，腋下肿，马刀侠瘿（血脉留滞，热聚生疮，津聚则生瘰疬、瘤属之类疾病。张介宾：马刀，瘰疬也。侠瘿，侠颈之瘤属也），汗出振寒（少阳居三阳之中，故阳盛则汗出，风盛则振寒，为疟），疟，胸胁肋、髀膝外至胫、绝骨外髁前及诸节皆痛，小指次指不用（皆少阳经之所过，少阳主筋，筋病及骨，故病者诸节皆痛，小指次指不用）。"（《灵枢·经脉》）

韩冰凌注："是动则病"，是病在气，是由经气的异动所引起一些病证，有虚有实，其实者病因多在外。"是主骨所生病者"，是病在肾，盖肾主骨，为水脏，水生木，今肾水虚而不能生肝胆木，则肝胆病矣，故经曰"是主骨所生病者"。又如肝胆皆病，或肝病及胆，或胆病及肝，其病皆能逆传于肾，即子病及母，肾主骨，故曰"是主骨所生病者"。张介宾曰："胆味苦，苦走肾，故胆主骨所生病。又骨为干，其质刚，胆为中正之官，其气亦刚，胆病则失其刚，故病及于肾。凡惊伤胆者骨必软，即其明证。"论述不同，道理亦明。

马莳注："及其动穴验病，则为口苦，以胆汁苦味也。为善太息，胆气不舒也。为心胁痛不能转侧，脉循胁里出气街也。甚则面微有尘，体无膏泽，脉所历处，少阳气郁为病也。足外反热，脉循髀阳出膝外廉，下外辅骨，抵绝骨下外踝也。是胆本属少阳，而阳气上厥使然也。凡此皆主骨所生病耳。又有诸病之生，或出本经，或由合经。为头痛，脉行于头也。为颔痛，脉加颊车也。为目锐眦痛，脉起于目也。为缺盆中肿痛，脉入缺盆支合缺盆也。为腋下肿，脉从缺盆下腋过胁也。为马刀侠瘿，皆头项腋胁所生之疮。为汗出，少阳有火也。为振寒疟，少阳为一阳，居阳之里，内有三阴，乃半表半里，故为振寒疟。为胸胁肋、髀膝外至胫、绝骨外髁前及诸节皆痛，皆脉所经历处也，为小指之次指不能举用。"（《灵枢注证发微·经脉》卷二）

"少阳所谓心胁痛者，言少阳盛也。盛者，心之所表也，九月阳气尽而阴气盛，故心胁痛也。所谓不可反侧者，阴气藏物也。物藏则不动，故不可反侧也。所谓甚则跃者，九月万物尽衰，草木毕落而堕，则气去阳而之阴，气盛而阳之下长，故谓跃。"（《素问·脉解》）

张介宾注："少阳之脉下胸中，循胁里，故心胁痛者，以少阳之气盛也。然少阳属木，木以生火，故邪之盛者，其本在胆，其表在心，表者标也。胆有相火，心有君火，火墓在戌，阳不胜阴，则心胁为痛，故应九月之气。阴邪凝滞，藏伏阳中，喜静恶动，故反侧则痛。九月万物尽衰，草木毕落，是天地之气去阳而之阴也。人身之气亦然，故盛于阴分则所长在下。其有病为跳跃者，以足少阳脉下出足之外侧，阴复于上阳鼓于下也，故应九月之气。"（《类经·疾病类》卷十四）

"少阳之厥，则暴聋，颊肿而热，胁痛，䯒不可以运（䯒，即胫骨，兼指小腿）。"（《素问·厥论》）

马莳注："足少阳胆经之厥，卒暴耳聋者，以其脉下耳后，其支者从耳后入耳中出走耳前也。颊肿者，以其脉之下大迎加颊车下颈也。胁痛者，以其脉下腋循胸过季胁下合髀厌中也。䯒不可以运者，以其脉直下抵绝骨之端，下出外踝之前也。"（《灵枢注证发微·经脉》卷五）

(三)【针灸】

热病："热病先胸胁痛，手足躁，刺足少阳，补足太阴（《太素》作手太阴）。"（《素问·刺热》）

杨上善注："足少阳脉，下颈合缺盆，下胸中贯膈，络肝属胆，循胁里，过季胁，下外转骨之前，下抵绝骨，循足跗下至指间。手太阴上属肺，从肺出腋下，故胸胁痛手足躁，刺此二脉也。"（《太素·五脏热病》卷二）

王冰注："此则举正取之例，然足少阳木病而泻足少阳之木气，补足太阴之土气者，恐木传于脾也。胸胁痛，丘墟主之。热病手足躁，经所主治之旨，然补足太阴之脉，当于井荥取之也。"（《重广补注黄帝内经素问·刺热》卷九）

头痛："厥头痛，头痛甚，耳前后脉涌有热（一本云'有动脉'），泻出其血，后取足少阳（后刺足少阳）。"（《灵枢·厥病》）

张志聪注："少阳之上，相火主之，火气上逆，故头痛甚。而耳前后脉涌有热，先泻出其血，而后出其气。此足少阳之气厥，入于头项经脉而为厥头痛也。"（《灵枢集注·厥病》卷十五）

按：在高校中，所学到的大多都是一些框架式理论，相对而言，我们在辨证中所需要的实用型理论学得就太少了。读古医书，最重要的还是要收集和领会一些实用型理论，这对临床辨证是十分要重的。

读完一本书很容易，但是读透一本书就太难了，尤其是读古医书。仅是一本《黄帝内经》和一本《伤寒杂病论》，诚实的人恐怕没有一个人敢说自己读精了，也领悟透了。读古医书，要根据实际需要和当时兴趣节选段落来读，不要一连贯地将一本书读完。阅读中要将一些辨证理论收集起来，并将其所汇集的交合性理论整理出来，就像几何书中的定理一样，为以后的辨证论病和辨证施治服务。临床中诊脉是第一步，也是辨证的基础和条件，可以说脉象是将实用型理论、交合性理论引入临床的重要环节。

我们在《灵枢·杂病》中读了有关足少阳经的段落，现将当中的一些句子摘录出来，以供大家解读：

① "膝中痛，取犊鼻，以圆利针，发而间之（针刺时要稍留针）。"

② "聋而不痛者，取足少阳（刺足少阳经）；聋而痛者，取手阳明。"

③ "腰痛，痛上寒，取足太阳阳明；痛上热，取足厥阴；不可以俯仰，取足少阳。"

④ "喜怒而不欲食，言益小，取足太阴；怒而多言，取足少阳。"

⑤ "痿厥为四末束悗（音 mèn，同闷），乃疾解之，日二。不仁者十日而知，无休，病已止（韩冰凌注：痿厥乃手足经脉被邪气所困束而使其经气不能正常交接运行所引起的病证，针刺不仅能去除邪气还能疏通经气，《内经》将这类疗法的治疗机理形象地比喻为"拔刺、雪污、解结、决闭"。针治此证通常都是每日两次针，手足不仁者十天就可能恢复知觉，其间针刺不要间断，病去了才可以停针）。"

十二、足厥阴肝经

(一)【循布】

"肝足厥阴之脉,起于大指聚毛之际(后世很多书中都写作聚毛之上,滑寿曰:足大指爪甲后为三毛,三毛后横纹为聚毛),上循足跗上廉(跗,指脚背),出内踝一寸,上踝八寸,交出太阴之后,上腘内廉,循股阴(大腿内侧)入毛中(阴毛中),过阴器(后世很多书中都写作环阴器,阴器指男女性交之器官,男子指阴茎,女子指阴道),抵小腹(后世很多书中皆写作少腹),挟胃,属肝络胆,上贯膈,布胁肋,循喉咙之后,上入颃颡(杨上善:喉咙上孔名颃颡),连目系(张介宾:目内深处为目系),上出额,与督脉会于巅「在此之后,《甲乙经·十二经脉络脉支别》中,有一个版本有'其支别者,与太阴、少阳结于腰髁夹脊下第三第四骨孔中'之内容」。其支者,从目系下颊里,环唇内(滑寿:前此连目系,上出额。此支从目系下行于任脉之外,本经之里,下颊里,交环于口唇之内);其支者,复从肝别贯膈,上注肺(滑寿:此交经之支,从期门属肝处别贯膈,行食窦之外,本经之里,上注肺中,下行至中焦,挟中脘之分,以交于手太阴也)。"(《灵枢·经脉》)

(1) 有穴经脉:肝经起于足大趾毫毛际的大敦穴(又名水泉、大顺,系肝经之井穴,在此受足少阳之交),上循脚背上廉,历本经之行间(系肝经之荥穴)、太冲(又名大冲,系肝经之输穴、原穴),入内踝前一寸之中封穴(又名悬泉,系肝经之经穴),上行过踝,经内踝上三寸脾经之三阴交(足太阴穴),行本经之蠡沟(又名交仪,系肝经之络穴)、中都(又名中郄、太阳,系肝经之郄穴),在内踝上八寸处交出于足太阴,此后过本经之膝关,上腘内廉之曲泉穴(肝经之合穴),循阴股(股内侧),历本经之阴包(又名阴胞)、足五里(原名五里)、阴廉,上会足太阴于其冲门、府舍,入阴毛中,过本经之急脉,左右两脉环阴器上曲骨(耻骨联合),交会任脉于其曲骨穴,深入小腹,浅出又会任脉于其中极、关元穴,侧转上行,循章门(又名胁髎、肘尖、季肋、季胁、脾募等,八会穴之一,脏会章门,又足厥阴、足少阳之交会穴,脾之募穴)至期门之所(又名肝募,肝经之募穴,又足太阴、足厥阴、阴维脉之会穴),转内行。

(2) 无穴经脉:内行经脉,①其横行部分,循章门至期门之所而转内行,挟胃,属肝,下临足少阳日月之所络胆。②其上行部分,自期门穴内转,上行贯膈,循行于足太阴食窦穴之外、大包穴之里,散行于胁肋;又上行,临足少阳之渊液,至手太阴云门之下;又上行,上循足阳明人迎之外,循喉咙之后入颃颡;从颃颡前转,循于足阳明大迎、地仓、四白之外,上对足少阳头临泣之里,上行至目,内连于目系;从目系上行,出额头,上行于头临泣之里,左右两脉在头顶部与督脉交会。③其支脉(指从肝经之"横行部分"别出的支脉),从目系别出,下行于颊里(颊内),环行于唇内。④其支脉(指从肝经之"上行部分"别出的支脉),从属肝处别出,复贯膈,上注于肺,继转下行入中焦,挟中脘之分,交于手太阴肺经。

(3) 本经穴位:大敦、行间、太冲、中封、蠡沟、中都、膝关、曲泉、阴包、足五里、阴廉、急脉、章门、期门(单经14穴)。

(4) 经过器官:生殖器、喉咙、颃颡、目系、口唇

(5) 经过器官:肝、胆、胃、肺(由本经直接联系,肝为本脏),肾(由肾经联系,"其直者,从肾上贯肝膈"),脑(由督脉联系,"与督脉会于巅")。

(6) 交会经穴:天池(心包之经脉穴),三阴交、冲门、府舍(脾之经脉穴),曲骨、中极、关元(任脉穴)。

(7) 本经图解:①肝脉意会图,②肝经经穴图。

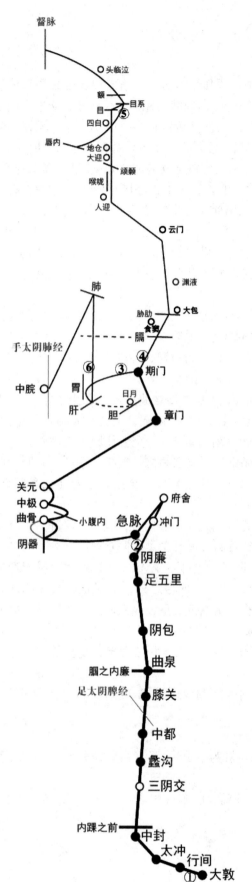

肝脉意会图

1. 有穴经脉：

①肝经起于足大趾毫毛际的大敦穴，上循脚背上廉，历本经之行间、太冲，入内踝前一寸之中封穴，上行过踝，经内踝上三寸脾经之三阴交，行本经之蠡沟、中都，在内踝上八寸处交出于足太阴，此后过本经之膝关，上腘内廉之曲泉穴，循阴股，历本经之阴包、足五里、入阴廉穴。

②出阴廉上会足太阴于其冲门、府舍，入阴毛中，过本经之急脉，左右两脉环阴器上曲骨，交会任脉于其曲骨穴，深入小腹，浅出又会任脉于其中极、关元穴，侧转上行，循章门至期门之所，从期门之所分两路而转为内行。

2. 无穴经脉：

③从期门之所转内行，横行挟胃，属肝，下临足少阳日月之所络胆。

④从期门之所转内行，上行贯膈，循行于足太阴食窦穴之外、大包穴之里，散行于胁肋；又上行，临足少阳之渊液，至手太阴云门之下；又上行，上循足阳明人迎之外，循喉咙之后入颃颡；从颃颡前转，循于足阳明大迎、地仓、四白之外，上对足少阳头临泣之里，上行至目，内连于目系；从目系上行，出额头，上行于头临泣之里，左右两脉在头顶部与督脉交会。

⑤其支脉，从目系别出，下行于颊里，环行于唇内。

⑥其支脉，从属肝处别出，复贯膈，上注于肺，继转下行入中焦，挟中脘之分，交于手太阴肺经。

注：该意会图所显示的是人体左侧的肝脉。

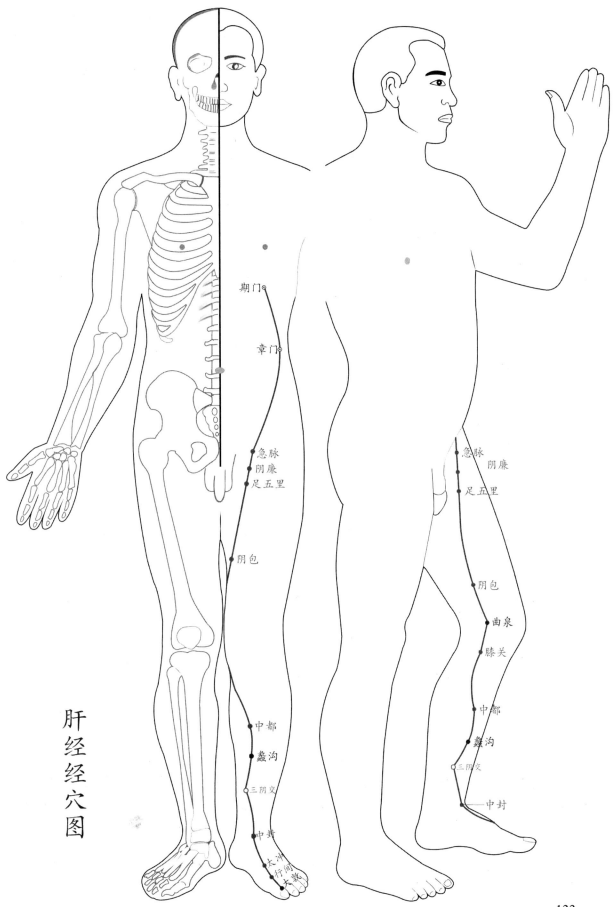

注：从十二经脉的循布情况中可以看出，十二经的走行与交接是有规律的：手三阴经从胸中循上肢内侧走向手，交接于手三阳经；手三阳经则从手指沿上肢外侧走至头面，交接于足三阳经（故曰"头为诸阳之会"）；足三阳经从头面分别下循于背腰（足太阳）、胸腹（足阳明）、季胁（足少阳），又分别下循于下肢的后侧（足太阳）、前外侧（足阳明）、外侧（足少阳），交于足三阴经；足三阴经则从足趾上循于下肢内侧，在胸部或腹部交接于手三阴经。十二经脉的有序交接，使其共同组成一个相对密闭的交通系统，继而古代有"十二经本一脉"之说。

（二）【病候】

"是动则病，腰痛不可以俯仰，丈夫㿉疝（杨上善：㿉，谓丈夫少腹寒气成，积阴器之中而痛也；疝，谓寒积气上入少腹而痛也。病在少腹，痛不得大小便，病名曰疝也。），妇人少腹肿（肝脉抵少腹也），甚则嗌干（肝脉循喉咙之后，上入颃颡也），面尘脱色（肝脉从目系下颊里也）。是肝所生病者，胸满（肝脉贯膈注肺也）、呕逆（肝脉挟胃也）、飧泄（肝主疏泄，肝气虚则飧泄、遗溺，实则闭癃、狐疝），狐疝（足厥阴气逆也）、遗溺、闭癃（肝脉过阴器也）。"（《灵枢·经脉》）

韩冰凌注："是动则病"，是病在气，是由经气的异动所引起一些病证，有虚有实，实者病因多在外。"是肝所生病者"，是病在肝，其病或起于肝，或由经气内传于肝。由经气内传于肾者，是气病及肝及血，是气病之后由其所引起的一些病证。盖肝主疏泄，主筋，亦主藏血，其脉挟胃、贯膈、上注肺等，故是肝所生病者，"胸满、呕逆、飧泄、狐疝、遗溺、闭癃"，诸病皆可能生焉。

张介宾注："足厥阴之别者，与太阴少阳之脉，同结于腰髁下中髎、下髎之间，故为腰痛。<刺腰痛>篇曰：厥阴之脉令人腰痛，腰中如张弓弩弦。足厥阴气逆，则为睾肿卒疝，妇人少腹肿，即疝病也。肝脉循喉咙之后，上入颃颡，上出额，其支者，从目系下颊里，故为此病（甚则嗌干，面丽脱色）。足厥阴经，肝所生病也，本经上行者挟胃贯膈，下行者过阴器抵小腹，故为此诸病（胸满、呕逆、飧泄、狐疝、遗溺、闭癃）。"（《类经·疾病类》卷十四）

"厥阴所谓㿉疝，妇人少腹肿者，厥阴者辰也，三月阳中之阴，邪在中，故曰㿉疝少腹肿也。所谓腰脊痛不可以俯仰者，三月一振荣华，万物一俯而不仰也。所谓㿉癃疝肤胀者，曰阴亦盛而脉胀不通，故曰㿉癃疝也。所谓甚则嗌干热中者，阴阳相薄而热（相薄，即相搏），故嗌干也。"（《素问·脉解》）

"厥阴之厥，则少腹肿痛，腹胀，泾溲不利，好卧屈膝，阴缩肿，骺内热（骺，即胫骨）。"（《素问·厥论》）

张介宾注："足厥阴之脉，抵少腹侠胃，故厥则少腹肿痛而腹胀。其脉环阴器，故泾溲不利，阴缩而肿。肝主筋，为罢极之本，故足软好卧而屈膝。其下者，行足胫内侧，故骺内为热。"（《类经·疾病类》卷十五）

"厥阴终者，中热嗌干，喜溺心烦，甚者舌卷卵上缩而终矣。"（《灵枢·始终》）

张志聪注："厥阴木火之气欲绝，故中热嗌干也。肝所生病者遗溺，善溺者，肝气下泄也。心烦者，包络之气上炎也。"（《素问集注·诊要经络论》卷三）

"肝胀者，胁下满而痛引小腹。"（《灵枢·胀论》）

按：大凡言经络病，皆与气血及其运行等情况有关。经脉为病，由气而起者，《内经》常以"是动则病……"来讲述；由血或其它所生者，则常以"…所生病者……"来讲解。关于肝经病候，在成书比《黄帝内经》还要早的《足臂十一脉灸经》中就有这样的内容："其病，病脞瘦（人体局部多处消瘦），多尿，嗜饮，足跗肿，足痹……"。由于我们着重讲的是十四经脉，关于络脉病候和经筋病候，本书并没有安排章节作细致性的讲解。但是读者需要知道，络脉为病或经筋为病，其症候与经脉病候并不相同，有兴趣的读者可以查阅《内经》中的相关内容。

（三）【针灸】

心脏病："肝热病者，小便先黄，腹痛多卧身热，热争则狂言而惊，胁满痛，手足躁，不得安卧，庚辛甚，甲乙大汗，气逆则庚辛死。刺足厥阴少阳，其逆则头痛员员，脉引冲头也。"（《素问

·刺热篇》）

张志聪注："肝主疏泄，故小便赤黄。肝脉环阴器抵少腹而上，故腹痛也。肝藏魂，魂伤，故多卧。木火主气，故身热也。此言内因之病，始在气分，先下而上，内而外也。热争者，寒与热争也。此言外淫之邪，内干五脏，与内因之热，交争而为重病也。外因之邪，内干五脏者，即＜阴阳应象论＞中之所谓天之邪气，感则害人五脏是也。盖风寒之邪，始伤皮毛，留而不治，则入于肌腠以及于经脉，留而不治，则内干五脏。故曰治五脏者，半死半生也。与内因之热交争而为重病者，即＜玉机论＞之所谓传化有不以次入者，忧恐悲喜怒，令不得以其次，故令人有大病者是也。谓外感风寒之邪，内伤五脏，移皆有次，又因五志内伤，故令不得以次相传，致令人有大病也。魂伤则狂言，东方肝木，其病发惊骇。肝脉布胁肋，故胁满痛。风木之热甚，故淫于四末也。人卧则血归于肝，肝气伤而不能纳血，故不得卧也。病在肝，加于庚辛，庚辛不死，起于甲乙。大汗者，正胜邪而外出也。气逆者，热淫而反内逆也，当刺足厥阴少阳。黄帝曰：外因之病，难易之治奈何？伯高答曰：形先病而未入于脏者，刺之半其日；脏先病而形乃应者，刺之倍其日，此外内难易之治也。夫形先病而未入脏者，谓外因之邪，未内入而与脏热交争也。脏先病而形乃应者，谓五脏之热，出于身形，而与外热相应也。盖邪并而逆于内者难治，内热出而外合于形身之间，刺之易愈也。员员，周转也。此言肝脏之热发于外，而与邪热相应，热甚而上逆于头，故头痛而员转也。盖三阳之脉，上循于头，肝热与少阳交争，因脉引而上冲于头也。当知病在气者关于脉，病在脉者关于气，脉气之道，大宜体会。"（《灵枢集注·刺热篇》卷五）

头痛："厥头痛，头脉痛，心悲喜泣，视头动脉反盛者，刺尽去血（刺去其血，以泻其邪），后调足厥阴。"（《灵枢·邪气脏腑病形》）

张介宾注："头脉痛者，痛在皮肉血脉之间也。心悲善泣者，气逆在肝也。故当先视头脉之动而盛者，刺去其血以泻其邪，然后取厥阴肝经而调补之，以肝脉会于巅也。"（《类经·针刺类》卷二十一）

腰痛："腰痛，痛上寒，取足太阳、阳明；痛上热，取足厥阴。"（《灵枢·杂病》）

杨上善注："腰痛上热，补当腰足太阳、足阳明脉。腰痛上寒，泻当腰足厥阴脉。"（《太素·腰痛》卷三十）

张介宾注："上寒上热，皆以上体言也。寒刺阳经，去阳经之阴邪。热刺厥阴，去阴中之风热也。"（《类经·针刺类》卷二十二）

按：腰痛之"痛上寒"，杨上善是以虚而论补，故曰"补当腰足太阳、足阳明脉"；张介宾是以实而论泻，故曰"寒刺阳经，去阳经之阴邪"。腰痛之"痛上热"，杨上善是以实而论泻，故曰"泻当腰足厥阴脉"；张介宾亦以实而论泻，故曰"热刺厥阴，去阴中之风热也"。

对此有些读者难免要疑问，两者的说法哪个是对的，哪个是错的？从理论上讲，两者的论述都是正确的，只是辨证思路有所不同而已。由于辨证思路的不同，临床治疗由此出现了差异。至此问题的交点便转到了临床辨证上，并以虚实辨证为核心。

在《中医寸口诊法》中我们讲过，"脉象是联系病因和病证的中间环节，是中医辨证中的一座信息桥梁"。临床辨证之前我们要诊患者的寸口脉，其脏腑及其经脉的虚实情况都会反映在寸口脉上。只要脉诊得准，我们就不难辨别其虚实，临床施治补泻也就有了依据，这是辨证的基础条件。

腰痛："厥阴之脉令人腰痛，腰中如张弓弩弦（张介宾注：'肝主筋，肝病则筋急，故令腰中如张弓弩弦。'），在腨踵鱼腹之外（腨，指小腿肚。踵，指足跟。鱼腹，是说腨之形如鱼腹），循之累累然，乃刺之。其病令人善言，默默然，不慧，刺之三痏。"（《素问·刺腰痛》）

王冰注："足厥阴脉，自阴股环阴器，抵少腹。其支别者，与太阳、少阳结于腰髁下狭脊第三第四骨孔中（划线这部分内容在《灵枢·经脉》中并没有体现，但在《甲乙经·十二经脉络脉支别》中，有一个版本有"其支别者，与太阴、少阳结于腰髁夹脊下第三第四骨孔中"），其穴即中髎、下髎，故腰痛则中如张弓弩之弦也。如张弦者，言强急之甚。腨踵者，言脉在腨外侧，下当足跟也。腨形势如卧鱼之腹，故曰鱼腹之外也。循其分肉，有血络累累然，乃刺出之。此正当蠡沟穴分，足厥阴之络，在内踝上五寸，别走少阳者，刺可入同身寸之二分，留三呼，若灸者可灸三壮。厥阴一经作居阴，是传写草书厥字为居也。厥阴之脉，循喉咙之后，上入颃颡，络于舌本，故病则善言。风盛则昏冒，故不爽慧也。三刺其处，腰痛乃除。"（《重广补注黄帝内经素问·刺腰痛》卷十一）

心痛："心痛，引小腹满，上下无定处，便溲难，刺足厥阴。"（《灵枢·杂病》）

张志聪注："足厥阴肝脉，抵小腹，别贯膈，上注肺。心痛引小腹满者，厥阴之经络上逆也。上下无定处，溲便难者，厥阴之气逆也。此经气并逆，当刺足厥阴之经，经脉通则气亦疏利矣。"（《灵枢集注·杂病》卷三）

悟：读古代医书时一定要将一些辨证理论和辨证经验收集整理出来，并将其所汇集的交合性理论和辨证结论记在心里，为以后的辨证推病和辨证论治服务。在读《伤寒论·辨厥阴病脉证并治》时，我们读到了一些重要的段落，现将当中的一些句子摘录出来供大家解读：

①"厥阴之为病，消渴，气上撞心，心中疼热，饥而不欲食，食则吐蛔，下之利不止。"

②"厥阴中风，脉微浮为欲愈，不浮为未愈。"

③"厥阴病欲解时，从丑至卯上（从丑时至卯的上半个时辰）。"

④"厥阴病，渴欲饮水者，少少与之（与 yǔ，指给予），愈。"

第二篇 经络系统理论

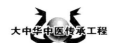

第一章 经络系统理论

…… …… ……

第二节 十四经脉（下）

…… …… ……

十三、任脉

十四、督脉

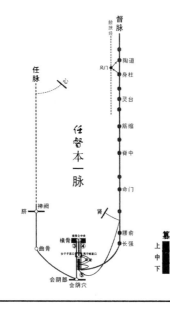

十三、任脉

(一)【循布】

"任脉者,起于中极之下(杨上善注:'中极之下,即是胞中,亦是胞门子户。'),以上毛际,循腹里,上关元,至咽喉,上颐(颐 yí,俗称面颊),循面入目(①)。"(《素问·骨空论》)

"冲脉、任脉皆起于胞中,上循背里(《甲乙经》作脊里),为经络之海(冲脉合任脉入走督脉,故为经络之海)。其浮而外者,循腹又上行,会于咽喉,别而络唇口。"(《灵枢·五音五味》)

①张介宾注:"中极,任脉穴名,在曲骨上一寸。中极之下,即胞宫之所,任、冲、督三脉皆起于胞宫而出于会阴之间。任由会阴而行于腹,督由会阴而行于背,冲由会阴出,并少阴而散于胸中。故此自毛际行腹里、关元、上至咽喉、面目者,皆任脉之道也。"(《类经·经络类》卷九)

(1) 无穴经脉:任脉起于中极之下"胞宫之所",分两路前行和后行。其前行部分,由"胞宫之所"下行,浅入会阴部(会阴穴盘踞于此,乃任脉之始处。任脉的前行部分自会阴穴入行于有穴经脉,循经上行,终于本经之承浆穴),由会阴穴前转上行,直至廉泉穴,别出两络,再上承浆穴(此前为正脉,划线部分是有穴经脉)。自廉泉穴处别出的两络(从此为络脉之行),左右旁行绕唇口,依次对称交出于本经之承浆穴与督脉之龈交穴,再行左右,循面入目,下络于目下足阳明之承泣穴。其后行部分,与冲脉一起自胞中后转上行("胞宫之所"即是胞中),入行脊里而与督脉交会,任、冲、督三脉交会同行,故为"经络之海"。

(2) 有穴经脉:任脉的前行部分,自会阴部出会阴穴(任脉之别络,任、督、冲三脉所起之处,督脉、冲脉之交会穴),行曲骨(足厥阴与任脉之交会穴),上毛际(外指少腹),循腹里(内指胞中),过中极(系小肠之募穴,又为足太阴、足少阴、足厥阴三经与任脉的交会穴)、关元(系膀胱之募穴,又为足太阴、足少阴、足厥阴三经与任脉的交会穴),上循石门(系三焦之募穴)、气海(系强壮要穴之一)、阴交(系足少阴、冲脉与任脉的交会穴)入脐里(任脉之神阙穴踞此),经神阙、水分、下脘(系足太阴脾经与任脉的交会穴)、建里、中脘(系胃之募穴,为八会穴之一,腑会中脘,又为手太阳、手少阳、足阳明与任脉的交会穴)、上脘(系手太阳小肠经、足阳明胃经与任脉的交会穴)、巨阙(系心之募穴)、鸠尾(系任脉之别络)、中庭、膻中(又名上气海、胸膛,系心包之募穴,为八会穴之一,气会膻中,又为足太阴、足少阴、手太阳、手厥阴与任脉的交会穴)、玉堂、紫宫、华盖、璇玑,上循咽喉(任冲二脉在此交会),过喉中央之天突与廉泉(此二穴系阴维脉与任脉的交会穴),上至承浆穴而终(承浆,系任脉、督脉、手阳明大肠经、足阳明胃经之交会穴)。

(3) 本经穴位:会阴、曲骨、中极、关元、石门、气海、阴交、神阙、水分、下脘、建里、中脘、上脘、巨阙、鸠尾、中庭、膻中、玉堂、紫宫、华盖、璇玑、天突、廉泉、承浆(任脉上共有24个单穴)。

(4) 联系脏器:胞宫、脊髓(冲脉、任脉皆上循于脊里,脊里即脊髓之所居、督脉之所循也,故为经络之海)、咽喉、口唇、眼。

(5) 交会经穴:承泣(胃之经脉穴),龈交(督脉穴)。元代有文献记载,说任脉与手太阴之列缺穴相通。

(6) 本经图解:①任脉意会图,②任脉经穴图。

按:有关任脉之起处,《内经》中一说任脉起于"中极之下"(《素问·骨空论》中曰:'任脉者,起于中极之下,以上毛际……'),一说任脉起于"胞中"(《灵枢·五音五味》中曰:'冲脉、任脉皆起于胞中,上循背里,为经络之海。其浮而外者,循腹又上行,会于咽喉,别而络唇口。'背里,《针灸甲乙经·奇经八脉》中作脊里)。那么中极之下及胞中,具体指的是哪里?

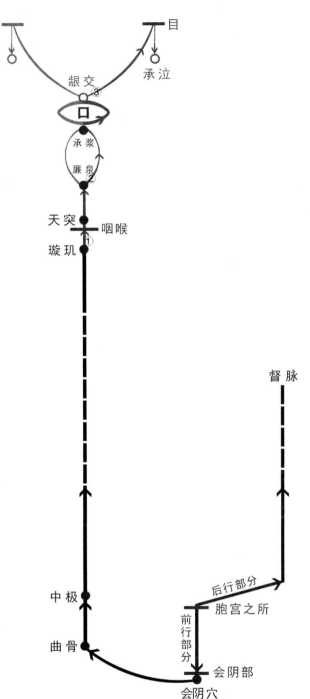

任脉意会图

任脉起于中极之下"胞宫之所",分两路分别前行和后行。

1. **前行部分:**

自"胞宫之所"下行,浅入会阴部,出会阴穴前转上行,直至承浆穴。

① 其间出璇玑上循咽喉,过喉中央之天突入廉泉;

② 而后从廉泉穴处别出两络,左右旁行绕唇口,依次对称交出于本经之承浆穴及督脉之龈交穴;

③ 出龈交再行左右,循面入目,下络于目下足阳明经之承泣穴。

2. **后行部分:**

"胞宫之所"即是胞中,任脉与冲脉一起自"胞中"后转上行,入脊里而与督脉交会,一并上行而为"经络之海"。

3. **注解:**

胞宫之所,女子相当于子宫口、尿道内口及其连带部分,男子相当于尿道内口、精室孔及其联合部分。

胞中,指胞的核心部分,有时也称"胞宫"。就脏腑言,胞当指男女之尿脬;就生殖器官言,胞当指女子之子宫、男子之精室。

《太素·任脉》中曰"会厌之脉,上经任脉,但中极之下,即是胞中,亦是胞门子户,是则任脉起处同也。"——杨上善曰"中极之下即是胞中,亦是胞门子户……胞下为膀胱,膀胱包尿,是以称胞,即尿脬也。"。

《重广补注黄帝内经素问·骨空论》中曰"中极之下者,言中极从少腹之内上行而外出于毛际而上,非谓本起于此也。"——王冰曰"中极之下,乃指少腹之内。"。

《素问注证发微·骨空论》中曰"中极者,脐下四寸,起于中极之下,则始于会阴穴也。"——马莳曰"任脉起于中极之下,是始于会阴穴。"

《类经·经络类》中曰"中极之下,即胞宫之所（内指）,任冲督皆起于胞宫,而出于会阴之间（外指）。"——张介宾曰"中极之下,即是胞宫之所（张介宾的"任冲督皆起于胞宫"之论,与众医家所公认的"冲任督三脉,一源而三枝"之论点相合）。"

我个人以为,张介宾所说的"胞宫（内指）",这里的"宫"当指胞的核心部分,故胞宫有时也可解释为"胞中"。于是就脏腑言,胞当指男女之尿脬;就人体生殖器官言,胞当指女子之子宫、男子之精室。但是"胞宫之所"就不是指胞的核心部分,而是指胞宫的核心部分的所属部位（属指连属）。是而张介宾所说的"胞宫之所",所对应的当是女子之子宫口、尿道内口及其连带部分,男子之尿道内口、精室孔及其联合部分。这时"胞宫之所",就其位置而言,与杨上善所说的"胞门子户"相当,胞门即尿道内口,子户即子宫口,男子则指精室孔。

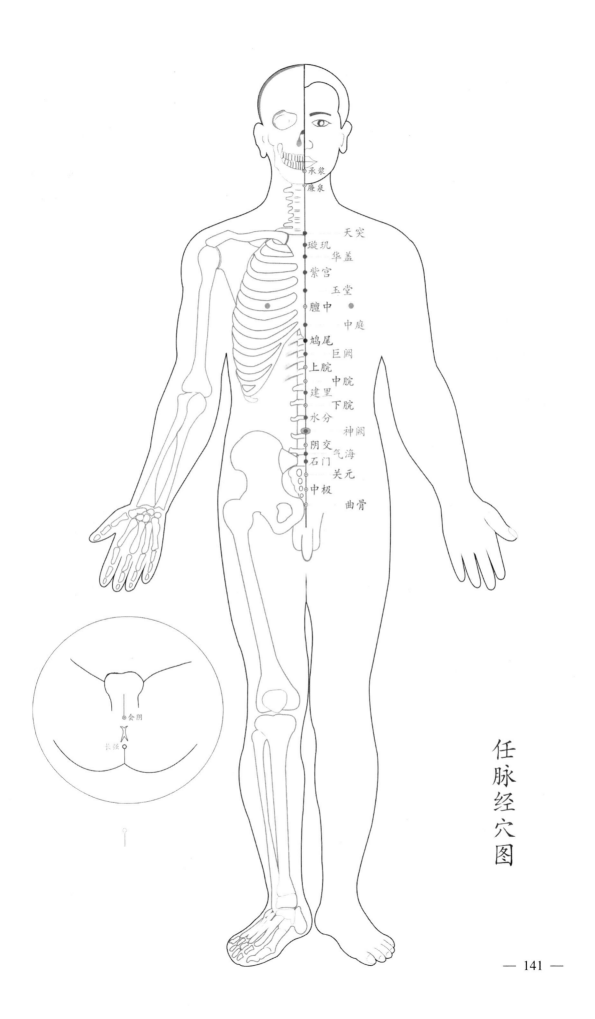

任脉经穴图

(四)

(二)【病候】

"任脉为病,男子内结七疝(刘钟衡注:'七疝者,一冲疝,二狐疝,三㿗疝,四厥疝,五瘕疝,六癀疝,七癃癃疝'),女子带下瘕聚(瘕聚又名症瘕、积聚,指人体内的病块。张志聪注:'瘕者,假血液而时下滋沫;聚者,气逆滞而为聚积也。')。"(《素问·骨空论》)

"横寸口边丸丸,此为任脉。苦腹中有气如指,上抢心,不得俯仰,拘急,脉来紧细实长至关者,任脉也。动苦少腹绕脐下,引横骨,阴中切痛,取脐下三寸(即关元穴)。"(《脉经·平奇经八脉病》卷二)

"任脉内舍,结固不化之阴。苦腹中有气如指,上抢心,不得俯仰,拘急,脉来紧细实长至关者,任脉也。动苦少腹绕脐下,引横骨,阴中上系脏腑,则为腹中之疝,下入厥阴,则为睾丸之疝。"(《证治准绳·杂病》卷六)

"结喉痈,生于嗌外正中,一名猛疽,属任脉及手太阳、少阴三经。"(《外科大成》卷二)

"带下之病,由任脉虚损,任脉为经脉之海,产后血气劳损,未平复,为风冷所乘,伤于任脉。"(《诸病源候论》卷四十四)

按:奇经八脉,除了任脉、督脉有本经的腧穴外,其它六脉都没有,于是古医家将任督二脉与十二经脉统称为十四经脉。任脉为阴,督脉为阳,二脉犹如"天地之子午",一前一后,总领一身之阴阳,从而有"任脉为阴脉之海、督脉为阳脉之海"之说。

任脉乃阴脉之海,在女子任冲二脉则与月经、生育等有关。对此,在宋代的一本名为《圣济总录》的书中就有论述。诸如,

在"月经"方面,曰"①论曰妇人以冲任为经脉之海。手太阳小肠之经、手少阴心之经,此两经相为表里,主于为月水。若劳伤经脉,冲任既虚,不能制其气血,故令月水来而不断也。②论曰女子二七而天癸至,任脉通,月事以时下。若禀受不足,或任冲为风寒所搏,致令血气凝滞,不能应时而下,久不治则劳疾。③女子冲任气虚,经络不和,其血应至而未至,未至而先至,或断或续,或多或少,血色有异,是月水不调之证也。"(《圣济总录》卷一百五十一)

在"生育"方面,曰"论曰妇人所以无子者,冲任不足,肾气虚寒也。《内经》谓女子二七天癸至,任脉通,太冲脉盛,阴阳和,故能有子。若冲任不足,肾气虚寒,不能系胞,故令无子。"(《圣济总录》卷一百五十三)

(三)【针灸】

癫狂:"实则腹皮痛(邪气有余而实,则腹皮必痛),虚则痒搔(正气不足而虚,则痒而搔之),取之所别也(韩冰凌注:任脉之所别名为会阴,在两阴间,其别络散于腹,故病腹皮痛或痒,痛者为实,痒者为虚)。"(《灵枢·经脉》)

十四、督脉

(一)【循布】

"督脉者,起于少腹以下骨中央(横骨之中央),女子入系廷孔(张志聪注:'廷孔,阴户也。溺孔之端,阴内之产门也。此言督脉起于少腹之内,故举女子产户以明之,当知男子之督脉亦起于少腹内宗筋之本处也,故下文曰其男子循茎下至篡,与女子等'),其孔(韩冰凌注:廷,古时皆指神圣、尊贵之地,故在女子廷孔是指子宫口。此言'其孔',是指廷孔所属之孔,是说女子廷孔之外还有一孔,是以子宫孔与阴道内端相衔接,故指阴道外口),溺孔之端也(韩冰凌注:女子阴道外口与尿道外口相邻接,合并为一处,并统于阴唇内,故溺孔之端是兼指阴道外口与尿道外口耳。但在男子,溺孔之端则是指尿道内口,此处以篡与精室孔相邻接,就像两室以墙壁邻接一样,非指尿道外口;它所对应的,前方乃少腹部宗筋之本处,下方乃两阴之间的会阴部)。

其络(督脉之别络,左右别出对称行。盖古人视奇经为奇络,故督脉之支脉亦可称为别络),

循阴器（韩冰凌注：阴器指男女性交之器官，即女子之阴道，男子之阴茎。其所循部位，女子为阴道口，男子为阴茎根部），合篡间（韩冰凌注：篡，在女子外指两阴之间的连结部位，内指连结尿道与阴道的纽带部分，篡内深处为下极；在男子则指在膀胱与外肾之间连结尿道内口、精室孔及外肾的纽带部分，男子阴茎的根部连结于篡。篡间，在女子前后言外指前后阴之间的连结部分，上下言内指连结尿道与阴道的纽带部分的中间段位，其下乃下极之所；在男子上下言指在膀胱与外肾之间连结尿道内口、精室孔及外肾之纽带部分的中间段位，位置在精室之下），绕篡后（又左右对称行，绕合于篡后。此处的篡后，位置在男女会阴部的内里深处），别绕臀（别转绕臀，左右对称行），至少阴（行至足少阴之分），与巨阳中络者合少阴（与巨阳中络者一同合于足少阴之脉，诸脉并行。巨阳，即足太阳。巨阳中络者，即张介宾所说的'足太阳之脉，外行者过髀枢，中行者挟脊贯臀'中的中行者，是从足太阳之'从腰中下挟脊，贯臀入腘中'别出的络脉，为逆行，即其行与其经脉相反），上股内后廉，贯脊，属肾（参肾脉之经脉内行1、2）。

与太阳起于目内眦（韩冰凌注：全句当是'督脉与太阳起于目内眦者'。督脉前行于任脉之道而与任并行，循腹上行，'入喉，上颐，环唇，上系两目之下中央'，而后从承泣穴处别出，独上目内眦，与足太阳之起于目内眦者相合，与其并行，故经曰'与太阳起于目内眦'），上额交巅顶，入络脑，还出，别下项，循肩膊内，挟脊，抵腰中，入循膂，络肾（参膀胱脉之"直脉"）。其男子循茎下至篡（韩冰凌注：此处的篡当指篡的下段，称其下极，向下对应的是会阴部。此后的循布情况与女子相同，于是后文曰'与女子等'），与女子等（指在男子督脉循阴茎下至篡后，以后的循布情况与女子等）。其少腹直上者（即督脉的前行部分），贯脐中央，上贯心，入喉，上颐，环唇，上系两目之下中央（参任脉之前行部分）。"（《素问·骨空论》）

"颈中央之脉，督脉也，名曰风府（被称作风府的这部分督脉的'从风府到龈交'这段督脉，与《难经·二十八难》中所讲述的那部分督脉，合起来就是督脉的有穴路径）。"（《灵枢·本腧》）

"督脉者，起于下极之腧（下极之腧，在此是指督脉后行所起之位置，指穴即会阴穴，又名屏翳、下极，乃一处多名又一穴多名耳，故滑寿曰'下极之腧，两阴之间，屏翳处也。屏翳两筋间为篡，篡内深处为下极'），并于脊里（即并行于督脉），循背上至风府（督脉之穴）。"（《难经·二十八难》）

（1）无穴经脉：督脉起于小腹以下横骨之中央，女子入系于子宫口，子宫口衔接于阴道而外通于阴道外口，女子阴道外口与尿道外口合并则为一处，皆统于阴唇内，故而经曰"其孔，溺孔之端也"。督脉之别络（督脉之别络，女子从子宫孔处别出，男子从精室孔处别出，左右对称行。古人视奇经为奇络，于是督脉的支脉也可以称作别络），绕阴器（女子之阴道，男子之阴茎），合于篡间（篡间，在女子前后言外指两阴之间的连结部分，上下言内指连结尿道与阴道的纽带部分的中间段位，其下乃下极之所；在男子上下言则指在膀胱与外肾之间连结尿道内口、精室孔及外肾之纽带部分的中间段位，位置在精室之下），从篡间分出，男子则循阴茎根部下至篡（此处的篡当指篡的下段，称其下极，向下对应的是会阴部。此后的循布情况与女子相同，于是后文曰'与女子等'），此后皆与女子等，别绕臀（别行绕臀，左右对称行），至足少阴之分，与巨阳中络者一同合于足少阴（与巨阳中络者一同合于足少阴之脉，三脉并行），与足少阴并行，上股内后廉，贯脊，属肾（参肾脉之经脉内行1、2）。督脉之从少腹直上者（即督脉的前行部分），与任脉并行，贯脐中央，上贯心，入喉，上颐，环唇，上系两目之下中央（参任脉之前行部分，但任脉没有'上贯心'）。督脉与足太阳之起于目内眦者（即督脉之支络从承泣穴处别出，左右上目内眦，与足太阳之起于目内眦者相合，而后并行，故经曰'与太阳起于目内眦'），一起并行，上额头，交巅顶（督脉百会穴之属），入络于脑，还出，别转下项，循肩膊内（肩胛内侧），与手足太阳、手足少阳一起会于足太阳之大杼穴，挟脊，抵腰中，入循膂，络肾（参膀胱脉之直脉）。

（2）有穴经脉：督脉（督脉的后行部分），自长强（又名尾骨、骶骨等，为督脉之络穴，别走任脉；又为足少阴、足少阳之所结会，为其交会穴）并脊里上行（并脊里即并督脉也），历经腰俞

（又名腰户、髓俞、髓孔等）、腰阳关（一名阳关）、命门（又名精宫、竹杖）、悬枢、脊中（又名脊俞、脊柱）、中枢、筋缩（一名肺底）、至阳、灵台、神道（又名脏俞、冲道）、身柱（一名智利毛、尘气等）、陶道（足太阳与督脉的交会穴）、大椎（又名百劳、上杼，系手足三阳经与督脉的交会穴）、哑门（又名舌厌、舌根、暗门等，系督脉与阳维脉的交会穴）入风府穴（又名舌本、鬼枕、鬼穴等，系足太阳、督脉、阳维脉的交会穴）；自风府穴入脑，还出循脑户（又名会额、合颅、匝风等，系足太阳与督脉的交会穴）、强间（一名大羽）、后顶（一名交冲），上巅至百会（又名巅上、岭上、三阳五会等，系手足三阳经与督脉的交会穴）；出百会循前顶、囟会（又名囟上、囟门、顶门、鬼门、前百会等）、上星（又名明堂、思堂、神堂、鬼堂等）、神庭（一名发际，系足太阳、足阳明、督脉的交会穴），又循额中至鼻柱，经素髎（又名面正、鼻准、准头等）、人中（又名水沟、鬼市、鬼宫、鬼客厅等，系手阳明、足阳明、督脉的交会穴）、兑端（一名壮骨），至龈交穴而终（龈交，又名龈缝筋中，系任脉、督脉、足阳明的交会穴）。

  按：众所周知，《内经》理论"纲领性强，宏观性强"，完全可以用"博大精深"四个字概括。但是由于经中词汇甚多，原作中的注解相对又很少，辞义玄奥，如果没有古医家的注解，现代人是很难读懂的，因而阅读难度极大。虽有古代医家的文字解读，但又因作者思路的不同及时代久远，对于同一个词句难免出现不同的解释，这就使词义出现了多义性和不确定性。为了能让现代读者读得顺又读得懂，我们就得对很多注解进行阅读、分析和筛选，以将最具代表性的注解提供给读者，或者附加我们的新注。

  对于前面经文中的"廷孔"一词，明代的中医大家张景岳将其注解为溺孔，清代的中医大家张志聪将其注解为阴户（即阴道外口），且将"溺孔之端"注解为阴内之产门（阴内即阴唇内）。除此还有"篡间"一词，但是篡间的词根是"篡"。张景岳曰"篡，交篡之义，谓两便争行之所，即前后二阴之间也。"，张志聪曰"篡，前后阴相交之处。"，两者所注基本同义。但张景岳所说的"篡，交篡之义，谓两便争行之所"，更让人有所启悟。

  既然篡有"交篡之义"，除了解释为"两便争行之所"之外，我们是否还会有其它合理性的解释，比如"……相接之所"，等等？冰凌同志认为，督脉前行与任脉之循路同，后行并于脊里，侧行合足少阴，故而"起于少腹以下横骨之中央，女子入系廷孔"中的廷孔，当与女子生殖器官有关。古时大凡言"廷"，都是指神圣、尊贵之地，于是冰凌将"廷孔"注解为女子之子宫口，男子之精室口。

  对于"篡"，冰凌同志的注解是"篡，在女子外指两阴之间的连结部位，内指连结尿道与阴道的纽带部分；在男子则指在膀胱与外肾之间连结尿道口、精室孔及外肾的纽带部分，男子阴茎的根部连结于篡。"，继而将篡间加注为"篡间，在女子前后言外指前后阴的中间部分，上下言内指连结尿道与阴道之纽带的中间段位；在男子上下言则指在膀胱与外肾之间连结尿道口、精室孔及外肾之纽带的中间段位，位置当在精室之下。"。于是经文中的"循阴器合篡间"，便可以加注为"女子循阴道，外合于前后阴之间；男子循阴茎根部，内合于精室之下。"。这里的阴器是指男女性交之器官，故女子指阴道而男子则指阴茎。

  说"女子循阴道，外合于前后阴之间"，是因为女子阴道上通于子宫口；说"男子循阴茎根部，内合于精室之下"，是因为经文之后段还有一句"其男子循茎下至篡"。这说明在男子身上，督脉之络"循茎下至篡"之前，还要前行络绕腹内宗筋之本，然后循茎下至篡，但是此处的篡当指篡间下方之篡处，位置在会阴部的内里深处，又称下极。

  以上是冰凌同志对"廷孔、篡、篡间"等加的新注，除了加新注之外，还有一个极具代表性的问题要解决，就是前面经中所说的"……至少阴，与巨阳中络者合少阴"。这里的"合"指的是什么，督脉合少阴之后又是如何运行？

  "合"指脉之交合，交合之处，对本经之气而言气发于穴，对它经之气而言则是气注于穴，脉气会有"相注现象"，但不是不分彼此，有些经脉交合之后很快就会分行，有些经脉则要并行一个或多个区段。并行之时未必都会有脉气相注现象，脉气相注的结果是一方可以不同程度地影响另一方，但不是完全融入另一方。以督脉的前行部分的运行为例，经曰"任脉者，起于中极之下，以上毛际，循腹里，上关元，至咽喉，上颐，循面入目。"(《素问·骨空论》)，又曰"督脉者，起于少腹以下骨中央，……其少腹直上者，贯脐中央，上贯心，入喉，上颐，环唇，上系两目之下中央"(《素问·骨空论》)。对比中发现，督脉的前行部分的运行路径与任脉基本相同，也可以说督脉是循任脉之道而行。细心的读者还会发现，督脉前行时"贯心"，任脉并没有"贯心"这个环节，这说明督脉并行于任脉之时两者相对是独立的，通常并没有不分彼此、相互约束等的情况。

由于督脉的穴位大多都分布在脊部，任脉的穴位基本上都分布在人体前部的正中线上，因而很少有人考虑督脉的前行部分，便孤立地对待任脉和督脉的有穴部分，从而使经络辨证不能全位而不利于针灸选穴。故杨上善曰："……上鼻上，下项，下至骶骨，气发于穴，余行之处并不发之穴也。有人见此少腹直上者，不细思审，谓此督脉以为任脉，殊为未当也。"(《太素·骨空》)

（3）本经穴位：长强、腰俞、腰阳关、命门、悬枢、脊中、中枢、筋缩、至阳、灵台、神道、身柱、陶道、大椎、哑门、风府、脑户、强间、后顶、百会、前顶、囟会、上星、神庭、素髎、人中、兑端、龈交（督脉上共有28个单穴）。

（4）联系脏器：肾、胞宫、阴道（女子）、阴茎（男子）、脊髓、鼻、眼、口唇、喉咙、脑（由本经直接联系，肾为本脏）。

（5）交会经穴：会阴、承浆（任脉穴），风门、大杼（膀胱经脉穴，又督脉之别络）。元代有文献记载，说督脉与手太阳之后溪穴相通。

（6）本经图解：①督脉意会图，②督脉经穴图。

(二)【病候】

"督脉为病，脊强反折（督脉行于脊中，故督脉为病，脊强反折而不能屈伸也）。"(《素问·骨空论》)

"此生病，从少腹上冲心而痛，不得前后，为冲疝。其女子不孕、癃痔、遗溺、嗌干。督脉生病治督脉，治在骨上（王冰注：'骨上，谓腰横骨上毛际中曲骨穴也，任脉、足厥阴之会'），甚者在脐下营（王冰注：'脐下，谓脐之下同身寸之一寸阴交穴，任脉、阴冲之会'）。"(《素问·骨空论》)

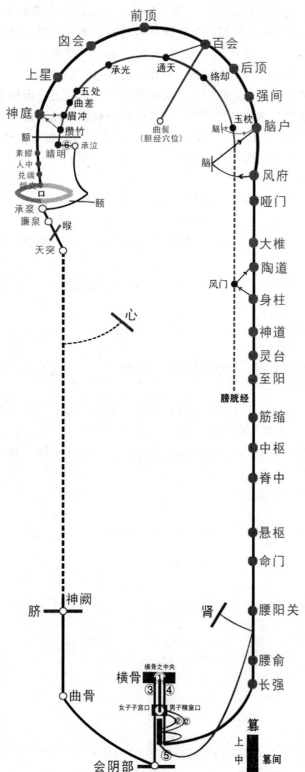

督脉意会图

1. 无穴经脉：

①督脉起于小腹以下横骨之中央，女子入系于子宫口，男子入系于精室孔。

②其络1，女子自子宫口处别出两络，左右对称行，绕阴道，合于篡间，入下极，女子篡间之下乃下极之所；男子自精室孔处别出两络，左右对称行，绕阴茎，合于篡间，男子篡间在精室之下，复别左右，络腹内宗筋之本，循阴茎根部下至篡，此处的篡指篡的下段，谓之下极。

2. 有穴经脉：

③其前行部分（参考任脉），从起处之横骨之中央入会阴部，前转上行，并行于任脉，"贯脐中央，上贯心，入喉，上颐，环唇，上系两目之下中央(承泣穴之分)"，其循路与任脉基本相同，但是督脉贯心。

④其后行部分，从起处之横骨之中央入下极，出下极循长强，并脊里上行，历经腰俞、腰阳关、命门、悬枢、脊中、中枢、筋缩、至阳、灵台、神道、身柱，过足太阳之风门，循陶道、大椎、哑门入风府；自风府穴入脑，还出循脑户、强间、后顶、上巅至百会穴；出百会循前顶、囟会、上星、神庭、循额中至鼻柱，经素髎、人中、兑端，至龈交穴而终。

⑤其络2，从下极别出，左右对称行，绕合于篡后，别转绕臀部，至股内后廉足少阴之分，与巨阳中络者合于足少阴之脉，与足少阴并行，贯脊，属肾（参考肾脉）。

⑥其络3，从目下承泣穴处别出，上目内眦，与足太阳之起于目内眦者相合，并行，故经曰"与太阳起于目内眦，上额，交巅顶，入络脑，还出，别下项，循肩膊内，挟脊，抵腰中，入循膂，络肾。"（参考膀胱脉意会图）。

3. 注解：

阴器:指男女性交之器官，即女子之阴道，男子之阴茎。其所循部位，女子为阴道口，男子为阴茎根部。

篡:在女子外指两阴之间的连结部位，内指连结尿道与阴道的纽带部分，篡内深处为下极；在男子则指在膀胱与外肾之间连结尿道内口、精室孔及外肾的纽带部分，男子阴茎的根部连结于篡。篡可分为上中下三个部分，中部为篡间，下部为下级（如图）。

篡间:在女子前后言外指前后阴之间的连结部分(即会阴之里)，上下言内指连结尿道与阴道的纽带部分的中间段位，其下乃下极之所；在男子上下言指在膀胱与外肾之间连结尿道内口、精室孔及外肾之纽带部分的中间段位，位置在精室之下。

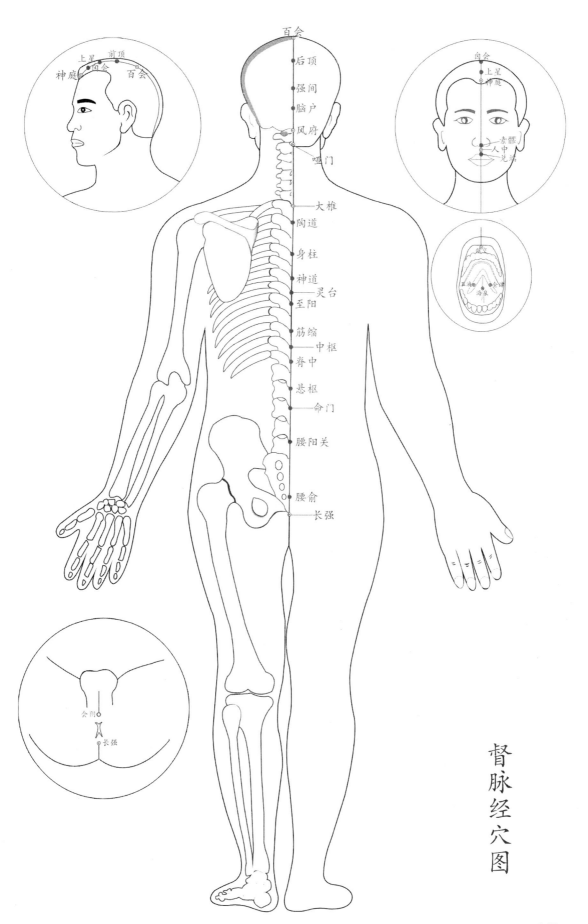

督脉经穴图

悟：古医书中的"任冲督三脉，一源而三岐"之理论，对中医的辨证与施治具有指导意义。马莳曰"任冲督三脉，一源而三岐，督由会阴而行背，任由会阴而行腹，冲由气冲而行足少阴，惟督脉由会阴而起，而会阴在于少腹之下，横骨之中央。"，又曰"其督脉为病者，又如任脉之病，从少腹上冲心而痛，不得前后为冲疝。其女子所生之病，一如任冲之病，为癃为痔，为遗溺，为嗌也。究而言之，所以谓之任脉者，以女子赖此任养也，故曰女子不孕也。所以谓之冲脉者，以其气上冲也，故自其生病，少腹上冲心而痛也。所以谓之督脉者，以其督领经脉之海也。由此三用，故其脉相交引，病亦互名耳。且此督脉为病而欲治之者，治在横骨之上，毛际之中，名曰曲骨穴者是也。病之甚者，则在脐下营，乃阴交穴耳。"（《素问注证发微·骨空论》）。

相仿，经脉的交合理论，对临床辨证也同样具有指导意义。以督脉为例，《周氏经络大全·督脉经病药》中曰"实则脊强虚头重，只因二支膀内藏。六脉紧急督家病，病在气分同太阳，虚实却与膀胱等。"，讲的就是由督脉与足太阳的交合所产生的辨证联系。

俞琰曰："人身血气，往来循环，昼夜不停，医书有任督二脉，人能通此二脉，则百脉皆通。"唐·王冰有"督领经脉之海"之说，清·黄元御有"任督本一脉"之论，由此可见，督脉对全身经脉都起着督统作用。因而人体的很多疾病，大多都可以取督脉穴进行治疗，尤其是西医难以诊治的某些疑难疾病，比如"番证（番，应加'疒'字旁）、痧证、经络风证"等，只要操作得法针灸取效可谓是立竿见影。

（三）【针灸】

脊强、头重、头颤："实则脊强（邪气有余而实，则脊必强），虚则头重（正气不足而虚，则头必重，甚者头重难支）。高摇之（①②），挟脊之有过者（有过者，指有过之脉，邪气之所客也），取之所别也（取督脉之所别，名为长强）。"（《灵枢·经脉》）

①马莳注："邪气有余而实，则脊必强；正气不足而虚，则头必重，且头重难支，必从高而摇之。此皆挟脊之有病所致也，皆当取此穴以治之耳，长强在脊骶端。"（《灵枢证治发微·经脉》卷二）

②张介宾注："此经上头项，走肩背，故其所病如此。头重高摇之，谓力弱不胜而颤掉也，治此者当取所别之长强。"（《类经·经络类》卷七）

按：中医辨证是以八纲辨证为主，中医诊病则以四诊为全。四诊即"望闻问切"，各有分工，亦各有特色。比如"实则脊强，虚则头重"，可以靠脉诊来推理（此为切），也可以靠询问来了解（此为问）；"头重高摇之（督脉虚则头重，高抬头则摇颤），谓力弱不胜而颤掉也"，可以靠观察来了解（此为望）。

其实"切"有两层意思，一是指诊寸口脉等，二是指切按人体的某些部位。颈椎病，有的颈项强，筋肉僵硬，此症多由风寒所致，当属于实；有的颈项乏力，皮肉驰软，此症多由虚热及营弱津虚所致，当属于虚。对颈项的检查，我们都会采取"捏、摸、切、按"，这些也都在中医的"切诊"范畴。

切诊患者的颈项部位，如果项部皮肉硬厚，初次针刺时就用泻法，针后最好能拔罐；如果项部皮肉松弛，初次针刺时就用平补平泻法，针后大多都不宜拔罐。不过这两种情况都要酌服用一些中药，采取"表里同治"的治疗策略，表治颈项，里治腑脏。临床时一定要通过脉诊进行脏腑辨证、表里辨证和虚实辨证等，切不可盲目地用针、用灸或者用药。

第二篇 经络系统理论

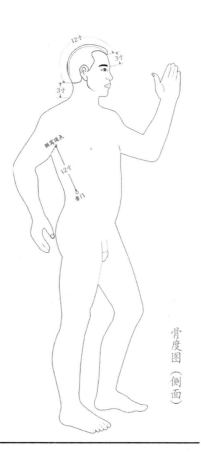

骨度图（侧面）

第二章 腧穴定位方法

第一节 经脉循布的平面展示

一、经脉循布的平面认识

二、经脉图示的基本内容

第二节 腧穴定位的基本方法

一、解剖标志定位法

二、骨度折量定位法

三、同身尺寸定位法

第三节 实用型针灸解剖挂图

第二章 腧穴定位方法

前面我们讲过：经脉分"体内通路和体表通路"两个部分，体内通路大多都能够通达脏腑，气血的运营在此不需要周转，故而没有穴位；体表通路则是将气血运营于形身的主要通道，需要多处周转，故而有许多穴位。穴位又称穴道、腧穴、气穴等，是气血运行中的周转之处，好比古代的"驿站"，气血在这里要做一个相对短暂的"涡漩"，时间既不宜过长也不宜过短，因而过长或过短皆为病。由于穴位是针灸"调理气血、扶正祛邪"之要处，虽说呈空间分布，但它的居处空间却很小，因而腧穴的定位问题就成了本章中的重点内容。

第一节 经脉循布的平面展示

一、经脉循布的平面认识

从整个身体来讲，人体的经络是呈空间分布的，因而穴位的居处或者说盘踞也同样具有空间性。由于是人体，因而我们不能采用对待机械的方法来对待人体的每一个部分，亦不能用肉眼来透视它，所以即便是人体的体表通路，我们也只能用传统的平面图示来展示它。又由于我们仅处在学习和运用阶段，从知识的占有量上讲是没有能力研究这类问题的，因而只能采取"借用"的方式来讲解穴位中的一些问题。

但是我个人认为，古人在解决"腧穴定位"这个问题上，首先是根据人体的某一脏或某一腑的经气运行情况，并借助于溪谷及某些组织体的分布特点，绘制出一幅能够意向地表达其气血走向及其路径的意会图示，并借助文字的表达，以确定这一经脉的循布概况，而后再综合于皮部理论对其络脉进行定域，从而解决其经脉及其大络的定位问题；其次是在经脉的体表通路中找出许多敏感的点，并根据这些点在临床中的治病作用，以及气血在这些点中的"涡漩"情况，再选出最合理、最具功效的点，这些点就是我们所说的经穴。为了填补经穴在治病中的一些不足，继而古人又推出了经外奇穴及阿是穴等理论。此外，《工程》作品的主编韩冰凌同志在气穴理论中还推出了他的扶助穴理论，再度扩展了气穴理论的内涵。

然而我们在书中所见到的体表通路的循布图示，大多都是依据经穴绘制的，也就是将经穴作为连接线段的点，再将这些线段组合起来就成了能够表示有穴经脉的循布路径。至此问题又回到了"经穴的定位"上了，不过读者不必担心，有关经穴的定位问题历代的经络学家早就为我们解决了，只要能按照人体各部的标准寸度进行折算，且能按照穴位书中所讲述的取穴程序进行取穴，就能做到准确取穴了。

二、经脉图示的基本内容

中医所说的经脉图示，通常是指有穴经脉所展示的内容，包括经穴和经循线。经循线是指经穴之间的连线，但它并不能完全代表经脉的实际走向和循布路径。在实际运用中，临床取穴并不都是一步就能到位的，通常都要借助于人体的某些标志，这些标志可能是点，也可能是线。如果是点我们就称其为标志点，如果某些穴位恰巧就在人体的某些标志上，我们就称这些穴位为标志穴，比如乳头上的乳中穴。可是有些穴位不能一步取到，可能需要2~3个过程，如果需要3个过程，那么第一次所取的穴位就叫基础穴，第二次所取的穴位则叫过度穴。

但是这些已被取得的穴位未必都是在一条经脉上，可能分布在两条或两条以上的经脉上。因此，我们通过"实用针灸解剖图"查看某一经穴时，一定要注意分析邻近经穴的位置情况和相邻经脉间的位置关系，不要孤立地对待每一条经脉和每一个经穴。中医理论的精髓是靠悟出来的，光靠死记硬背即便是一时记住了，但也很难记得扎实。为此，我们在讲解"十四经脉循布理论"时推出十四经脉的意会图，其目的就是要引导读者以意象的形式理解和记忆十四经脉循布理论中的一些内容。只要将意会图中的内容都映在脑子里，加上平时的多学多用，映象中的内容就不会轻易地失去，这一点我想读者在前面的理论学习中就已经体会到了。

第二节　腧穴定位的基本方法

最常用的腧穴的定位方法有三种，分别为体表解剖标志定位法、骨度折量定位法和同身尺寸定位法，不同的方法适用于不同的部位。我们要提醒读者注意的是，人体的不同部位的尺寸长度是不相同的，不同部位都有不同的尺寸规定，这些规定通常都是按份数设计的，一份的长度就是一寸。

一、解剖标志定位法

《人体解剖学》根据人体的共性特征，将人体在静止时或做某种姿势时所呈现出的某些局部特征称为解剖标志。解剖标志通常有两种，一种是固定标志，一种是活动标志。

1. 按固定标志定位

固定标志是指人体固有的天然标志，诸如：五官轮廓、发际、指（趾）甲、乳头、脐窝，以及由骨节、肌肉等构筑成的突起、凹陷等。这些固定标志可以帮助我们准确地定取人体的很多穴位，比如：在两眉之间可定印堂穴，在两乳头之间可定膻中穴，在眉头可定攒竹穴，在腓骨头前下方可定阳陵泉穴，等等。

2. 按活动标志定位

活动标志是指人体各部的关节、肌肉、肌腱、皮肤等，随着人体某些部位的活动所呈现出的某些随动标志，诸如：空隙、凹陷、皱纹等。这些随动标志也可以帮助我们准确地定取人体的某些穴位，比如：取听宫穴时需微张口，听宫穴就在耳屏与下颌骨之间；取曲池穴时需屈肘，曲池穴就在肘横纹外侧端凹陷处，等等。

二、骨度折量定位法

骨骼是人体的框架，为了便于定位取穴，古人将人体每一部分的框架骨都规定了长度。这些长度虽说都有固定的单位名称（单位名称为寸，1寸=10分），但是不同部位的单位长度则未必是相同的。如图，

1. 骨度折量规划图

注：侧面的骨度图在前面的彩页上，读者要看一看，这样安排是为了将正面及背面的两个骨度图印得大一些。

2. 骨度折量规划图的文字讲解

（1）头部的骨度折量规定：

①前发际正中—→后发际正中，为12寸（直寸），主要用于确定头部经穴的纵向距离。

②眉间（印堂）—→前发际正中，为3寸（直寸），主要用于确定前发际及头部某些经穴的纵向距离。

③第七颈椎棘突下（大椎）—→后发际正中，为3寸（直寸），主要用于确定后发际及头部某些经穴的纵向距离。

④眉间（印堂）—→后发际正中—→第七颈椎棘突下（大椎），为18寸（直寸），为前三种情况的总合，前后发际不明或异于常人者就按这个规定进行折算。

⑤前两额发角之间，即左右头维穴之间，为9寸（横寸），也就是头维穴与神庭穴之间为4.5寸，主要用于确定头前部经穴的横向距离。

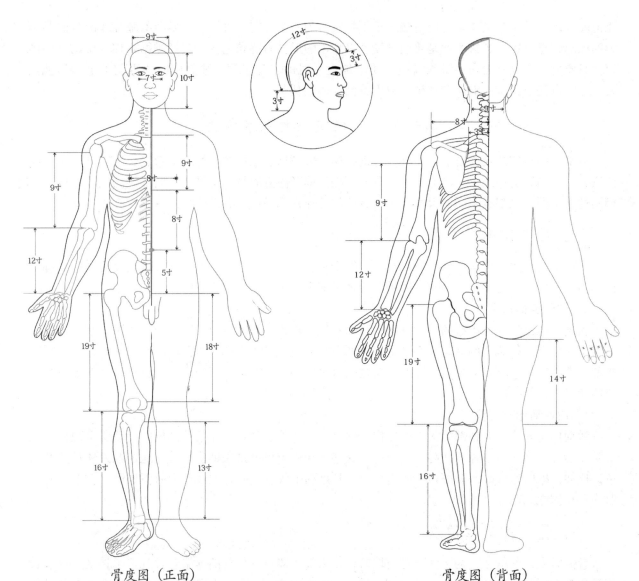

骨度图（正面）　　　　　　　　骨度图（背面）

⑥耳后两乳突之间，即左右完骨穴之间，为9寸（横寸），主要用于确定头后部经穴的横向距离。

（2）面部的骨度折量规定：

①前发际正中—→下巴中线下端，为10寸（直寸），主要用于确定面部经穴的纵向距离。

②两颧骨最高点之间，为7寸（直寸），主要用于确定面部经穴的横向距离。

（3）胸腹胁部的骨度折量规定：

①胸骨上窝（天突）—→胸剑联合中点（中庭），为9寸（直寸），主要用于确定胸部任脉穴等的纵向距离。

②胸剑联合中点（中庭）—→脐中（神阙），为8寸（直寸），主要用于确定上腹部经穴的纵向距离。胸剑联合中点，即指胸骨体和剑突的结合部，又称岐骨，任脉之中庭穴盘踞于此。

③脐中（神阙）—→耻骨联合上缘（曲骨），为5寸（直寸），主要用于确定下腹部经穴的纵向距离。

④两锁骨中点之间（一云两乳头之间），为8寸（横寸），主要用于确定胸腹部经穴的横向距离。

⑤侧胸部腋窝顶点—→第11肋游离端（章门），为12寸（直寸），主要用于确定胁肋部经穴的纵向距离（见侧面图）。

（4）背腰部的骨度折量规定：
①肩胛骨内缘——→后正中线，为3寸（横寸），主要用于确定背腰部经穴的横向距离。
②肩峰缘——→后正中线，为8寸（横寸），主要用于确定肩背部经穴的横向距离。
（5）上肢部的骨度折量规定：
①腋前后纹头——→肘横纹（平肘尖），均为9寸（直寸），主要用于确定上臂部经穴的纵向距离。
②肘横纹（平肘尖）——→腕掌背侧横纹，为12寸（直寸），主要用于确定前臂部经穴的纵向距离。
③腕横纹——→中指本节，为4寸（直寸），图中没有标。
④中指本节——→中指指末，为4.5寸（直寸），图中没有标。
（6）下肢部的骨度折量规定：
①耻骨联合之上缘——→股骨内上髁之上缘（见正面图），为18寸（直寸），主要用于确定下肢内侧大腿部足三阴经穴的纵向距离。股骨内上髁（内辅上），是指膝关节内侧上部的骨突起。
②胫骨内侧髁之下方——→内踝尖（见正面图），为13寸（直寸），主要用于确定下肢内侧小腿部足三阴经穴的纵向距离。胫骨内侧髁（内辅下），是指膝关节内侧下部的骨突起。
③股骨大转子（髀枢）——→腘横纹（见背面图），为19寸（直寸），主要用于确定下肢外后侧大腿部足三阳经穴的纵向距离（臀沟→腘横纹，相当于14寸）。
④臀沟——→腘横纹（见背面图），为14寸（直寸），主要用于确定下肢外后侧大腿部足三阳经穴的纵向距离。
⑤腘横纹——→外踝尖（见背面图），为16寸（直寸），主要用于确定下肢外后侧小腿部足三阳经穴的纵向距离。
⑥外踝尖——→足底，为3寸（直寸），图中没有标。
⑦足长为12寸（长度），图中没有标。

三、同身尺寸定位法

读者可能已经看出来了，骨度折量定位法仅规定了骨的伸展长度，若在骨的横展侧取穴，这种方法就不能独自解决问题了，这时同身尺寸定位法就派上了用场。为了便于应用，古人给同身尺寸做了三点规定：
①将患者的中指桡侧两端纹头之间的距离定为1寸，称之"中指同身一寸"；
②将患者的拇指指间关节的宽度定为1寸，称之"拇指同身一寸"；
③将患者的拇指以外其它四指的并合宽度定为3寸，称之"横指同身三寸"，量取时取中指中节横纹所在的直线。

在规定"③"的基础上，有些书将食指和中指的并合宽度定为1.5寸。我计算了一下自己的食指和中指的并合宽度，以及无名指和小指的并合宽度，结论是：将"食指和中指的并合宽度"设定为1.6寸，且将"无名指和小指的并合宽度"设定为1.4寸，这样才是最合适的。

对同身尺寸定位法，读者还要注意两点：一是这种定位法量出来的仅是大概值，并没有解剖标志定位法和骨度折量定位法那么准确；二是这种定位法所适用的是患者本人的手指，因而医生用自己的手指在患者身上量取穴位之前，一定要将自己的手指和患者的手指作一个比较，并要参考患者的体态，以确定双方指寸的缩放比例。

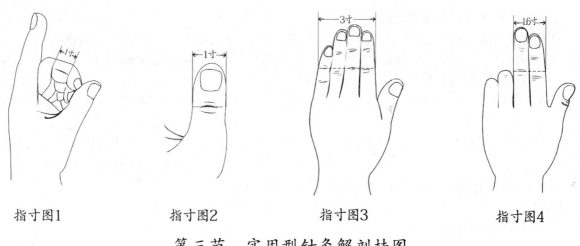

指寸图1　　　　　指寸图2　　　　　指寸图3　　　　　指寸图4

第三节　实用型针灸解剖挂图

在讲解十四经脉的循布理论时，本书中出现了两个图解名称：其一为"人体经络意会图解"，其二为"人体经穴定位图解"。前面我们说过：从经络图解的性能上讲，人体经络意会图解和人体经穴定位图解的相互渗透才是传统意义上的最完整、最完美的实用针灸图解。这是因为，其一"人体经络意会图解"虽说能够很好地展示人体各名经脉的内行及外行情况，从而有效地帮助读者加深记忆和理顺思路，但不能指导读者给经脉定位及取穴；其二"人体经穴定位图解"虽说能够指导读者给经脉定位及取穴，但不能展示人体各名经脉的内行情况。

由于"人体经穴定位图解"是我们自己绘制的，从解剖学上讲，虽说基本标志比较明确但是缺少精确性，因而我们建议读者手中都要有一套绘制十分精确，且带有骨骼、肌肉、神经、血管及人体解剖标志的"实用针灸解剖图解"。这对针灸临床是很有帮助的，不仅能提高取穴的准确性，从而提高针灸的治疗效果，还能提高我们的自信心和求实心。有些穴位书不仅解剖标志不够明确，而且文字讲解还不够具体，读者若要求真就得再查别的资料，这就等于将麻烦推给了读者，这对针灸取穴是十分不利的。所以我说，这样的穴位书仅能适用于推拿按摩、刮痧美容，而不适用于指导针灸取穴。还有一本名为《经络穴位图解手册》的书，将督脉的龈交穴印在了鼻旁，这更是不应该的。

我所使用的"实用针灸解剖挂图"，一套12张（严振国、糜竞华编，李承建绘，上海中医药大学出版社），是上世纪90年代初的作品。这套针灸解剖挂图就很不错，不仅大小适中，标志也都很清晰，查阅起来十分方便。为了能使读者更全面地理会和记忆《内经》中的十四经脉循布理论的主体内容，并能在针灸临床中轻松准确地选取穴位，在我们的《工程》作品中还要推出一部名为《传统理念经络意会图解》的专业书，这部书的电子版本已经呈给了出版社。

第三篇 绿色健身疗法

第一章 体贴健身疗法

第一节 动摩手法与动揉手法

一、动摩手法

(一) 操作要点

(二) 派生手法

二、动揉手法

第二节 推挤手法与夹挤手法

一、推挤手法

(一) 操作要点

(二) 派生手法（动推手法）

二、夹挤手法

(一) 操作要点

(二) 派生手法（挤捏手法）

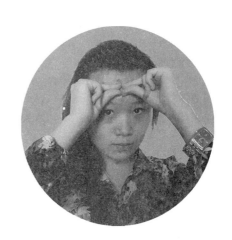

第三篇　绿色健身疗法

绿色健身疗法是对"体贴健身疗法、扶助健身疗法和自力健身疗法"的统称,是人类医疗史上临床操作最体贴、肢体活动最安全、康复活动理念最全面的一类人体功能恢复疗法。此类疗法的突出特点是:体贴安全无损伤,不仅适宜于病人,也适宜于常人,尤其适宜于亚健康人群。

第一章　体贴健身疗法

体贴即给予他人亲情般的关心与照顾,献爱心于别人。体贴健身疗法是一类凝聚推拿、按摩之精华的手动疗法,它是以与人体经络相联系的具有感传效应的十二皮部、十二经筋为施力对象,通过对人体表部组织及脉络的刺激来影响和改善经气运行的一类疗法。在我国古代,它仅作为一种辅助疗法而用于针灸临床。随着人类社会的进步,它又作为一种独特的健身·康复疗法而用于医疗保健;在现代家庭中,它又是一种舒身、健体、祛倦、激性、爽神之方法,也是家庭医疗中不可缺少的一种绿色的传统疗法。

为了引导读者从根本上认识体贴健身疗法的临床作用,我们推出了这一疗法的指导理论,命名为"自身打磨理论"。如今人类正处在科学技术迅猛发展的时代,为了适应社会的发展要求,人们不得不将大部分的时间及精力,投注于工作、学习或其它社会活动中。由于逐日的工作量的增加及人体负载能力的下降,遂使健康人群中的一些人进入了"亚健康状态",从而经常出现头晕、失眠、健忘、乏力等症状。本章所讲解的体贴健身疗法,便是中医祛除亚健康症的最好疗法。

有关"体贴健身疗法"的相关事项,请读者查阅第一篇中的"绿色健身疗法"。

第一节　动摩手法与动揉手法

体贴健身疗法的实施,基本上都得先施"按"这个动作,其次运用最多的手法是"摩",因此很多书都将这类疗法总称为按摩。"按"是一种贴合性的手法,泛泛地讲,是指施手的某些部位与被施部位的贴合性的接触。

一、动摩手法

以手掌、手指或其某一部位,按在被施部位上,以直线、弧线、环线作单程或双程动路,在一定的区域内做贴合性的摩动即为动摩。动摩是一种最典型的按摩手法,此疗法具有"和营卫、化瘀络、通经气、止疼痛、爽精神"等多层功效。

（一）操作要点

1. 施手的贴合部位

对施手的贴合部位的选择,通常有十种情况:手指肚、手指端、指间腹、指根带、大鱼际、小鱼际、掌下侧、掌根、全掌、全手,参"手区图"。

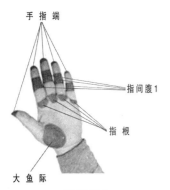 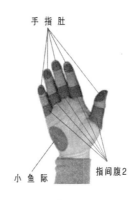 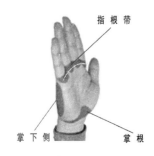

手区图1　　　　　　　　　　手区图2　　　　　　　　　　手区图3

2. 动摩的摩动路线

动摩的摩动路线大致有三种，即直线、弧线、环线。

（1）直线，分单程直线和双程直线：

单程直线是指动摩的路径犹如一段单行的直线型路段，从 A 到 B 又从 A 到 B（共 n 次），图解中用一段直线来表示，符号为"—"。

双程直线是指动摩的路径犹如一段双行的直线型路段，从 A 到 B 后再从 B 到 A（此为一度），或者从 A 到 Bn 次后再从 B 到 An 次（称其 n 度），图解中用两段并行直线来表示，符号为"＝＝"。

（2）弧线，分单程弧线和双程弧线：

单程弧线是指动摩的路径犹如一段单行的弧线型路段，从 A 到 B 又从 A 到 B（共 n 次），图解中用一段弧线来表示，符号为"）"或"（"。

双程弧线是指动摩的路径犹如一段双行的弧线型路段，从 A 到 B 后再从 B 到 A（此为一度），或者从 A 到 Bn 次后再从 B 到 An 次（称其 n 度），图解中用两段并行的弧线来表示，符号为"））"或"（（"。

（3）环线，分单程环线和双程环线

单程环线是指动摩的路径犹如一个单行的环型路段，顺（逆）时针从 A 环行到 A 后再顺（逆）时针从 A 环行到 A（共 n 次），图解中用一个环线来表示，符号为"○"。

双程环线动摩的路径犹如一个双行的环型路段，顺（逆）时针从 A 环行到 A 后再逆（顺）时针从 A 环行到 A（此为一度），或者顺（逆）时针从 A 环行到 An 次后再逆（顺）时针从 A 环行到 An 次（称其 n 度），图解中用一个双环线来表示，符号为"◎"（先顺时针或逆时针动 n 环，再逆时针或顺时针动 n 环）。

3. 动摩的下压力度

动摩的下压力度，通常是以施手感觉指力作用于皮下为适中。但是由于个人体质的不同，体胖的患者可以稍用力，体瘦的患者则要少用力。为了能随机地把握好操作力度，操作者可以在自身相应的部位上做操作体验，体验中以体感舒适的力度为适中。但是临床时的起始力度千万不要大，操作者可以一边询问患者的体感一边增大或调节指力，切不可强行增加力度。

4. 动摩的摩动速度

摩擦能生热，这一点不用解释。可见，摩动速度的大小/快慢与热量的产生有一定的联系：速度慢者肤温，速度快者肤烫，速度在快慢之间者肤热，通常以医生的手感为准。

5. 操作手法分解

（1）指腹动摩，分以下五种情况：

情况一/单指动摩（拇指、食指）：

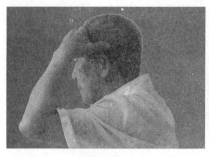 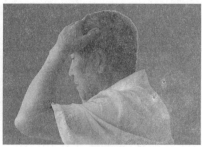 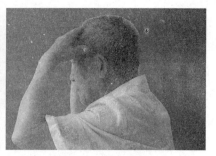

拇指1a　　　　　　　　　　拇指1b　　　　　　　　　　　拇指1c

拇指1（自己鬓角）："○/10"，按环线单程动摩（如图/双手），即拇指从某一处环摩一周后回到初始的动摩区域，然后开始下一度的动摩，共10度。为了能够动摩到整个鬓角，每一度的动摩路径都比较随意。操作时一定要注意双手的对称性和协调性，及时调整好操作力度，并要动摩到整个鬓角。

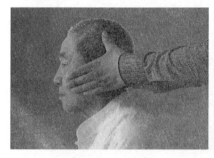 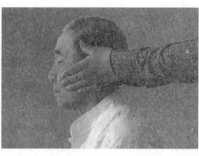 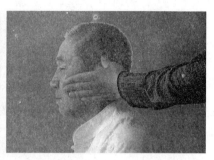

拇指2a　　　　　　　　　　拇指2b　　　　　　　　　　　拇指2c

拇指2（别人鬓角）："◎/5"，按环线双程动摩（如图/双手），即拇指从某一处环摩一周后回到原处，先按顺时针动摩5环，再按逆时针动摩5环。操作时一定要注意双手的对称性和协调性，要及时调整好操作力度，并要动摩到整个鬓角。

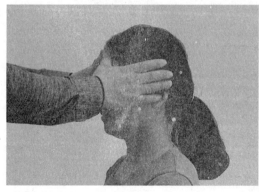 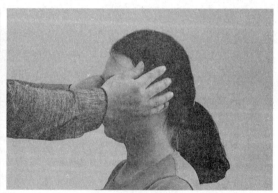

拇指3a　　　　　　　　　　　　　拇指3b

拇指3（别人额部）："—/10"，按直线单程动摩（如图/双手），即拇指从额头中部的某一处动摩到额侧缘曲鬓，然后轻轻地抬起拇指，使指腹刚好离开皮肤，再返回到开始动摩的区域，此为一度；然后开始下一度的动摩，共10度。要动摩到整个额部。

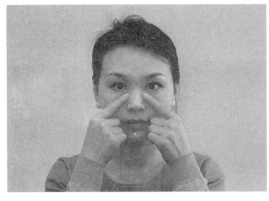 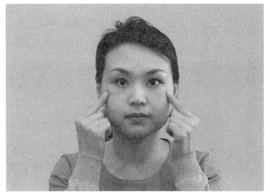

食指1a　　　　　　　　　　　　　　　食指1b

食指1（自己目下眶）："一/10"，按直线单程动摩（如图/双手），即食指从鼻根旁沿目下眶动摩到颧骨外侧，然后轻轻地抬起食指，使指腹刚好离开皮肤，再回到开始动摩的区域，此为一度；然后开始下一度的动摩，共10度。

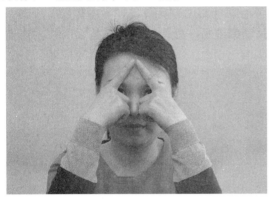 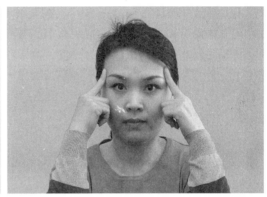

食指2a　　　　　　　　　　　　　　　食指2b

食指2（自己额部）："一/10"，按直线单程动摩（如图/双手），即食指从额头中部的某一处动摩到额侧缘，然后轻轻地抬起食指，使指腹刚好离开皮肤，再回到起始区域，此为一度；然后开始下一度的动摩，共10度，要动摩到整个额部。

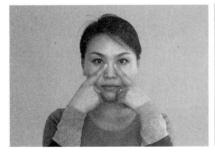 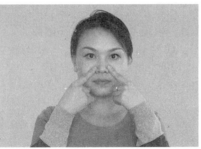 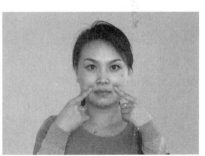

食指3a　　　　　　　　　食指3b　　　　　　　　　食指3c

食指3（自己鼻口旁）："/10"，按弧线单程动摩（如图/双手），即食指从鼻根旁沿鼻侧动摩到口旁，然后轻轻地抬起中指，使指腹刚好离开皮肤，回到开始动摩的区域（此为一度），再开始下一度的动摩，共10度（读者需要注意的是，图解显示是两目平视，如果两目微合，食指从鼻根旁的目内眦处开始动摩，沿鼻侧动摩到口旁，会使双目感觉到特别舒适。）。

注意：在讲解中我们经常提到区和处，区和处的区别是：区的面积大，处在区的区域内；一个指腹接触的面积我们通常都称其为"处"，两个或两个以上指腹接触的面积我们则称其为"区"。在前面的讲解中，我们所涉入的手指有拇指、食指，并没有中指、无名指等。从实际讲，有些操作就是一种习惯，习惯用食指者就用食指，习惯用中指者就用中指，既不要受拘束也不要教条，要学会由一反三，随机变通。

情况二／双指动摩（图解）：

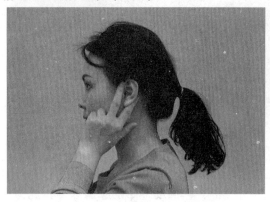 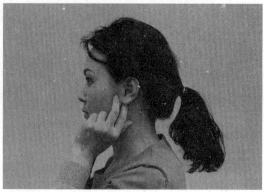

双指 1a　　　　　　　　　　　　　　　双指 1b

双指1（自己耳前耳后）："一／10"，按直线单程动摩（如图／左手），即食中指同时摩动，食指从耳后的某一处动摩到另一处，中指从耳前的某一处动摩到另一处，然后轻轻抬起两指，使指腹刚好离开皮肤，回到起始的区域，此为一度，共10度。

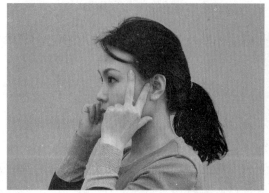 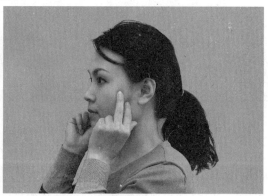

双指 2a　　　　　　　　　　　　　　　双指 2b

双指2（自己耳前太阳）："一／10"，按直线单程动摩（如图／左手），即食中指同时摩动，食指从耳前的耳门穴或听宫穴处开始摩动，中指从太阳穴处开始摩动，双指的动摩路径比较随意，比如食指也可直接动摩到颊部的颊车穴，然后轻轻抬起两指，使指腹刚好离开皮肤，返回到起始的区域，此为一度，共10度。

情况三／三指动摩（颈部、额部）：

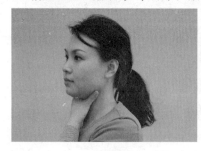 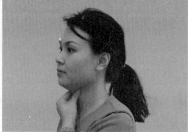 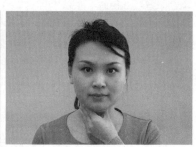

三指 1a　　　　　　　三指 1b　　　　　　　三指 1c

三指1（自己颈部）："一／10"，按直线单程动摩（如图／左手），即拇食中三指同时按着皮肤，左（右）手的食指中指从颈右（左）侧向颈前中区动摩（图1a），左（右）手的拇指从颈左（右）侧向颈前中区动摩（图1b），三指摩到颈前中区时为一度（图1c），共10度。动摩时一定要摩到整个颈部,颈长者可以双手上下排列同时动摩,颈短者仅能单手动摩,可以左右换手。

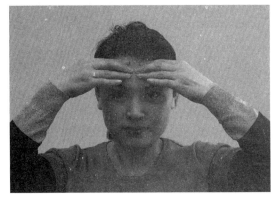 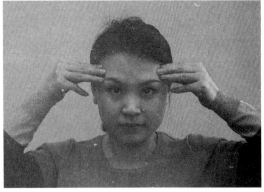

三指 2a　　　　　　　　　　　　　三指 2b

三指 2(自己额部):"—/10",按直线单程动摩(如图/双手),即双手拇指分别贴附在左右侧的鬓角上,双手的中三指对称按在额中区(图 2a),三指同时向额两侧动摩,至额侧边际时为一度(图 2b),共 10 度,动摩时要摩到整个额部。

情况四/四指动摩(头部):

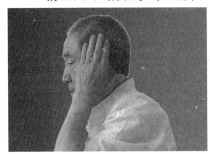 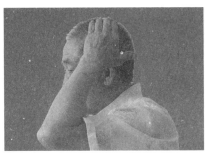 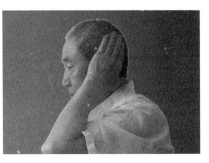

四指 1a　　　　　　　　四指 1b　　　　　　　　四指 1c

四指 1(自己头部):"◎/5",先按顺时针动摩 5 环(如图/左手),再按逆时针动摩 5 环,要动摩到整个头顶。

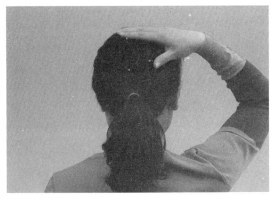 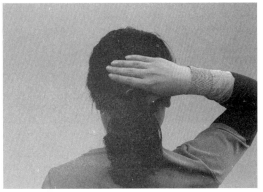

四指 2a　　　　　　　　　　　　　四指 2b

四指 2(自己头部):"—/10",直线单程动摩(如图/右手),从上到下为一度,共 10 度。

情况五/五指抓摩(头部):

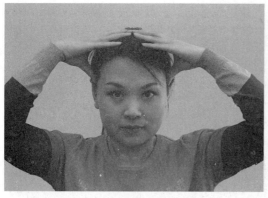
五指1/正面a

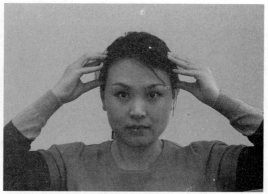
五指1/正面b

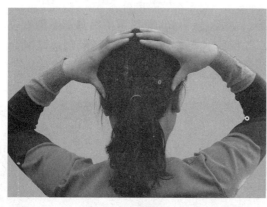

五指1/背面a　　　　　　　　　　　　五指1/背面b

五指1（自己头部）：抓摩手法，双手五指一伸一收为一度，摩10度。

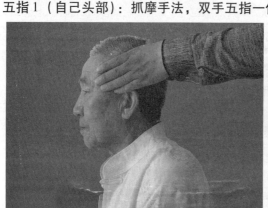
五指2/鬓角a

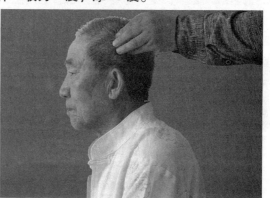
五指2/鬓角b

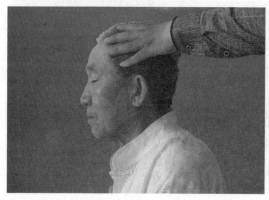
五指2/头顶a

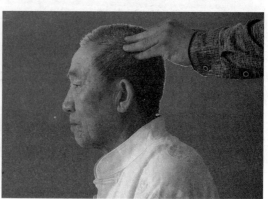
五指2/头顶b

五指2（别人头部）：抓摩手法，双手五指一伸一收为一度，摩10度。

（2）大鱼际，操作图解：

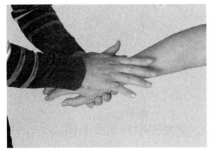 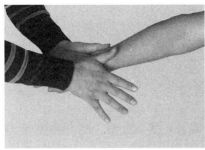 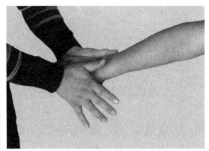

　　　大鱼际 a　　　　　　　　　　大鱼际 b　　　　　　　　　　大鱼际 c

大鱼际（别人手背）："◎／5"，先按顺时针动摩 5 环（如图／右手），再按逆时针动摩 5 环。

（3）小鱼际，操作图解：

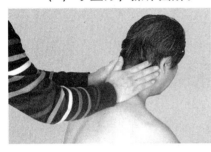 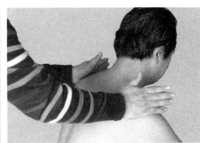 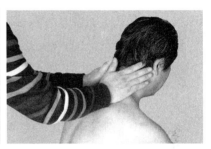

　　　小鱼际 a　　　　　　　　　　小鱼际 b　　　　　　　　　　小鱼际 c

小鱼际（别人肩部）："＝／10"，双手操作，右手一去一回为一度（如图／双手），摩10度。

（4）掌下侧，操作图解：

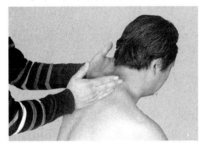 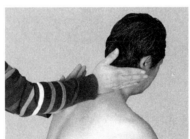 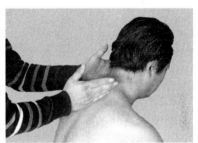

　　　掌下侧 a　　　　　　　　　　掌下侧 b　　　　　　　　　　掌下侧 c

掌下侧（别人项根）："＝／10"，双手操作，右手一去一回为一度（如图／双手），摩10度。

（5）掌根，操作图解：

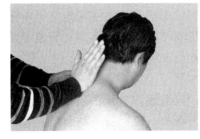 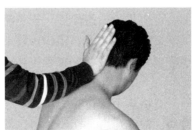 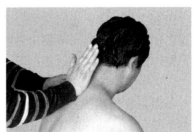

　　　掌根 a　　　　　　　　　　　掌根 b　　　　　　　　　　　掌根 c

掌根（别人项部）："＝／10"，单手操作，一去一回为一度（如图／右手），摩10度。

（6）全掌，操作图解：

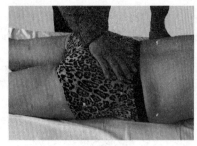 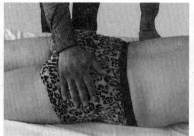 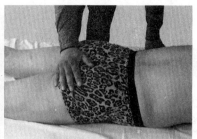

全掌 a　　　　　　　　　全掌 b　　　　　　　　　全掌 c

全掌（别人臀部）："◎/5"，先按顺时针动摩 5 环（如图/右手），再按逆时针动摩 5 环。

(7) 全手，操作图解：

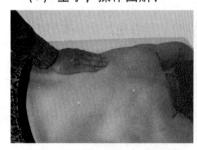 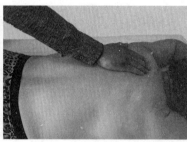 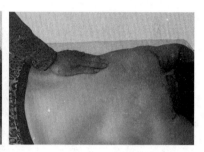

全手 1a　　　　　　　　全手 1b　　　　　　　　全手 1c

全手 1（别人背部）："=/10"，单手双程动摩，一去一回为一度（如图/右手），摩 10 度。

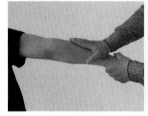 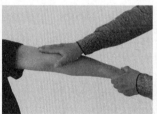 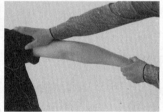 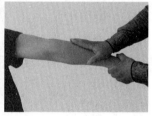

全手 2a　　　　　全手 2b　　　　　全手 2c　　　　　全手 2d

全手 2（别人臂部）："=/10"，单手双程动摩，一去一回为一度（如图/右手），摩 10 度。

（二）派生手法

动摩手法的派生手法，抓摩手法和搓捋手法。

1. 抓摩手法

五指张开，四指或并或分，用指腹按着在皮肤上，以五指反复收伸为操作要点，使指腹在一定区域内做贴合性的摩动即为抓摩。抓摩是一种典型的头部按摩手法，这种按摩手法既适宜于净手操作也适宜于水手操作。其操作图解，请参照"情况五/五指动摩"。

说到水手按摩，说明按摩时手上也可以附带一些介质。于是我们将不带介质的按摩定义为净手按摩，简称干摩；将水手操作的按摩定义为水手按摩，简称水摩；将油手操作的按摩定义为油手按摩，简称油摩。抓摩可以自己做，也可以为别人做，抓摩手法在理发业运用最广。

2. 搓捋手法

施者以指腹夹住被施者的手指干，或以施手握住被施者的臂干，以直线作单程或双程动路，着力在所规化的区间内做较为快速的摩动，前摩为搓，回摩为捋，即为搓捋。搓捋是一种典型的肢部按摩手法，主要用于肢干和指干，具有"软坚散结、松解粘连、舒筋解痉"等功效。

前摩或上摩时酌以掌根施力为搓，后摩或下摩时酌以五指施力为捋。

(1) 区间规化：

按四肢进行规划，上肢即"上臂、前臂、手"，下肢即"大腿、小腿、足"。

（2）操作图解：

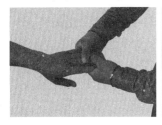 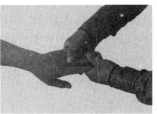 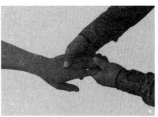 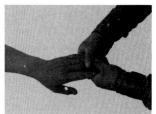

　　搓捋1a　　　　　　　搓捋1b　　　　　　　搓捋1c　　　　　　　搓捋1d

搓捋1（指干部位）："=/5"，搓与捋各施5度（如图/右手）。给指趾搓捋时，拇指用力前摩为搓，拇指稍用力回摩为捋。

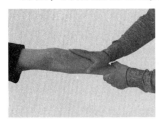 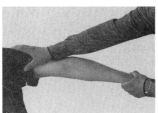 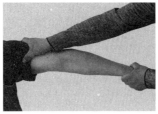 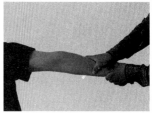

　　搓捋2a　　　　　　　搓捋2b　　　　　　　搓捋2c　　　　　　　搓捋2d

搓捋2（上臂部位）："=/5"，搓与捋各施5度（如图/右手）。给肢干搓捋时，掌根用力前摩为搓，全手稍用力回摩为捋。

二、动揉手法

以手掌、手指或其某一部位，按在被施部位上，在所贴合的区域内做贴合性的揉动即为动揉。动揉手法是按摩操作中比较常用的一种手法，此法具有"舒筋活络、驱湿化痰、消肿止痛、舒身安神"等功效。

1. 施手的贴合部位

在动揉手法中，贴合部位与被施部位的帖合，其位置是相对不变的，通常有两类情况：

一类是贴合部位为"点"，多为单指或多指的指腹；一类是贴合部位为"面"，可为指根带、大鱼际、小鱼际、掌下侧、掌根、全掌等。

2. 动揉的相对运动

动揉的操作，相对被施部位的贴合处皮肤是静止的，但是相对被施部位的皮下组织则是运动的，从而具有相对性。为了便于讲解及操作，我们将动揉的相对动路视为"双程的短线和单程的环线"。但在实际操作中，环线通常都是先顺时针n个，再逆时针n个，以防摩伤肤腠。

3. 动揉的下压力度

动揉的揉动力度，当以被施部位的皮下组织的薄厚而定，薄的部位用力要小些，厚的部位用力要大些，通常以患者感觉"略酸、略痛或略胀，且又很舒适"为宜。

4. 动揉的相对速度

宜缓不宜急，以免损伤皮下组织。

5. 操作手法例举图

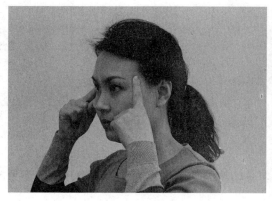
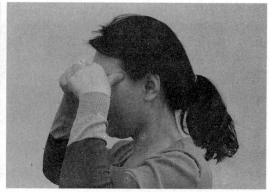

动揉 a　　　　　　　　　　　　　　　　动揉 b

动揉 a（食指动揉）：食指上下短线动揉，每一个往返为一度，共 10 度。
动揉 b（拇指动揉）：拇指环向动揉，每一环为一度，施 5 度后再反方向施 5 度。

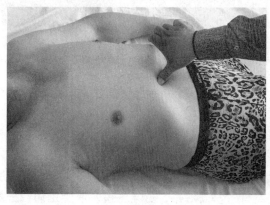
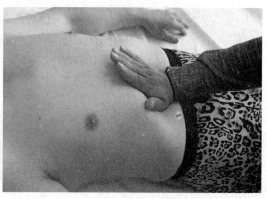

动揉 c　　　　　　　　　　　　　　　　动揉 d

动揉 c（拇指动揉）：拇指可按短线动揉，参"动揉 1"；也可按环向动揉，参"动揉 2"。
动揉 d（全掌动揉）：手掌环向动揉，每一环为一度，施 5 度后再反方向施 5 度。
注意：动揉时一定要控制好力度，通常以患者感觉"略酸、略痛或略胀，且又很舒适"为宜。环向动揉单向实施 5～10 环后一定要反方向回释相同的环数

第二节　推挤手法与夹挤手法

一、推挤手法

四指并拢，拇指叉开，五指按在患者的被施部位上，随后四指稍施力，在四指按肤的同时，拇指用力前推，或向食指侧推，迫使体表被夹起的部分逐渐隆起，即为推挤。推挤一度之后，拇指按着不动，四指前伸，以使其隆起的部分从手指中回落，随后五指再度按肤，继续下一度的操作。

推挤手法是一种最典型的推拿手法，临床时可行补泻：顺经而施为"补"，逆经而施为"泻"。此疗法具有"开通气街、均和营卫、舒筋活血、接通经气、驱风散湿"等功效。

（一）要点说明

1. 推挤区域

推挤区域，项部、背部和脊区。

2. 推挤力度

力度的大小当因人而宜，但绝对不可以过大，当以刚好能够进行正常的操作为宜。有些患者在前三次的治疗中会有一些疼痛，但三次过后疼痛感会逐次减轻，舒服感会随之增加，而且很多患者

还会对这类治疗产生一定的依赖性。

3. 推挤速度

推挤速度，宜缓不宜急。

4. 推挤操作

临床图解，推挤（别人背部、别人脊旁）：

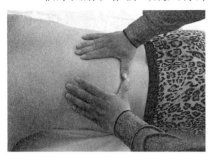 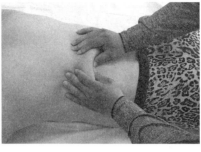 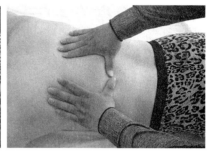

　　　　推挤 1a　　　　　　　　　　　推挤 1b　　　　　　　　　　　推挤 1c

推挤 1（别人背部）：一个从下到上为一个循环（如图/双手），因人所宜，要尽量照顾到整个背部。

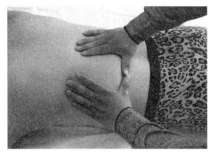 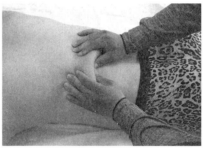 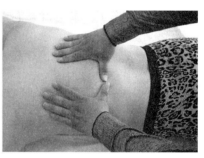

　　　　推挤 2a　　　　　　　　　　　推挤 2b　　　　　　　　　　　推挤 2c

推挤 2（别人脊旁）：一个从下到上为一个循环（如图/双手），因人所宜，要尽量照顾到脊柱的整个侧部。

（二）派生手法

推挤手法的派生手法为动推手法，它仅适用于背部、大腿部、脊区，是推挤手法的替代手法。由于推挤手法的操作靠的是指力，倘若操作时间过长施手的姆指就会酸痛，这是临床医生不宜长时间使用推挤手法的主要原因。此外，有一部分患者因其形质太厚而使推挤操作甚难实施，这种情况下我们也可以考虑用动推手法来替代推挤手法。

动推手法的操作比较简单，五指握拳，拇指的指腹贴在食指的桡侧，以四指背、掌根、大鱼际及小鱼际为贴合部位，扣在被施部位上，以掌根着力顺经或逆经前推，即是动推手法。动推手法的操作有一点类似于动摩手法，但其下压力度及前行推力要远远大于动摩手法。

临床图解，动推（背部、脊柱旁）：

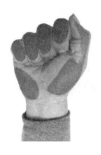 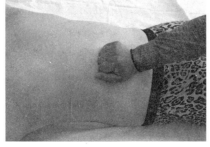 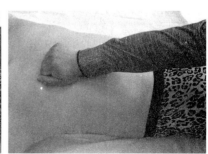

　　贴合面展示　　　　　　　　　　　动推 1a　　　　　　　　　　　动推 1b

动推1（别人脊旁）：一个从下到上为一个循环（如图/右手），因人所宜，要尽量照顾到整个背部和脊旁。

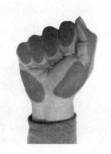
贴合面展示

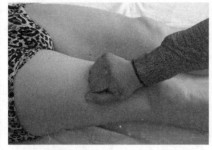
动推2a

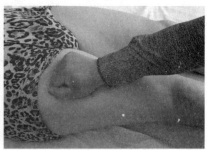
动推2b

动推2（别人大腿）：一个从下到上为一个循环（如图/右手），因人所宜，要尽量照顾到大腿部的前部。

二、夹挤手法

四指并拢，拇指叉开，五指按在患者的被施部位上，随后五指加力回收，指力相对作用在体表被夹起的部分，夹挤，放松五指，此为一度，随后进入下一度的操作。此疗法具有"输经通络、平和气血、驱风散湿、消积化痰"等功效。读者要特别注意的是，夹挤疗手法大多都是双手协调操作，习惯用单手操作的人很少。

（一）要点说明

1. 夹挤区域

多用于胸部、腹部、腋下、胁部、背部等，但是没有严格的夹挤分布规定。

2. 夹挤力度

以患者稍感疼痛为宜，胖者用力较重，瘦者用力较轻；腹部、胁部用力较重，胸部、腋下用力较轻，背部则要参考病人的体质，须做到轻重适宜。膀胱经分布在脊柱的两旁，夹挤时既要考虑膀胱经的循布方向，又要考虑夹挤的终始方向。

3. 夹挤频率

以每分钟4～10度为宜，规定完成一个夹挤操作为一度。

4. 夹挤操作

临床图解，夹挤（别人腹部）：

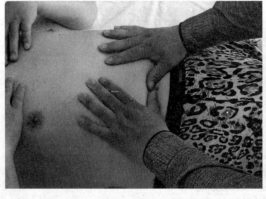
夹挤a

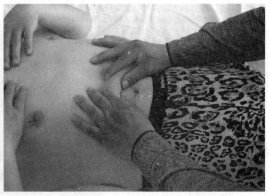
夹挤b

夹挤（别人腹部）：一夹一松为一度（如图/双手），因人所宜，要尽量照顾到整个腹部。

(二) 派生手法

夹挤手法的派生手法为挤捏手法，此法的临床操作十分的简单：双手之拇指、食指轻轻地捏合，四指中间呈棱形，四指端侧立按压在患者某部的皮肤上，然后四指聚合挤捏，使"棱处"皮肤积聚充血。此疗法主要用于针刺后的强行祛邪，封闭针孔。民间在治疗外感风邪所引起的头痛时也经常采用这种疗法，俗称挤痧（挤捏额头及太阳穴处，令其皮肤出现潮红或紫红色的棱形点，有祛邪止痛之疗效！）。除了用于头部，还可用于"颈部、前胸、乳房、背部"等其他部位。

临床图解，挤捏（自己额头、别人额头）：

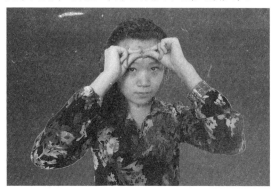 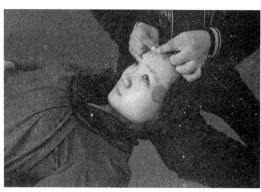

挤捏 a　　　　　　　　　　　　挤捏 b

第三篇　绿色健身疗法

第一章　体贴健身疗法

…… …… ……

第三节　㨰捏手法与捏拿手法
一、㨰捏手法
二、捏拿手法
第四节　扣拍手法与击打手法
一、扣拍手法
二、击打手法
第五节　指力点穴与重力指针
一、指力点穴
二、重力指针

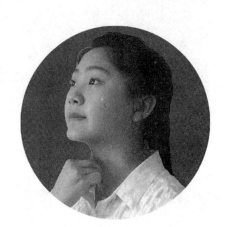

第三节 捋捏手法与捏拿手法

一、捋捏手法

捋捏手法多为双手操作，但分单手捋捏和双手捋捏。本书所讲解的是单手捋捏的操作手法，双手捋捏实际上就是左右两手的换手操作。捋捏仅适用于四肢、项部及耳部，具有"接通经气、舒筋活血、软坚散结、缓解痉挛"等功效。

1. 上肢部分

对上肢部分的捋捏，其讲解要分两个部分，即"臂部、手部（掌背、手指）"：

（1）臂部

臂分上臂和前臂两个部分，在对患者的臂部进行捋捏时（患者取坐位或仰卧位），医生要以左（右）手握住患者的腕部（为了便于操作，需将患者的上臂抬起或外伸一些），右（左）手扣握在上臂的上部，自上而下操作，边捋边捏，顺经为补，逆经为泻。在实际的操作中，由于一部分患者的手臂较粗，为了照顾整体，医生就得在心里规划出几个区路，而且还得明确五指捋捏时的操作频律及操作间距。

临床图解，捋捏1（别人臂部）：

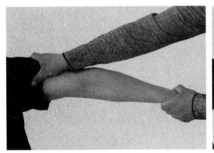 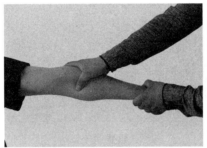 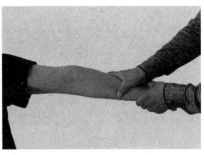

捋捏1a　　　　　　　　　　捋捏1b　　　　　　　　　　捋捏1c

（2）手部

在对患者的手部进行捋捏时（患者取坐位或仰卧位），如果是手掌、手背，医生只需用拇指及食指对其进行自上而下的捋捏便可（需多次）；如果是手指，则需以拇指及食指夹住指干，且从指根部开始向外捋捏（需多次），当二指从患者的指端脱出时即为"一度"。临床操作时对捋捏的度数并没有严格的限制，只要能照顾到整个手掌、手背或手指即可。

临床图解，捋捏2（别人掌背）：

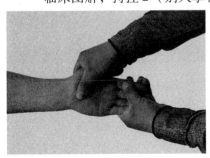 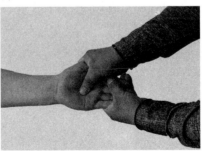 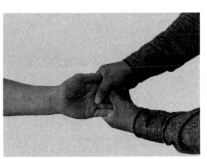

捋捏2a　　　　　　　　　　捋捏2b　　　　　　　　　　捋捏2c

临床图解，捋捏3（别人手指）：

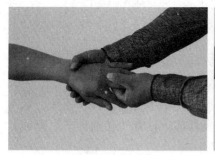 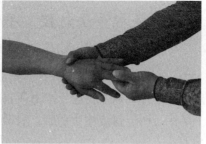 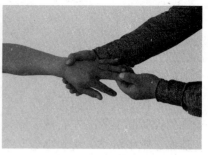

捋捏 3a　　　　　　　　　捋捏 3b　　　　　　　　　捋捏 3c

2. 下肢部分

对下肢部分的捋捏，其讲解要分两个部分，即"腿部、足部"：

（1）腿部

腿分大腿和小腿两个部分，在对患者的大腿部进行捋捏时，医生要以左（右）手轻轻地按住患者的小腿肚（患者取伏卧位），或小腿的近膝部（患者取仰卧位），右（左）手进行操作，自上而下或自下而上，边捋边捏，顺经为补，逆经为泻。

临床图解，捋捏 1（别人大腿）：

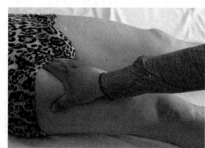 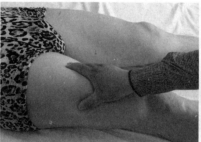 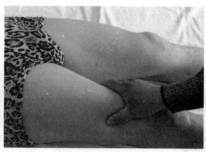

捋捏 1a　　　　　　　　　捋捏 1b　　　　　　　　　捋捏 1c

在对患者的小腿部进行捋捏时，医生需以左（右）手握住患者小腿的近踝端，将小腿轻轻地抬起（患者取仰卧位），右（左）手进行捋捏操作，要分区捋捏到整个小腿部。

临床图解，捋捏 2（别人小腿）：

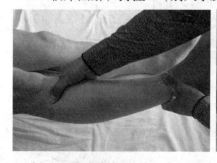 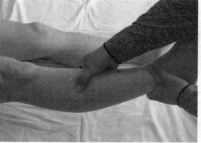 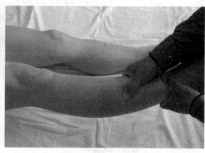

捋捏 2a　　　　　　　　　捋捏 2b　　　　　　　　　捋捏 2c

（2）足部

在对患者的足部的捋捏，读者可以模仿手部进行。

临床图解，捋捏（别人足部）：

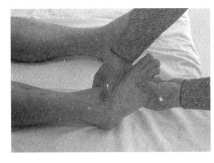 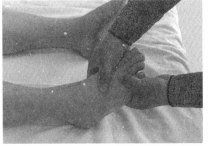 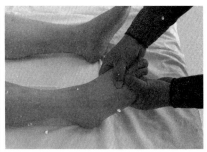

  捋捏 a   捋捏 b   捋捏 c

3. 项部耳部

（1）项部

患者项部的捋捏，读者一定要记住"顺经为补，逆经为泻"，切不可盲目操作。

临床图解，捋捏（别人项部）：

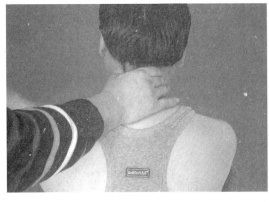 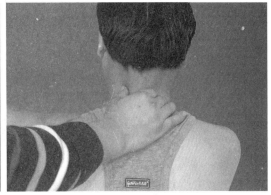

   捋捏 a   捋捏 b

（2）耳部

对患者耳部的捋捏，通常都是顺沿耳的轮廓自上而下进行，操作时不宜用力太过。

临床图解，捋捏（别人耳部）：

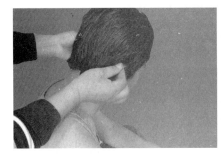 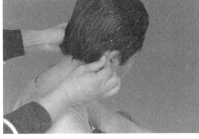 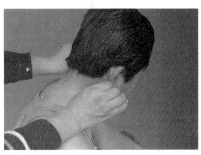

  捋捏 a   捋捏 b   捋捏 c

二、捏拿手法

  双手的四指并拢，拇指叉开，五指抓在患者的被施部位上，随后五指加力捏拿，并使指力相对作用在被拿起的部分，继续上拿，使被拿起的部分从手中自然脱出（此为一度），即为捏拿手法。

  捏拿手法主要用于肌肉比较宽厚且不宜进行捋捏的部位，以添补捋捏手法在临床中的一些不足。捏拿具有"输经通络、兴奋肌肉、舒展经筋、消积化痰"等功效，适用于肩胛部、胁腹部等。从临床操作上看，捏拿手法与夹挤手法有许多相似之处，不同之处是捏拿手法有"拿"的动作，拿的同时使被拿起的部位从施者的手中自然脱出。

  临床图解，捏拿 1（别人肩部）：

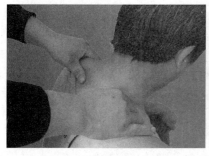

| 捏拿 1a | 捏拿 1b | 捏拿 1c |

临床图解，捏拿2（别人腰部）：

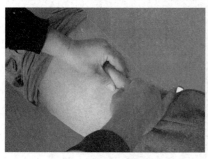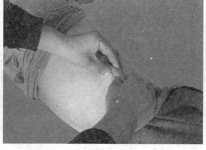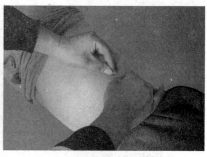

| 捏拿 2a | 捏拿 2b | 捏拿 2c |

补充：前面我们讲了，捏拿手法主要用于肌肉比较宽厚且不宜进行捋捏的部位，对于肌肉较少而皮肤又比较松薄的颈部，我们既可以用拇指和食指捏拿，也可以用中指和食指夹扯，民间称其为"揪脖子"，有些地方又称其揪痧、扯痧等。

不难看出，揪法是捏拿的派生手法，但是由于揪法刚劲，因而在揪的过程中人们经常会融合一些比较柔和的手法，在这些柔和手法中最具代表性的是捋法，于是揪捋也成了捏拿的派生手法。

关于"揪捋疗法"，我们在第一篇中就已经讲过了，其操作过程很简单：将中指、食指合并，弯曲指体，使其中节指背循经着附在皮肤上，张开两指，按而收合，夹捏，使指力相对作用在被夹起的皮肤上，边揪边捋，揪时使皮肤从两指中间自然脱离，捋时用指腹舒展刚揪过的部位，如此反复多次，直至皮肤出现潮红、紫红或紫黑色的点带为止。此疗法仅适用于皮肤薄软的部位，如"颈部、膺部、胸部、乳房、肘窝、大腿窝、鼻根"等，但并不适用所有人。

临床图解，揪捋（自己揪脖子）：

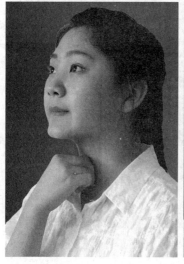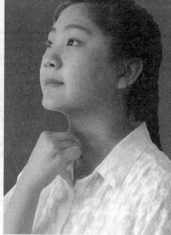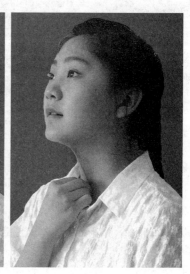

| 揪捋 a | 揪捋 b | 揪捋 c |

第四节 扣拍手法与击打手法

一、扣拍手法

本书所定义的扣拍手法，是指施者以手或手的某一部分，比如全手、手掌、空拳等，借腕部之力轻巧地扣拍在患者身体的某些部位上。此疗法具有"振奋经气、驱动邪气、兴奋肌肉"等作用，常用于肌肉丰满的臀部、大腿根部，还有肩背部等。

临床图解，扣拍手法（别人肩部）：

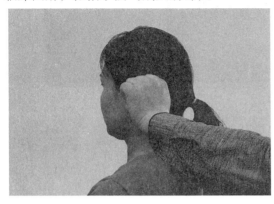 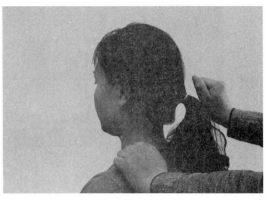

扣拍 a　　　　　　　　　　　　　扣拍 b

二、击打手法

本书所定义的击打手法，是指施者以拳面为击打面，借前臂之力使拳头做适度的摆动，并击打在肌肉丰满的部位上。此疗法具有"振作经气、兴奋经筋、松适肌肉"的作用，由于施力较大，因而仅适用于臀部及大腿部。需要提醒读者的是，此疗法不适用于"儿童、老人及身体羸瘦之人"。在用空拳击打或扣拍时，击打手法和扣拍手法有很多相似处，但是击打手法施力强劲，扣拍手法施力柔和。

临床图解，击打（别人臀部）：

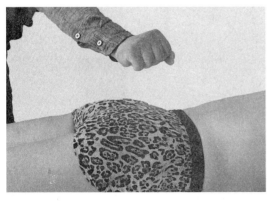 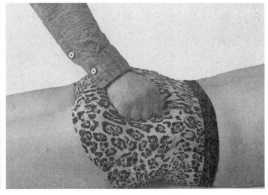

击打 a　　　　　　　　　　　　　击打 b

第五节 指力点穴与重力指针

一、指力点穴

指力点穴是指施者以指端或指节突为接触点，点在人体的某些穴位上，并实施用力的点压、点揉等指动操作的点穴手法。前面我们讲的动揉手法、捋捏手法，用指腹或指节突操作时均有点穴作用。指力点穴通常都是单指操作，而且用力较大。

临床图解，指力点穴（腰眼、环跳）：

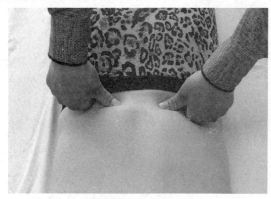
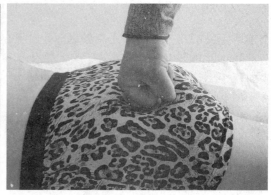

指力点穴 a　　　　　　　　　　　　　指力点穴 b

图 a（指力点穴）：用姆指腹针腰眼（双手），"从姆指腹用力瞬间一点压到撤力"为一度，共5度。需要提醒读者注意的是，①指力点穴虽然用力较大，但是也要控制好力度，绝对不可以过强；②指力点穴讲究的是"突发而刚劲"，因而施力必须瞬间完成。

图 b（指力点穴）：用中指中节突针环跳穴（单手），"从中指中节突用力瞬间一点压到撤力"为一度，共5度。

二、重力指针

重力指针是指施者以指端或指节突为针，点在肌肉丰厚处的穴位上，并施行用力点压、点揉等指动操作的拟针手法。重力指针所针的可以是穴位也可以不是穴位，针穴位时则是指力点穴，是强力点穴。

重力指针和指力点穴的区别是，重力指针所针的可以是穴位，也可以是人体的某一个位置，但指力点穴所针的必需是穴位；重力指针可以是单指操作，也可以是多指操作，但指力点穴仅能是单指操作，它所讲究的是"准和狠"。

重力指针和指力点穴都有"醒动经气、驱动邪气"的作用，但是重力指针的手法要比指力点穴刚劲有力，指力点穴则是刚里透柔，可谓是刚柔相济。

临床图解，重力指针：

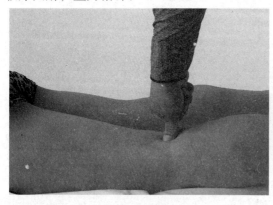
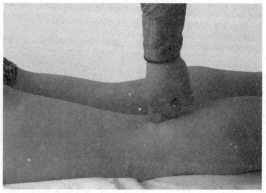

重力指针 a　　　　　　　　　　　　　重力指针 b

图 a（重力指针）：用姆指端针委中，"从用姆指端用力点压10~15秒钟到撤力"为一度，共5度。

图 b（重力指针）：用食指中节突针委中，"从用食指中节突用力点压 10～15 秒钟到撤力"为一度，共 5 度。

尾语：前面我们依次讲解了一些临床及日常生活中比较常用的按摩、推拿、点穴等手法，统称为基础手法。基础手法或刚或柔，它们当中的一些手法交合在一起就形成了复合手法，刚指手法的强劲性，柔指手法的柔和性。为了将家庭医疗所蕴含的"温情、体贴和关爱"转递给每一位患者，很多医生便在刚性手法中融合了一些柔性手法，比如"摩一摩，揉一揉，搓一搓，捋一捋，理一理"等，实现了刚柔两大类手法的完美结合。

由于各类复合手法都是由基础手法合成和演变而来的，因此在学习中我们还要在基础手法上多下功夫。由于本章所讲解的仅是操作手法，因此在具体的运用中我们还要根据"治病、健身、舒身或沐浴、洁肤"等的需要，酌情选用"酒手操作、火手操作、油手操作、药手操作、净手操作或水手操作"等。

第三篇 绿色健身疗法

第二章 扶助健身疗法

第一节 被动屈伸法

第二节 护体升降法

第三节 被动旋转法

第四节 推拉坐卧法

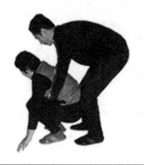

第二章　扶助健身疗法

扶助即给予他人扶持与帮助，献爱心于别人。扶助健身疗法是指通过扶助性的操作过程以引导患者完成一定难度的肢体动作，从而改善患者肢体功能的一类健身疗法。其设计主要是针对那些肢体活动发生障碍或肢节运作不利的患者，医生通过对患者实施带有试探性的扶助性操作，来使患者被动地完成常人可以完成的某些动作，以此来开发患者自身所具有的潜在的活动能力，从而使患者恢复其所能恢复的肢节功能。此类疗法有"舒筋通脉、松解粘连、启动关节、醒动肌肉"之功效，是古今最常用的一类典型的康复疗法。

《灵枢·邪客》中曰"肺心有邪，其气留于两肘；肝有邪，其气留于两腋；脾有邪，其气留于两髀；肾有邪，其气留于两腘。凡此八虚者，皆机关之室，真气之所过，血络之所游，邪气恶血固不得住留（固指固然），住留则伤筋络，骨节机关不得屈伸，故痀挛也。"——由此可见，"邪气恶血住留于关节"，是导致各部关节运作不利的一大因素。

从现代解剖学上讲，四肢大关节的组织结构有三个部分：关节液（属流质）、骨（属脆质）、韧带和肌腱（属韧质）。在对传统中医理论的研究与运用中，针对针刺疗法的治病特点，我们推出了病质三态理论。由于物质具有"气散、液流、固踞"之特点，而针刺可以"巧开隧道，直达病所"，从而可以引泻患者体内的气态及液态的病质。由此肯定，病质三态理论的推出，为针刺治疗风湿关节病、中风及中风后遗证等疾病提供了理论依据。

可是针刺并不能祛除患者体内的固态病质，从而针刺治疗之后，我们还要根据患者的身体情况有计划地扶助患者进行肢节活动，也就是自身打磨，以此将附着在组织体表面的表层病质打磨掉。打磨掉的病质要么通过针刺和拔罐将其排出体外，要么使其顺利地进入体液代谢，为此我们推出了自身打磨理论。本章所讲解的扶助健身疗法，就是医生扶助患者进行自身打磨的最好方法。其相关事项，请读者查阅"绿色健身疗法"。

第一节　被动屈伸法

被动屈伸法是针对四肢各大关节设计的，通过医生带有试探性的操作而使患者被动地完成上肢或下肢的某些屈伸动作的治疗措施及操作方法。这里所说的大关节，是指上肢部位的肩关节、肘关节，下肢部位的髋关节、膝关节，即《内经》中所说的"八虚"。此疗法对四肢各大关节都有一定的"松解组织粘连、打磨固态病质"的作用。

一、相关事项

1. 在实施被动屈伸法之前，医生必须仔细检查患者的肢体形态及各部关节，询问相关病史，以确认其是否具有完成这一动作的潜力和条件。患有骨质疏松症者，相应部位的关节固化现象严重者，软骨萎枯或骨有坏死者，患有严重的心脑血管疾病者，则不宜采用此法进行治疗。

2. 在扶助操作中，医生必须做到循序渐进，由浅入深，切不可操之过急。而且，每一个试探性动作的实施都要做得缓慢渐进，力度由小渐大，绝不能有丝毫的强加意识。

3. 四肢部位的大关节在进行自身打磨时，其关节部位经常会发出一些响声，只要医生操作合法，这些响声均为松粘声或摩擦声，为"疗效声响"。经过数次的治疗之后，这种声响会渐渐地变小，甚至消失。

4. 每次的操作度数必须依据患者的病情、感觉及治疗反应而定，通常情况下，每次治疗中的被动屈伸都要限定在2~4度，每完成一个相对完整的"被动屈伸过程"为1度。

二、操作过程

下面是韩冰凌同志根据家传的临床手法和操作经验，对四肢部位的可操作关节做出的扶动性的操作设计：

1. 肘部关节

患者取仰卧位或坐位，医生左手（右手）握住患者上臂的近肘端，右手（左手）握住患者前臂的近腕端，右手（左手）操作，使患者的前臂做适度的屈伸运动。

临床图解，被动屈伸1（肘关节）：

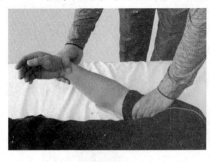 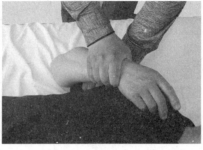 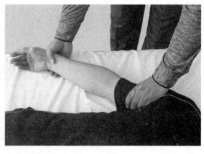

被动屈伸 1a　　　　　　　　被动屈伸 1b　　　　　　　　被动屈伸 1c

2. 腕部关节

患者取仰卧位或坐位，医生左手（右手）握住患者前臂的近腕端，右手（左手）托握患者的手背，右手（左手）操作，使患者的手腕部做适度的屈伸运动。

临床图解，被动屈伸2（腕关节）：

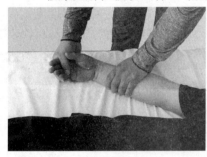 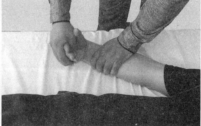 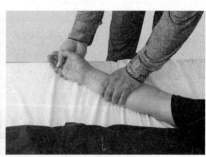

被动屈伸 2a　　　　　　　　被动屈伸 2b　　　　　　　　被动屈伸 2c

3. 指部关节

患者取仰卧位或坐位，医生右手（左手）托住患者的手背，左手（右手）以拇指及食指侧夹于患者手指节的上指干部位，左手（右手）操作，使患者的手指做适度的屈伸活动。

临床图解，被动屈伸3（指关节）：

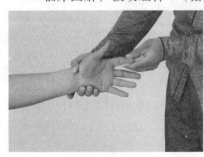 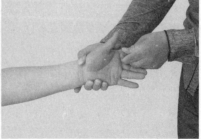 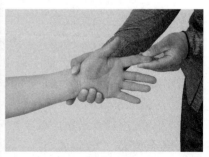

被动屈伸 3a　　　　　　　　被动屈伸 3b　　　　　　　　被动屈伸 3c

4. 髋部关节

患者取仰卧位，医生左手（右手）扣按在患者的膝盖骨上，右手（左手）握住小腿的近踝端，左手（右手）护膝，右手（左手）前推，使其脚部平缓移动，医生感觉已接近患者的最大活动限度时即止；而后医生右手（左手）护持小腿，左手（右手）下按，使其小腿前伸至伸直，此为"一度"。此法不仅适用于髋关节，也适用于膝关节。

临床图解，被动屈伸4（髋关节）：

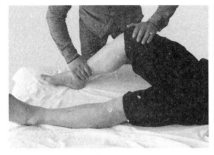
被动屈伸 4a

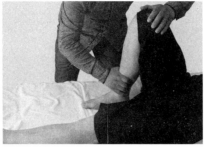
被动屈伸 4b

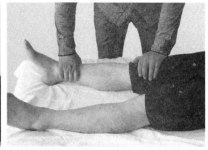
被动屈伸 4c

5. 膝部关节

对膝部关节的操作，有两种情况：一是让患者取仰卧位，其操作方法同"髋部关节"，二是让患者取伏卧位，医生以左手（右手）按住患者的大腿中部，右手（左手）托握小腿的近踝部，右手（左手）操作，徐缓曲膝，使患者的膝部做适度的屈伸运动。

临床图解，被动屈伸5（膝关节）：

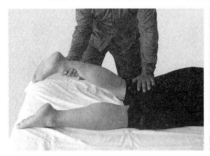
被动屈伸 5a

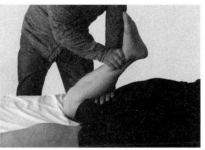
被动屈伸 5b

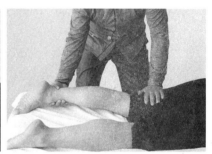
被动屈伸 5c

第二节　护体升降法

护体升降法是针对下肢各大关节设计的，通过医生带有试探性的操作过程而使患者被动地完成"下蹲和起立"动作的治疗措施及操作方法。此疗法具有"松解局部粘连、打磨固态病质、醒动经筋"的作用，尤其适用于下肢部位的髋关节、膝关节和踝关节。

一、相关事项

1. 在实施被动屈伸法之前，医生必须仔细检查患者的肢体形态及各部关节，尤其是下肢的髋关节、膝关节和踝关节，询问相关病史，以确认其是否具有完成这一动作的潜力和条件。股骨头有破损或塌陷迹象者，患有骨质疏松症者，相应部位的关节固化现象严重者，软骨萎枯或骨有坏死者，患有严重的心脑血管疾病者，皆不宜采用此法进行治疗。

2. 在扶助操作中，医生必须做到循序渐进，由浅入深，切不可操之过急。并且每一个试探性动作的实施，都要做得缓慢渐进，力度由小渐大，绝不能有丝毫的强加意识。

3. 医生在操作的过程中，如果发现患者有明显的后仰情况，则说明患者的肢体情况尚不适合做这项运动。

4. 肢体关节在做自身打磨时，其关节部位常会发出一些响声，只要医生操作合法，这些响声均为松粘声或摩擦声，为"疗效声响"。经过数次的治疗之后，这种声响会逐渐变小，甚至消失。

5. 每次操作的度数必须依据患者的病情、感觉及治疗反应而定，通常情况下每次治疗中的护体升降度数都要限定在 4 度以内，包括 4 度，规定每完成一个相对完整的"护体升降过程"为 1 度。

二、操作过程

1. 要尽量扶助患者正立，医生要护立在患者的身后，伸展双臂，从患者的腋下搂住患者，随后进行护体操作（1 护体）。

2. 要尽量使患者靠其自身的重力和肢体的运作力，以及医生施加给患者的扶助力一同完成下蹲过程（2 下蹲）。倘若完成不了，医生就要改变扶助方式，在患者已做出下蹲动作的前提下，医生要用腹部紧贴患者的背部，双手迅速地从腋下抽出，按其双肩，同时以双膝施力向前挤压患者的臀部（3 挤臀），要求在患者身体允许的情况下，帮助患者基本完成下蹲过程，并要鼓励患者在医生的扶护下自行站起。

注：①划线部分适宜于身材与医生相当，或比医生矮小的患者。倘若患者的身材明显高于医生，医生则不必将双臂抽出，双臂继续用力使患者身体下蹲，且要随之调节自己的身体势态。②挤臀的过程中，要求医生的每一个动作的施加都带有试探性，缓慢而渐进，绝对不可以强行。

3. 倘若患者靠其自身能力依然无法站起，医生就得照旧搂护患者，并将其身体缓慢地提起（4 提身），直至相对地完成了这套蹲起运动为止（5 复位），此为 1 度。

临床图解，护体升降（髋关节、膝关节、踝关节）：

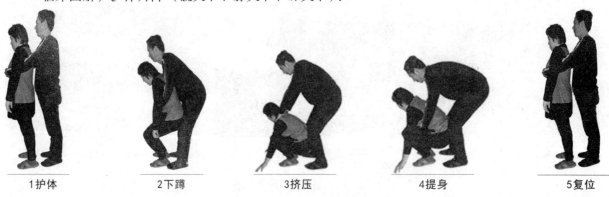

1 护体　　2 下蹲　　3 挤压　　4 提身　　5 复位

第三节　被动旋转法

被动旋转法是指以患者的相关部位的关节为模拟的轴，在医生的扶助或引导下，使患者被动地完成类似于旋转的肢体动作，以此来开发患者的肢节功能的治疗措施及操作方法。此疗法具有"打磨固态病质、启动惰性关节"的作用，适用于上肢的肩关节、腕关节及下肢的踝关节。

一、相关事项

1. 在实施被动旋转法之前，医生必须仔细检查患者的肢体形态及各部关节，询问相关病史，以确认其是否具有完成这一动作的潜力和条件。患有骨质疏松症者，相应部位的关节固化现象严重者，软骨萎枯或骨有坏死者，患有严重的心脑血管疾病者，皆不宜采用此法进行治疗。

2. 在操作的过程中，医生的手劲宜小不宜大，动作宜缓不宜急。由于是类似于旋转的操作，故不可以教条，也不可以强行，而且其旋转幅度也得控制在可行的范围内，以免损伤患者的肢体关节。

3. 每次操作的度数必须依据患者的病情、感觉及治疗反应而定，通常情况下每次治疗中的被动旋转度数都要限定在 4 度以内（包括 4 度），规定每完成一个相对完整的"护体升降过程"为 1

度。

4. 医生在实施被动旋转法时，左右最好做同度数的旋转，比如顺时针旋转 2~4 度后马上转为同度数的逆时针旋转。

5. 通常情况下，扶助患者的左肢做类似于旋转的运动时，就先按逆时针方向进行旋转；扶助患者的右肢做类似于旋转的运动时，就先按顺时针方向进行旋转。

二、操作过程

下面是韩冰凌同志根据自己的临床经验和临床感悟，对四肢某些关节所做的扶动性的操作设计：

1. 肩部关节

患者取坐位或站立位，令患者屈肘握空拳，医生以左手（右手）按伏在患者的肩部，右手（左手）托握患者的肘尖部，右手（左手）操作，以肘尖为"笔点"画环，使患者的上臂做适度的类似于旋转的运动，每画一环为 1 度。

临床图解，被动旋转 1（肩关节）：

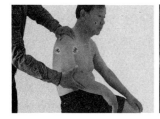 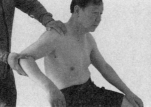 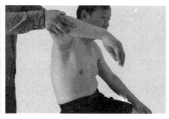 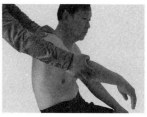

被动旋转 1a　　　　被动旋转 1b　　　　被动旋转 1c　　　　被动旋转 1d

2. 腕部关节

对腕部关节的操作，患者可有三种体位：一是仰卧位，二是坐位，三是站立位。患者取坐位时，医生以右手（左手）握住患者前臂的近腕端，稍稍抬起前臂，左手（右手）扣握患者的手背，左手（右手）操作，以中指端为"笔点"画环，使患者的手部做适度的类似于旋转的运动，每画一环为 1 度。余下的两种情况，均要求患者先屈肘，具体的操作可模仿第一种情况进行。

临床图解，被动旋转 2（腕关节）：

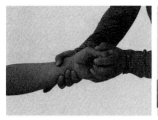 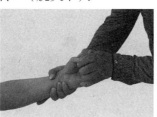 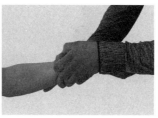 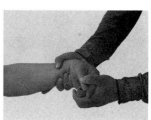

被动旋转 2a　　　　被动旋转 2b　　　　被动旋转 2c　　　　被动旋转 2d

3. 踝部关节

患者取仰卧位或坐位，医生左手（右手）握住患者小腿的近踝端，稍稍抬起小腿，右手（左手）贴握患者的足心部或足跟部，右手（左手）操作，以大趾端为"笔点"画环，使患者的足部做适度的类似于旋转的运动，每画一环为 1 度。

临床图解，被动旋转 3（踝关节）：

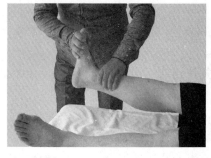 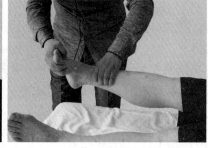 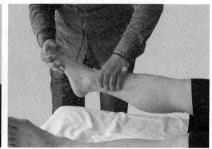

被动旋转 3a　　　　　　　　被动旋转 3b　　　　　　　　被动旋转 3c

第四节　推拉坐卧法

推拉坐卧法是一种在医生的牵动下进行的，使患者做类似于"仰卧起坐"运动的治疗措施及操作方法。此疗法对腰部经筋僵紧、椎管狭窄的患者适用，但对腰间盘有松动症象的患者却不适用。

一、相关事项

1. 在实施推拉坐卧法之前，医生必须仔细地检查患者的腰椎形态，询问相关病史，以确认其是否具有完成这一动作的潜力和条件。患有骨质疏松症者，相应部位的关节固化现象严重者，软骨萎枯或骨有坏死者，患有严重的心脑血管疾病者，皆不宜采用此法进行治疗。

2. 在做推拉坐卧的过程中，医生的手劲宜小不宜大，牵拉及推送的速度宜缓不宜急，以免损伤腰肌与腰部关节。而且每次操作的度数必须依据患者的病情、感觉及治疗反应而定，通常情况下，每次治疗中的推拉坐卧度数都要限定在 4 度以内，包括 4 度，规定每完成一个相对完整的"仰卧起坐过程"为 1 度。

二、操作过程

让患者坐在床中心，小腿并拢屈前伸，医生用大腿夹住患者的小腿，并以双手握住患者的双腕，通过缓慢而柔和的推送和牵拉，帮助患者完成近似于"仰卧起坐"的推拉坐卧。

临床图解，推拉坐卧（腰部关节）：

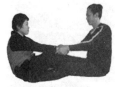 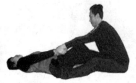 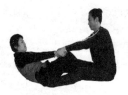 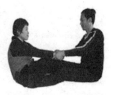

1 起始　　　　　　2 推送　　　　　　3 仰卧　　　　　　4 牵拉　　　　　　5 起坐

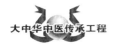

第三篇　绿色健身疗法

第三章　自力健身疗法

第一节　整体功能恢复法

第二节　肢节功能恢复法

第三节　颈项功能恢复法

第四节　自力健身保健操

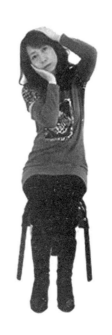

第三章 自力健身疗法

在"绿色健身疗法"中,我们简要地介绍了体贴健身疗法、扶助健身疗法和自力健身疗法,详细讲解了与其相关的一些事项,并且提出了"自力即自强,自爱自强于己身"的健身理念。从概念上讲,自力健身疗法则是患者为了巩固疗效或改善身体状况,以及常人为了强健身体所进行的,靠其自身的活动能力及身体耐力所能完成的,具有规范性和可行性的一类健身活动。也可以说,自力健身疗法是一类群众性的健身策略,常人用之能够强身健体,防患疾病;患者用之则能巩固疗效,并能提高脏腑的工作能力。

第一节 整体功能恢复法

在"扶助健身疗法"这一章中,我们讲解了护体升降法。对那些肢节活动不利的患者来说,实施护体升降的目的是为了开发下肢各部关节,诸如髋关节、膝关节及踝关节等,其原有的活动空间及其潜在的运作能力。从患者肢节功能的改善情况来看,护体升降的临床目的一旦达到,多数患者就能独立地完成下肢运动了。

从人体运动与人体功能的联系上看,蹲起运动就是一种典型的整体功能恢复疗法。临床证实,有计划地进行蹲起运动,不仅能够改善患者的下肢功能,还能够增强腰部的柔韧性,并且可以提高患者的肺活量,继而改善全身的血液循环,从而逐步恢复或提高患者的肢体功能。

一、运作要点

预备:垂手(五指伸拢,掌心向内),正立(挺身站立,两腿并拢)。
1. 起势——垂手正立,调节跟距,使跟距在8~12公分之间,两脚成"八字"。
2. 下蹲——边下蹲边抬两臂,当臀部接近小腿肚时两臂抬平(掌心向下)。
3. 起身——边起身边放两臂,当身体直立时两臂垂直(掌心向内)。
4. 复位——挺身收腹,垂手正立,使身体复位于"预备姿态"。

健身图解(蹲起运动):

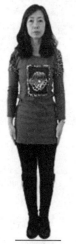 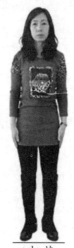 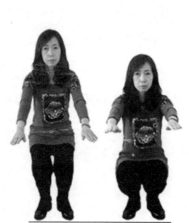 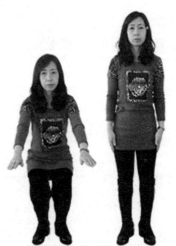 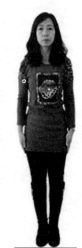

预备　　1起势　　　　2下蹲　　　　　3起身　　　4复位

二、所适人群

此类疗法仅适宜于没有严重的器质性病变,诸如重型肺炎、肝炎、肾炎等;以及其腰部和下肢的各部关节都没有损伤性、增生性病变的患者,诸如股骨头破损、关节骨质增生、腰椎骨损伤等。此外还有一部分患者也不适合做蹲起运动,相关情况请读者查阅第一篇中的"绿色健身疗法"。

身体活动有一定困难的患者，倘若能够独立地进行自力健身活动，则可以借助床头、栏杆等高度相当的具有可扶性的牢固不动的物体。身体尚未康复的年轻人，喜欢做健身运动的少年儿童，以及热爱健身活动的老年人，考虑到做蹲起运动的安全性，我们特别为他们设计了一套蹲起运动（扶膝）：

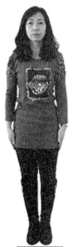
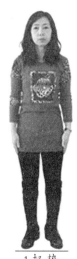
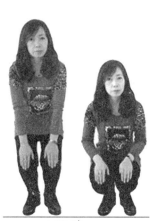
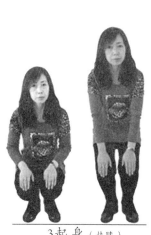
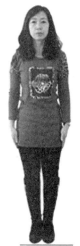

预备　　　1 起势　　　　2 下蹲（扶膝）　　　　3 起身（扶膝）　　　4 复位

三、注意事项

（1）患者要根据自身关节的活动潜力制定出相应的运动计划，动作宜缓不宜急，动作的强度、幅度等均当因人而异，量力而行，绝对不可以勉强，有疑问的患者必须事先向专科医生咨询；

（2）患过高血压及心血管疾病的患者，以及一些身体素质较差的老年人，这项运动是否能做当事先向专科医生咨询；而且这些人在做蹲起运动时一定要在家人的陪护下进行，动作的设计要求其双手不要离开大腿或膝盖，要试探着一步步地做，千万不要强做或勉强，即"能做则做，不能则止"。

（3）女子在月经期间，不宜做蹲起运动，月经来的前三天至月经走后的后三天，这个时间段内都不宜做健身运动。

（4）自力健身活动对饮食时间的要求较大，整体健身活动最好是在晚饭后的两个小时之后的睡前做，这样能够改善睡眠；如果只是随机地做一做，则必须在饭后的两个小时之后做，并且运动后的一刻钟内绝对不可以饮食、吸烟等。

四、补充说明

蹲起运动的核心动作是在"下蹲~起身"这个环节上，所以在做自力健身运动时，"下蹲~起身"这一动作就要连续多做几个。平时我们在做广播体操时经常会听到"1234，2234，3234……"，时间长了随着节拍做运动便成了一种习惯，尤其是做操类运动。于是我们在做健身操时，核心动作通常都是按"1234，或1234、2234……"这样的节拍去做：身体素质稍差的人要按"1234"去做，身体素质稍好的人则要按"1234，2234"去做，或按"1234，2234，3234……"去做。

第二节　肢节功能恢复法

在"扶助健身疗法"这一章中，我们讲解了被动屈伸法和被动旋转法。对那些肢节活动不利的患者来说，实施以上两种疗法的目的就是为了开发相关关节，其原有的活动空间及其潜在的运作能力。从患者肢节功能的改善情况来看，其临床操作目的一旦达到，多数患者就能靠自身的活动能力进行肢节活动了。

从人体肢节活动与人体肢节功能的联系上看，肢节活动实际上就是一种典型的肢节功能恢复疗法。临床中发现，有计划地进行肢节活动不仅能够提高相关关节的活动能力，还能增强身体各部的协调能力，从而起到了逐步恢复或改善人体功能活动的作用。

一、运动要点

1. 肩关节（摆臂运动）

预备：垂手（五指伸拢，掌心向内），正立（挺身站立，两腿并拢）。

（1）起势：左脚向左横迈一小步，左手掐腰，右臂侧抬，与肩持平，握拳伸食指，两目斜视食指端（拟定指端所指的点为环心）。

（2）画环：食指上抬30~50度（因人而定），先按"1234"顺时针画4个环（如图），再按"2234"逆时针画4个环（模拟画环）。

（3）复位：放下双臂（先放下右臂，再放下左臂），左脚收回，身体复位于"预备姿态"。

（4）起势：右脚向右横迈一小步，右手掐腰，左臂侧抬，与肩持平，握拳伸食指，两目斜视食指端（拟定指端所指的点为环心）。

（5）画环：食指上抬30~50度（因人而定），先按"1234"逆时针画4个环（如图），再按"2234"顺时针画4个环（模拟画环）。

（6）复位：放下双臂（先放下左臂，再放下右臂），右脚收回，身体复位于"预备姿态"。

健身图解（摆臂运动）：

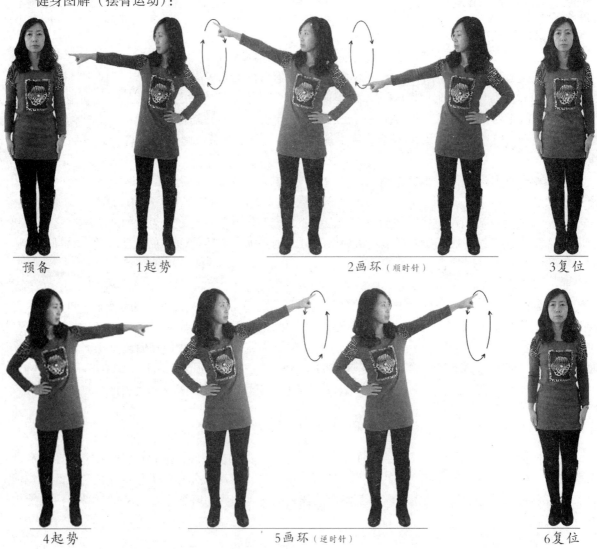

2. 肘关节（屈肘运动）

预备：垂手（五指伸拢，掌心向内），正立（挺身站立，两腿并拢）。

（1）起势：左脚向左横迈一小步，左手掐腰，右臂侧前伸，臂与胸约成120度角。

（2）屈伸：翻掌握拳，掌心向上，"屈肘~伸臂"，按"1234，2234"重复4个循环。

（3）复位：放下双臂（先放下右臂，再放下左臂），左脚收回，身体复位于"预备姿态"。

（4）起势：右脚向左横迈一小步，右手掐腰，右臂侧前伸，臂与胸约成150度角。

（5）屈伸：翻掌握拳，掌心向上，"屈肘~伸臂"，按"1234，2234"重复4个循环。

（6）复位：放下双臂（先放下左臂，再放下右臂），右脚收回，身体复位于"预备姿态"。

健身图解（屈肘运动）：

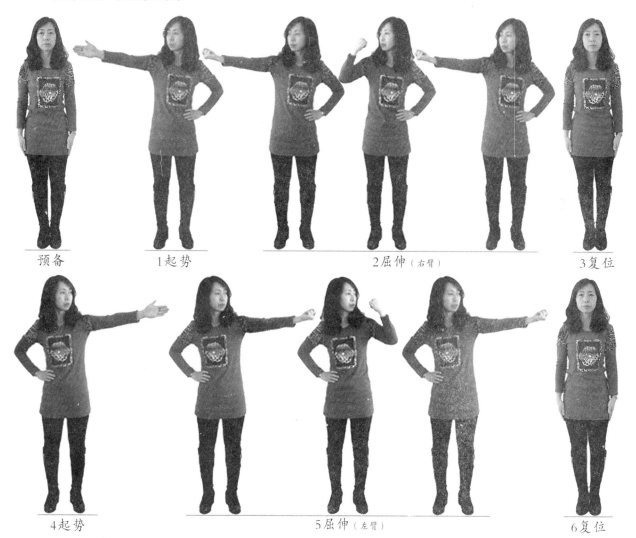

预备　　1起势　　2屈伸（右臂）　　3复位

4起势　　5屈伸（左臂）　　6复位

3. 腕关节（摆腕运动）

预备：垂手（五指伸拢，掌心向内），正立（挺身站立，两腿并拢）。

（1）起势：左脚向左横迈一小步，左手掐腰，右臂侧前平伸，臂与胸约成150度角，立掌握拳，伸食指，两目斜视食指端（拟定指端所指为环心）。

（2）画环：以腕带动食指，以食指端画环，先按"1234"顺时针画4个环（如图），再按"2234"逆时针画4个环（模拟画环）。

（3）复位：放下双臂（先放下右臂，再放下左臂），左脚收回，身体复位于"预备姿态"。

（4）起势：右脚向右横迈一小步，右手掐腰，左臂侧前平伸，臂与胸约成120度角，立掌握

— 189 —

拳，伸食指，两目斜视食指端（拟定指端所指为环心）。

（5）画环：以腕带动食指，以食指端画环，先按"1234"逆时针画 4 个环（如图），再按"2234"顺时针画 4 个环（模拟画环）。

（6）复位：放下双臂（先放下左臂，再放下右臂），右脚收回，身体复位于"预备姿态"。

健身图解（摆腕运动）：

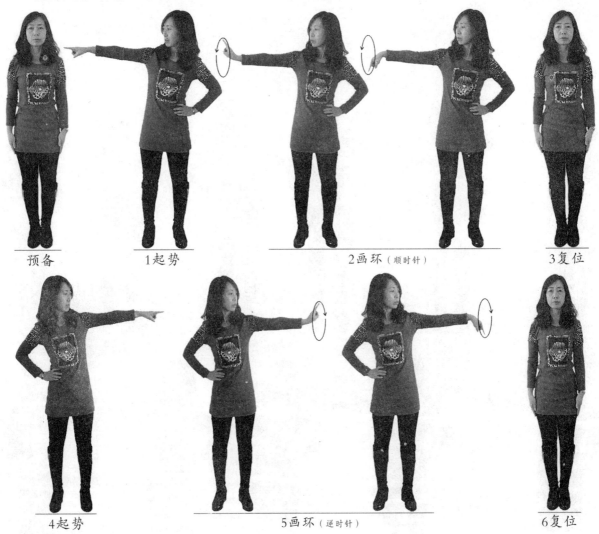

4. **指关节（屈指运动）**

预备：垂手（五指伸拢，掌心向内），正立（挺身站立，两腿并拢）。

（1）起势：左脚向左横迈一小步，左手掐腰，右臂侧前平伸，臂与胸约成 150 度角，伸掌（掌心向内）。

（2）握伸："握拳～伸指"，按"1234，2234"重复 4 个循环。

（3）复位：放下双臂（先放下右臂，再放下左臂），左脚收回，身体复位于"预备姿态"。

（4）起势：右脚向右横迈一小步，右手掐腰，左臂侧前平伸，臂与胸约成 120 度角，伸掌（掌心向内）。

（5）握伸："握拳～伸指"，按"1234，2234"重复 4 个循环。

（6）复位：放下双臂（先放下左臂，再放下右臂），右脚收回，身体复位于"预备姿态"。

健身图解（屈指运动）：

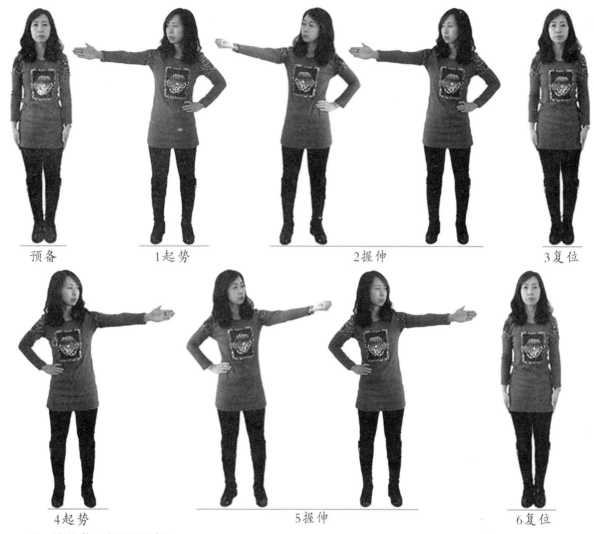

5. 髋关节（摆腿运动）

预备：垂手（五指伸拢，掌心向内），正立（挺身站立，两腿并拢）。

（1）起势：两手掐腰，前伸左腿，脚离地面10～15公分，平视前方。

（2）画环：拟定大趾端所指的点为环心，以大腿带动足部画环，先按"1234"逆时针画4个环（如图），再按"2234"顺时针画4个环（模拟画环）。

（3）复位：左腿收回，放下双臂，身体复位于"预备姿态"。

（4）起势：两手掐腰，前伸右腿，脚离地面10～15公分，平视前方。

（5）画环：拟定大趾端所指的点为环心，以大腿带动足部画环，先按"1234"顺时针画4个环（如图），再按"2234"逆时针画4个环（模拟画环）。

（6）复位：右腿收回，放下双臂，身体复位于"预备姿态"。

注：如果站不稳，可以用双手抓扶横杆、栏杆等牢靠稳固的物体。

健身图解（摆腿运动）：

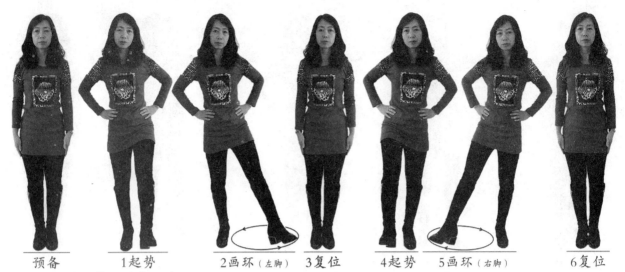

预备　　　1起势　　　2画环（左脚）　　3复位　　　4起势　　　5画环（右脚）　　6复位

6. 膝关节（踏步运动）

预备：垂手（五指伸拢，掌心向内），正立（挺身站立，两腿并拢）。

（1）起势：两手掐腰，上抬左腿，要求大腿基本抬平，与小腿约成90度角。

（2）踏步：左脚落地，上抬右腿，要求大腿基本抬平，与小腿约成90度角；右脚落地，上抬左腿。按"1234，2234"这个节拍，将前面的"踏步"连续做1个循环。

（3）复位：左脚落地，双臂放下，身体复位于"预备姿态"。

（4）起势：两手掐腰，上抬右腿，要求大腿基本抬平，与小腿约成90度角。

（5）踏步：右脚落地，上抬左腿，要求大腿基本抬平，与小腿约成90度角；左脚落地，上抬右腿。按"1234，2234"这个节拍，将前面的"踏步"连续做1个循环。

（6）复位：右脚落地，双臂放下，身体复位于"预备姿态"。

健身图解（踏步运动）：

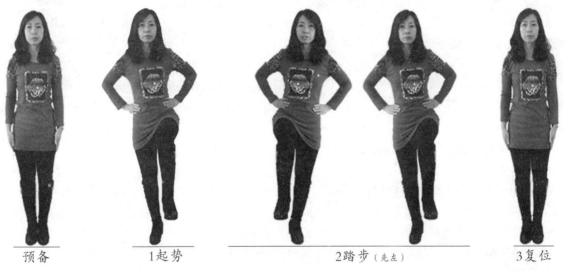

预备　　　1起势　　　2踏步（先左）　　　3复位

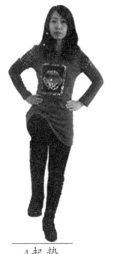 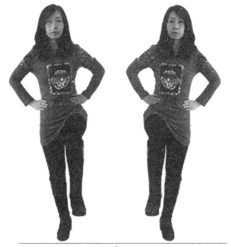 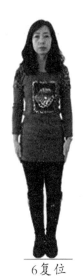

| 4 起势 | 5 踏步（先右） | 6 复位 |

7. 踝关节（摆足运动）

预备：垂手（五指伸拢，掌心向内），正立（挺身站立，两腿并拢）。

（1）起势：两手掐腰，左脚向前迈一小步，脚跟着地，脚掌翘起。

（2）摆足："左摆～摆回"，按"1234，2234"这个节拍连续做1个循环。

（3）复位：左脚收回，双臂放下，身体复位于"预备姿态"。

（4）起势：两手掐腰，右脚向前迈一小步，脚跟着地，脚掌翘起，右摆。

（5）摆足："右摆～摆回"，按"1234，2234"这个节拍连续做1个循环。

（6）复位：右脚收回，双臂放下，身体复位于"预备姿态"。

健身图解（摆足运动）：

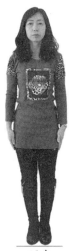 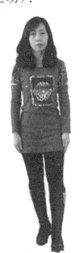 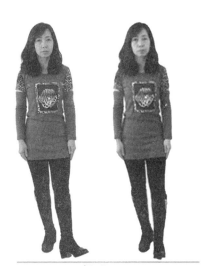 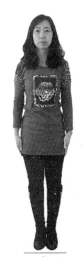

| 预备 | 1 起势 | 2 摆足（左足） | 3 复位 |

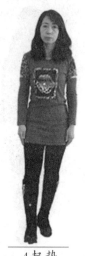 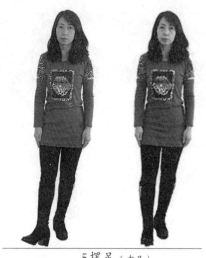 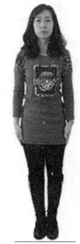

4 起势　　　　　5 摆足（右足）　　　　　6 复位

8. 趾关节（翘脚运动）

预备：垂手（五指伸拢，掌心向内），正立（挺身站立，两腿并拢）。

（1）起势：两手掐腰，左脚向左前方迈出一小步，重心偏右。

（2）翘脚：翘左脚（翘脚时前脚掌侧用力着地，要求脚后跟离地面3~5公分），着地（脚后跟落地，全脚掌着地）。按"1234，2234"这个节拍，将前面的"翘脚—着地"连续做1个循环。

（3）复位：左脚收回，双臂放下，身体复位于"预备姿态"。

（4）起势：两手掐腰，右脚向右前方迈出一小步，重心偏左。

（5）翘脚：翘右脚（翘脚时前脚掌侧用力着地，要求脚后跟离地面3~5公分），着地（脚后跟落地，全脚掌着地）。按"1234，2234"这个节拍，将前面的"翘脚—着地"连续做1个循环。

（6）复位：右脚收回，双臂放下，身体复位于"预备姿态"。

健身图解（翘脚运动）：

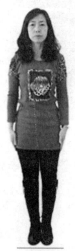 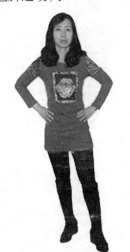 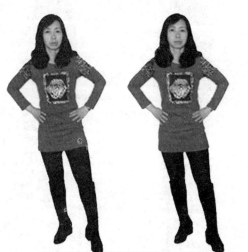 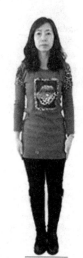

预备　　　　　1 起势　　　　　2 翘脚（左脚）　　　　　3 复位

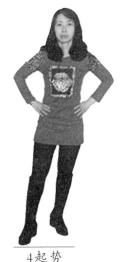
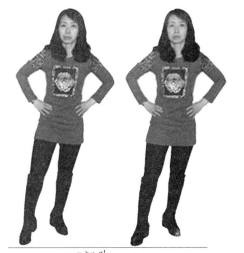
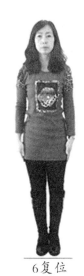

4 起势　　　　　　　　5 翘脚（右脚）　　　　　　6 复位

二、适宜人群

适用于肢体有过功能性障碍，但是能够独自完成上述运动的患者。

三、不适宜者

经医生检查已确认不宜做上述运动的患者（请查阅第一篇"绿色健身疗法"）。

四、注意事项

（1）站立不稳、身体活动有困难的患者，在做肢节活动时，可以酌情借助某些可扶撑物，诸如床头、栏杆等十分稳固的物体。

（2）患者在针对某部关节进行健身时，一定要按照预先测得的该部关节的"活动能力"进行，切不可超越其当前的"活动能力"，有疑惑的地方必须事先向专科医生咨询；

（3）患者在做肢节活动时，一定要循序渐进，动作宜缓不宜急，力度宜小不宜大，幅度当由小渐大，切不可操之过急。

第三节　颈项功能恢复法

颈椎功能恢复疗法，主要是针对那些颈椎功能渐渐恢复或者正在恢复的患者设计的，通过合理而有效的自力性的颈项活动，有目的地开发和扩大颈项的活动幅度，从而恢复和改善颈项功能的一种康复疗法。需要提醒读者的是，这种疗法并不适合于所有的颈椎病患者，比如颈椎有松动症象的患者就不适合；颈项僵硬或疼痛的患者，在没进行合理而有效的针灸治疗之前也不适合。

在讲解"颈椎功能恢复疗法"之前，我们要向读者讲解一下颈椎器质情况和功能情况的中医检测方法。有颈椎病的患者，去医院医生通常都会建议做一个CT检查，检查的目的是想知道颈椎的骨质情况，比如椎体有没有出现钙化，椎孔有没有变窄等，这些都是与"骨"相关的一些问题。其实颈椎病的初期病并不在骨而在经筋，也就是与颈椎相联系的筋膜和肌肉。检查经筋，就要用中医的辨证理论和检测方法了。

一、颈椎病的中医检测方法

颈椎病的中医检测主要包括两方面的内容，一是颈项部皮肤的弹性、筋肉的厚度及柔韧度，二是颈项的活动曲度，也就是患者低头、仰头、左侧头、右侧头的幅度。

如果患者的颈项部皮肤松弛，则说明其病因主要是热，这些患者大多都是由枕头蓄热引汗所伤。市场上有一些保健枕，里面大多都有一些棉状的东西，这些东西枕着舒适但蓄热性强，使人熟睡时自汗，伤津血、精液。韩国人睡眠喜欢开冷气，室内的温度跟我们家中冰箱保险室内的温度差不多，因而他们喜欢枕柔软含棉状物的枕头。但是中国人就不同了，中国人睡觉应当枕由谷壳、稻壳或荞麦壳等填充的透气性好的枕头。

颈项部皮肤松弛的患者，其颈项部的筋肉也是偏软的，这些患者的颈椎不耐劳，容易疲倦，因而经常感觉酸痛不舒服。由于筋肉偏软，因而低头、仰头、左侧头、右侧头的幅度的指数都很正常。但是这类患者就不太适合用颈椎功能恢复疗法，当马上换掉棉状的枕芯，改变用软枕睡觉的睡眠习惯。

如果患者的颈项部筋肉偏厚偏硬，则说明其病因主要是寒，这些患者大多都喜欢用冷水洗脖子，使颈项部的筋肉长期受寒邪困伤所致，或者是睡觉前喜欢开窗纳凉、扇风扇、开空调等。这部分患者由于筋肉偏硬，因而低头、仰头、左侧头、右侧头的幅度指数都偏低，CT检测一部分患者的颈椎还会有钙化现象。这部分患者除了要改变不良的生活习惯外，还要尽快采用针灸治疗，针灸的治疗目的一旦达到就可以采用颈椎功能恢复疗法了，同时也离不开中医的中药治疗。中医的治疗理念是，通过针灸祛除颈椎部位的流散型病质，松解僵硬的筋肉组织，通过自身打磨削减椎体间的病质钙化层，用中药扶正及修复组织，调节和提升患者的内脏功能。因为五味走五脏，五脏主五形，五形即皮肉筋骨脉。

二、颈椎病的中医康复疗法

前面我们讲了体贴健身疗法、扶助健身疗法，还有自力健身疗法中的一些内容。读者对图解都有了较深的认识，在此我们将继续运用图解来讲解颈椎病的中医康复疗法，希望读者用心理会。颈椎病的中医康复疗法的实施动作主要分四个部分：一是低头，二是仰头，三是左侧头，四是右侧头。每个动作的实施主要靠颈部的自动力来完成，两手仅起扶助作用，患者可以按图示稍微徐缓地施力，但不可强用力及施力过猛。

1. 低头

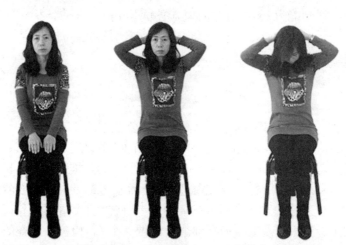

动作要点：两手交叉，掌心扣附后脑勺，缓缓低头，两掌随之稍稍施力，以使下巴再度微微下俯；然后两掌撤力，头部随之自然抬起，两眼平视前方。"从低头到抬头"整个过程为一度，通常每次连续做2~4度。

2. 仰头

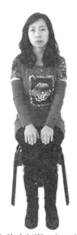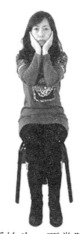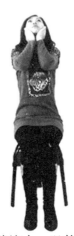

动作要点：两手对称托附下巴颏，缓缓抬头，两掌随之稍稍施力，以使额头再度微微上仰；然后两掌撤力，头部随之自然回复，两眼平视前方。"从抬头到平视"整个过程为一度，通常每次连续做2~4度。

3. 头左倾

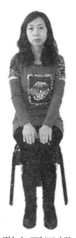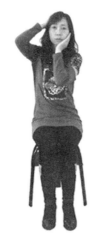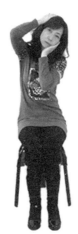

动作要点：左手托附左下巴颏，右手扣附头右侧，头部缓缓左倾，两手随之稍稍施力，以使头部再度微微左倾；然后两掌撤力，头部随之自然回复，两眼平视前方。头部"从左倾到回复"整个过程为一度，通常每次连续做2~4度。

4. 头右倾

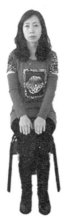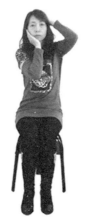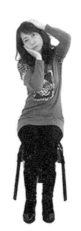

动作要点：右手托附右下巴颏，左手扣附头左侧，头部缓缓右倾，两手随之稍稍施力，以使头部再度微微右倾；然后两掌撤力，头部随之自然回复，两眼平视前方。头部"从右倾到回复"整个

过程为一度，通常每次连续做 2~4 度。

第四节　自力健身保健操

自力健身保健操又称自力健身操，简称健身操。它的动作设计主要是针对那些身体功能正在恢复或者已经恢复了的，并且可以独自进行健身运动的患者，也适合于常人。人们常说"生命在于运动"，人体的运动是人体进行自我保护和自我强健的主要健身方式。所以，长期坚持自力健身活动不仅能使人体宗气充足，气血调和，经脉通畅，还能使营气荣体，卫气护身。

由于人体的肢体运动具有复杂性和多变性的特点，为了能够较为全面地反映出健身运动与气血运行及机关运作之间的互益关系，我们吸取了众多民间医生的健身经验，并结合现代社会不同阶层人士的工作特点，设计出一套自力健身操。这套健身操共有五节，具有"简单易学、适宜人群广、健身效果好、所用时间少、占用空间小"等特点，是最适合在中国家庭中推广的一种健身策略。

一、运作要点

第一节，蹲起运动（动作要点）：

预备：垂手（五指伸拢，掌心向内），正立（挺身站立，两腿并拢）。

1. 起势：左脚向左横迈一小步，两脚成"八字"，跟距在 10~15 公分之间，重心居中。
2. 下蹲：边下蹲边抬两臂，掌心向下，当臀部接近小腿肚时两臂抬平。
3. 起身：边起身边放两臂，当身体直立时两臂垂直。
4. 复位：挺身收腹，左脚收回，身体复位于"预备姿态"。

5. 起势：右脚向右横迈一小步，两脚成"八字"，跟距在 10~15 公分之间，重心居中。
6. 下蹲：边下蹲边抬两臂，掌心向下，当臀部接近小腿肚时两臂抬平。
7. 起身：边起身边放两臂，当身体直立时两臂垂直。
8. 复位：挺身收腹，右脚收回，身体复位于"预备姿态"。

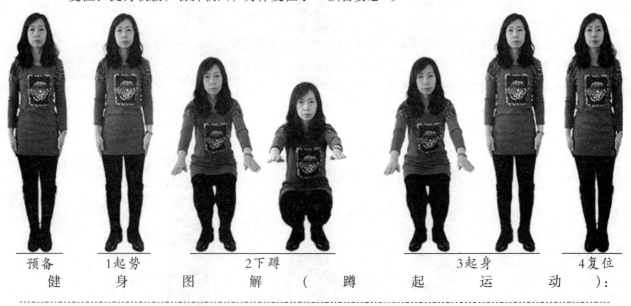

预备　　1起势　　　2下蹲　　　　3起身　　4复位

健　身　图　解　（　蹲　起　运　动　）：

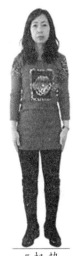 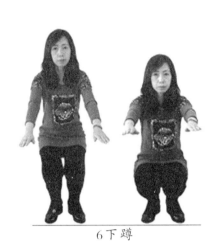 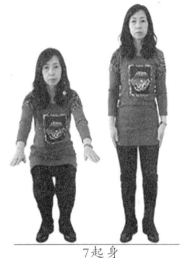 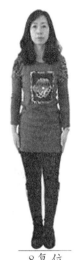

5 起势　　　　6 下蹲　　　　　　　7 起身　　　　8 复位

注意：蹲起运动的核心动作是在"下蹲～起身"这个环节上，因而"下蹲～起身"这样的动作就要连续多做几个。平时我们在做广播体操时经常会听到"1234，2234，3234…"，于是我们建议：体质稍差的人就按"1234"这个节拍去做（即连续做4个），身体素质稍好的人则要按"1234，2234"去做（即连续做8个），或按"1234，2234，3234…"去做（即连续做12个）。

身体尚未康复的年轻人，喜欢做健身运动的少年儿童，以及热爱健身活动的老年人，他们在做第一节"蹲起运动"时，为了防止头晕及晕倒，要求其双手尽量不要离开双腿或膝盖。如果扶双腿或膝盖还不能完成，就要借助栏杆、床头等稳固又可撑扶的物体了。

健身图解（蹲起运动，扶膝）：

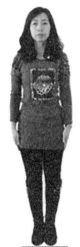 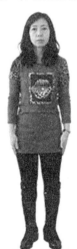 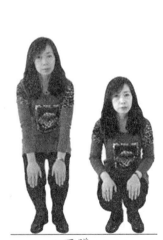 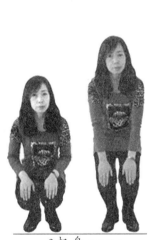 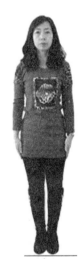

预备　　1 起势　　　2 下蹲（扶膝）　　　3 起身（扶膝）　　　4 复位

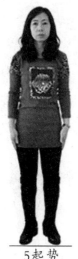 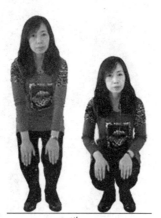 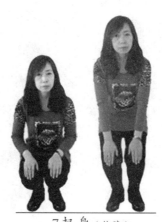 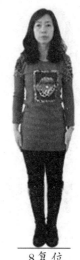

5 起势　　　6 下蹲（扶膝）　　　7 起身（扶膝）　　　8 复位

第二节，阔胸运动（动作要点）：

预备：垂手（五指伸拢，掌心向内），正立（挺身站立，两腿并拢）。

1. 起势：左脚向前迈一小步，两臂向前平伸，握拳，掌心相对。
2. 阔胸：两臂外展，平伸成一直线。
3. 收臂：两臂内摆，平直前伸，与前胸垂直。
4. 复位：松拳，两臂下放，左脚收回，身体复位于"预备姿态"。

5. 起势：右脚向前迈一小步，两臂向前平伸，握拳，掌心相对。
6. 阔胸：两臂外展，平伸成一直线。
7. 收臂：两臂内摆，平直前伸，与前胸垂直。
8. 复位：松拳，两臂下放，右脚收回，身体复位于"预备姿态"。

其"健身图解"（阔胸运动）：

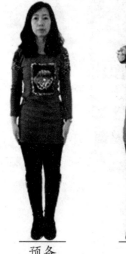 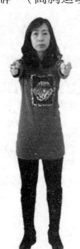 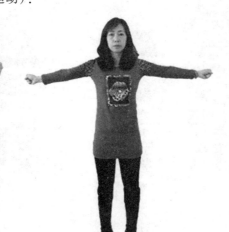 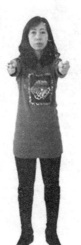 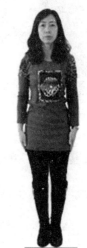

预备　　　1 起势　　　2 扩胸　　　3 收臂　　　4 复位

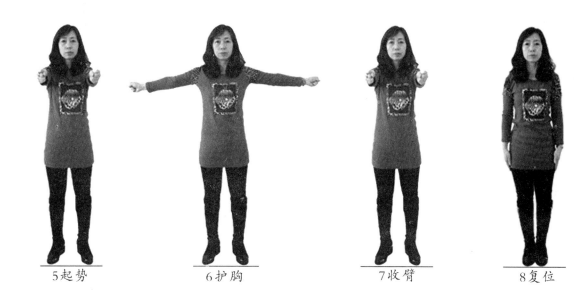

| 5起势 | 6护胸 | 7收臂 | 8复位 |

注意：扩胸运动的核心动作是在"扩胸~收臂"上，所以"扩胸~收臂"这样的动作就要连续多做几个。平时我们在做广播体操时经常会听到"1234，2234，3234…"，于是我们建议：体质稍差的人就按"1234"这个节拍去做（即连续做4个），身体素质稍好的人则要按"1234，2234"去做（即连续做8个），或按"1234，2234，3234…"去做（即连续做12个）。

第三节，俯背运动（动作要点）：

预备：垂手（五指伸拢，掌心向内），正立（挺身站立，两腿并拢）。

1. 起势：左脚向左横迈一小步，重心居中，跟距在15~20公分之间，两臂上举，掌心向前。
2. 俯背：两臂前伸，俯背弯腰，两臂下伸，手指尽量触地。
3. 起身：挺身抬臂，两臂平行上举，当身体直立时两臂上举过头，掌心向前。
4. 复位：两臂下放，左脚收回，身体复位于"预备姿态"。

---

5. 起势：右脚向右横迈一小步，重心居中，跟距在15~20公分之间，两臂上举，掌心向前。
6. 俯背：两臂前伸，俯背弯腰，两臂下伸，手指尽量触地。
7. 起身：挺身抬臂，两臂平行上举，当身体直立时两臂上举过头，掌心向前。
8. 复位：两臂下放，右脚收回，身体复位于"预备姿态"。

健身图解（俯背运动）：

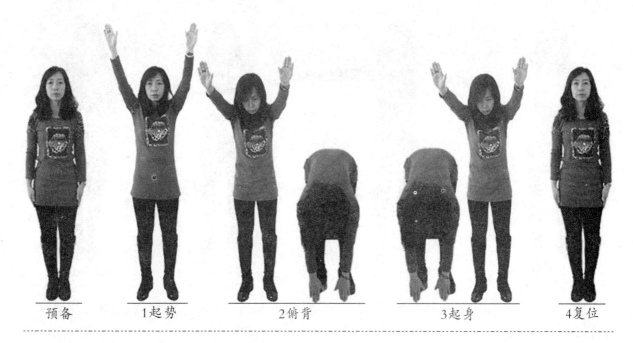

预备　　　1起势　　　2俯背　　　3起身　　　4复位

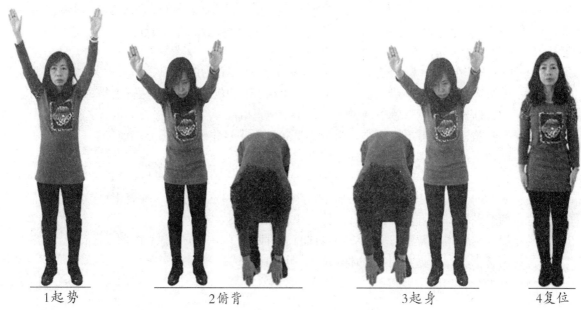

1起势　　　2俯背　　　3起身　　　4复位

注意：俯背运动的核心动作是在"俯背～起身"上，所以"俯背～起身"这样的动作就要连续多做几个。平时我们在做广播体操时经常会听到"1234，2234，3234……"，于是我们建议：体质稍差的人就按"1234"这个节拍去做（即连续做4个），身体素质稍好的人则要按"1234，2234"去做（即连续做8个），或按"1234，2234，3234……"去做（即连续做12个）。

第四节，摆臀运动（动作要点）：

预备：垂手（五指伸拢，掌心向内），正立（挺身站立，两腿并拢）。

1. 起势：左脚向左横迈一步，跟距在25～30公分之间，两手掐腰，胯股左移。
2. 摆臀：摆臀，以肚脐为点画凹型弧，至右侧对称端，凹型的弧线相当于半个椭圆；再自右侧对称端画凸型弧，其间渐渐挺腹又渐渐收腹，至左侧对称端，凸型的弧线相当于另半个椭圆。
3. 复位：两臂下放，左脚收回，身体复位于"预备姿态"。

4. 起势：右脚向右横迈一步，跟距在25~30公分之间，两手掐腰，胯股右移。

5. 摆臀：摆臀，以肚脐为点画凹型弧，至左侧对称端，凹型的弧线相当于半个椭圆；再自左侧对称端画凸型弧，其间渐渐挺腹又渐渐收腹，至右侧对称端，凸型的弧线相当于另半个椭圆。

6. 复位：两臂下放，右脚收回，身体复位于"预备姿态"。

健身图解（摆臀运动）：

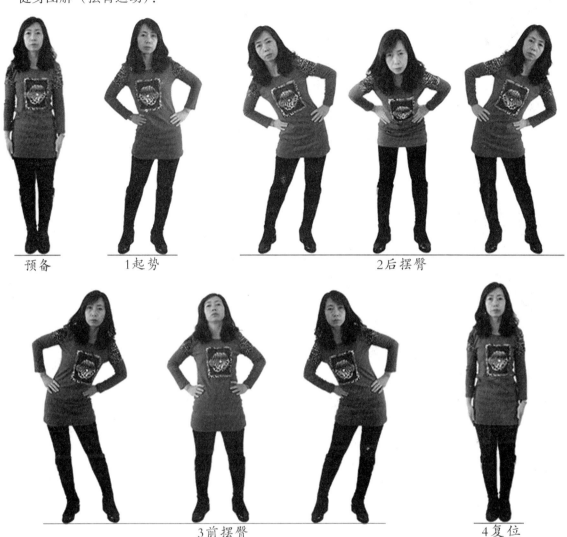

预备　　1起势　　　　2后摆臀　　　　　　　　3前摆臀　　　　　　4复位

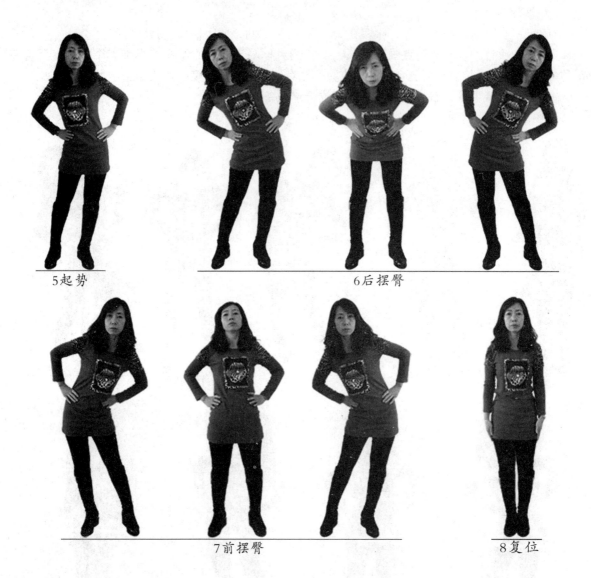

5 起势　　　　　　　　　　　6 后摆臀

7 前摆臀　　　　　　　　　　8 复位

注意：摆臀运动的核心动作是在"摆臀"上，所以"摆臀"这样的动作就要连续多做几个。平时我们在做广播体操时经常会听到"1234，2234，3234…"，于是我们建议：起势先迈左脚时就先按"1234"这个节拍逆时针连摆4周，随后再按"1234"这个节拍顺时针连摆4周；起势先迈右脚时就先按"1234"这个节拍顺时针连摆4周，随后再按"1234"这个节拍逆时针连摆4周。每完成一个完整的摆臀套路，我们就称其摆臀一周。

第五节，踏步运动（动作要点）：

预备：垂手（五指伸拢，掌心向内），正立（挺身站立，两腿并拢）。

1. 起势：左脚抬起，左伸双臂（左臂侧展，右臂护胸），竖展双手（左掌向前，右掌向胸）。
2. 踏摆：左脚落地，右脚抬起，双臂右摆，双手合拳；右脚落地，左脚抬起，双臂左摆，双拳展开。
3. 复位：左脚落地，双臂下放，身体复位于"预备姿态"。

----

4. 起势：右脚抬起，右伸双臂（右臂侧展，左臂护胸），竖展双手（右掌向前，左掌向胸）。
5. 踏摆：右脚落地，左脚抬起，双臂左摆，双手合拳；左脚落地，右脚抬起，双臂右摆，双拳展开。
6. 复位：右脚落地，双臂下放，身体复位于"预备姿态"。

健身图解（踏步运动）：

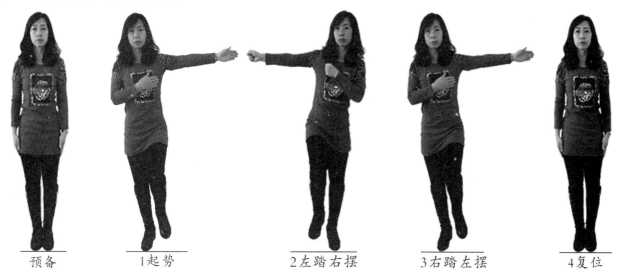

预备　　1 起势　　2 左踏右摆　　3 右踏左摆　　4 复位

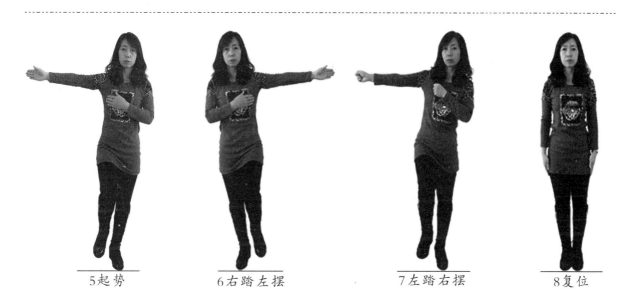

5 起势　　6 右踏左摆　　7 左踏右摆　　8 复位

注意：踏步运动的核心动作是"踏·摆"，所以"踏·摆"这样的动作就要连续多做几个。平时我们在做广播体操时经常会听到"1234，2234，3234…"，于是我们建议：起势先迈左脚时，体质稍差的人就先按"1234"这个节拍连续"踏·摆"4 次，体质稍好的人就按"1234…2234"这个节拍连续"踏·摆"8 次；起势先迈右脚时，体质稍差的人也按"1234"这个节拍连续"踏·摆"4 次，体质稍好的人也要按"1234…2234"这个节拍连续"踏·摆"8 次。

二、适宜人群

既适用于健康人群、亚健康人群（诸如长期从事阅读、书写或计算机操作的人员，包括各界学生），也适用于医生确认能独立完成上述运动的患者。

三、不适宜者

不具有健身能力的患者，医生诊断不宜做健身运动的患者，患有严重的肺心疾病的患者，都不宜做健身运动。正处于行经期的女子，在月经来的前三天至月经走后的后三天这个时间段内也不宜做健身活动。

四、注意事项

（1）做自力健身操之前，患者要做一些热身活动，比如先活动一下四肢各部的关节，在较小的活动区域内散散步等，身体虚弱者还需要接受肢体按摩；

（2）做自力健身操时，动作必须富有节奏感，缓慢而不急，动作的强度、幅度等均当因人而宜，绝对不可以勉强；

（3）生活有规律者，自力健身操最好在晚饭后的两个小时后做，如果是随机地做一做则必须在饭后的两个小时后进行，而且健身后的一刻钟内绝对不可以饮食、吸烟等；

（4）患过高血压及心血管疾病的患者，以及一些身体素质较差的老年人，他们是否可以做健身运动，这需要向专科医生咨询；而且他们在做健身操时身边一定要有人陪护，不仅要限制运动强度，还要削减动作难度，必须切实做到因人而异。

五、补充讲解

（1）对于健康人群中的成年人，在做第二节"扩胸运动"时双手可以各握一个重量适中的哑铃，重量大小以自己感觉不轻不重而且随手为宜；

（2）身体尚未康复的年轻人，喜欢做健身运动的少年及儿童，以及热爱健身活动的老年人，他们在做第一节"蹲起运动"时，为了防止头晕及晕倒，其双手尽量不要离开双腿或膝盖。具体的动作设计，请参考图解"蹲起运动（扶膝）"。

第四篇　传统针刺疗法与家庭实用灸法

第一章　治理、治则与治法
第一节　治理
第二节　治则
第三节　治法
第二章　针刺运用理论
第一节　病质理论
第二节　针刺基理
第三节　分部刺法
第四节　针刺调理
第五节　刺手押手
第六节　补泻手法
第七节　针刺要求

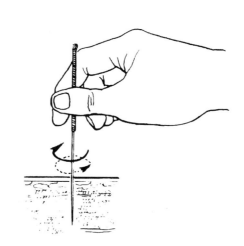

第四篇 传统针刺疗法与家庭实用灸法

第一章 治理、治则与治法

第一节 治理

一、疏通经络，调和气血：

人体的经络犹如河渠又如管道，气血的流溢与输布，通过经络将养分输送到身体各部。现代医学认为，是神经将人体有机地联系起来，使人体成了一个完整的具有感应和反射功能的有机体。但是传统中医理论中并没有"神经"这一概念，在中医学中能将人体有机地联系起来的，且能发挥出一定功能作用的仅有经络。从现代解剖学上讲，神经与血管结伴而行，神经作为人体的组织也同样离不开气血的荣养。于是不论是现代的神经理论还是传统的经络理论，它们在临床辨证方面都有着自己的特色与优势。

气血在经脉中运行，营气从络杪处溢出，营卫相将，以游离的状态逐层渗透到身体各处，从而荣养全身的各部组织及神经。由此可见，人体的养分的正常输布都是以经络的通畅为首要条件，故经脉之中血不可以积，气不可以滞，经脉必须保持通畅（反则为病）；络脉之中营气不能不流溢，络杪不能闭塞（反则为病）；气脉之中营卫不能不相济，营卫相将，循路如环而无端（反则为病）。

中医治病，补虚泻实都离不开经络，比如"虚在哪一经当补哪一脏或哪一腑，实在哪一经当刺哪一经穴或哪一部经筋、皮部"，这些问题都离不开脉诊。只有将上面的问题搞清楚了，临床辨证才会有依据，该用针灸的就用针灸，该用中药的就用中药。辨证是治疗的基础和条件，只有辨证准确了临床施治才会准确。但是辨证的信息来源主要在四诊，即"望、闻、问、切"。

"黄帝问曰：余闻之，见其色，知其病，命曰明。按其脉，知其病，命曰神。问其病，知其处，命曰工。余愿闻见而知之，按而知之，闻而极之，为之奈何？岐伯答曰：夫色、脉与尺之相应也，如桴鼓影响之相应也，不得相失也。此亦本末根叶之出候也，故根死则叶枯矣。色脉形肉，不得相失也。故知一则为工，知二则为神，知三则神且明矣。"（《灵枢·邪气脏腑病形》）

"疏通经络，调和气血"，读起来容易，但悟起来难。前面我们讲了"经脉之中，血不可以积，气不可以滞，经脉必须保持通畅（反则为病）；络脉之中，营气不能不流溢，络杪不能闭塞（反则为病）"，此即"疏通经络"的道理。故经中血积者，针之所及即首用针，针之不及则用药，但用药当佐以辛温；经中气滞者，有些要用针，有些要用药；络杪壅塞者，当先酌以针刺除其淤滞，多以三棱针刺血，后用中药填补精气及血，但用药当佐以甘温。

"气为血帅，血为气母"，且气行气位，血行血位（反则为病）；但经络之中血不可以缺，气不可以少（反则为病），此即"调和气血"之道理。故气血不和者，或先用针，或先用药，或先用灸，或针、灸、药并用，医生当根据患者的病情及针、灸、药的治病优势辨证施治，即该用针者则用针，该用灸者则用灸，该用药者则用药。但"脏气不足"者，当以中药添精养阴补血，调治先天及后天之本。

二、补虚泻实，扶正祛邪：

虚指正气之不足，实指邪气之有余；正泛指养身之正气，邪泛指致病之邪气。补虚与泻实、扶正与祛邪，各有其法，或用针、或用药、或用灸。针、灸、药各有所长，当酌取其长而先用之。诸如"针刺可以巧开遂道，泻除暴气最为神速"，故暴急之证得先用之；"甘药可以养津补血"，故羸弱之人得先用之；"艾灸可以救济真阳"，故虚阳外越者得先用之。

三、生津补血，精血益气：

津是血液的主要成分，也是人体内的最好的稀释剂。津少则血稠，津竭则血粉，故"补血必须先生津"。血由水谷精微之气所化，气由血及脏腑之精所化，但皆以后天之精为物质基础，故"精能化气，气能化神"。精血益气，是说人身脏腑之气的生化无不依赖于精血。精血乃人体诸气生化之根，故"补气必须先养精血"。

第二节　治则

一、急则治标，缓则治本：

标本是一对相互依存的概念，有标即有本，有本即有标，请读者阅读下表：

	标	本
医生与患者	医　生	患　者
邪气与正气	邪　气	正　气
病因与病症	病　因	病　症
四肢与脏腑	四　肢	脏　腑
脏腑与经脉	经　脉	脏　腑
经脉与络脉	络　脉	经　脉

急指病发、病进之急速，兼指急性病。急则治标是针对某些危急病证所采取的治疗策略，以中风为例：中风闭证是以肝、肾阴虚为本，肝风内动为标，此证"发病急暴，病进迅速"，若不能及时治标，肝风一但引血上逆就会冲破头部气街而卒发脑出血。

缓是指病发、病进之缓，兼指慢性病。缓则治本是针对某些慢性病证所采取的治疗策略，比如肾虚腰痛，医生就可以采取"缓则治本"的治疗原则，本病一但去除，标病则自然消逝或消减。但是在病情相对稳定或标本缓急不十分明显的情况下，医生也可采取"标本兼治"的治疗策略。

二、补虚泻实，清热温寒：

虚指正气之不足，实指邪气之有余。补虚、泻实，清热、温寒，均为治法。中医临床讲究的是辨证施治，辨证是指八纲辨证，八纲即"表里、寒热、虚实、阴阳"。中医理论根系庞大，宏观性强——由五脏可以论及身形，由五行可以推及"五官、五色、五体、五味、五气、五液"等；而且通过诊寸口脉，结合五行理论还可以推出五脏之间的生克情况，等等。

补虚，是指填补人体阴阳、气血、津精等的不足，当以中药为主，灸熨为辅。

泻实，是指泻除体表及人体内的病气，或用针灸，或用中药。病气也称邪气，本书称其病质。病质有三种形态，即气态、液态和固态。因此，针刺配合拔罐可以直接引泻体表的流散形的病质，也可以通过针刺经穴引泻经脉及体内的病气。

清热，一指清除或引泻邪热，或用针灸，或用中药，用药则以解表发汗为主，二指用寒凉之剂清理内热。

温寒，是指以温祛寒，即用温热来化解寒气，或用中药，或用灸熨。

第三节 治 法

《医学心悟》中将中医治病之法分为"汗、和、下、消、吐、清、温、补"八种，后来很多中医书又将其归纳为"补、泻、和"三法。

一、补

补有填补、增益的意思，补类中有三种治法，即"温法、补法、养法"。

1. 温法

在针刺方面是指温助经气，振奋阳气（温针疗法）；在灸熨方面是指温经散寒，活血通络；在方剂方面则指饮服温药，温经祛寒。

2. 补法

在针刺方面是指促行经气，助气行血；在灸熨方面是指促生阳气，化补真气；在方剂方面则指填精补气，生津补血，补益脏气。

3. 养法

养法在中医中有很多解释，主要是指休养、调养，养的是身体和内脏。也有一些学者将它解释为养血、养脏气等，如果是用中药来养，那么这时的养法也就是前面所讲的补法。因此，我们这里所定义的养法，主要是指药物治疗以外的休养身体、调节情志、节欲保身，还有食疗方面的一些内容。所以，"休养身体"可以理解为少劳动，少运动，多休息；"调节情志"可以理解为调节心态，少动情绪，尽量保持心理平衡；"节欲保身"可以理解为尽量减少房劳次数，养精护肾，禁止房劳过度。"食疗方面"则指要尽量吃一些五味俱全的食物，不要偏食，要根据身体情况适量吃一些对自身的健康有益的食物（相关内容，请读者详阅第二篇中的"中药与食疗"）。

二、泻

泻有祛除、削减的意思，泻类中有五种治法，即"汗法、清法、吐法、下法、消法"。

1. 汗法

汗法又称解表法，是指通过发汗将人体表部的邪气排出体外，汗法主要用于表实热证的治疗。

2. 清法

清法又称清热法，是指通过一种或多种中医治病手段，诸如"针刺、艾灸、药疗"等，将体内的热毒、热邪等清除出去。清法主要用于里实热证的治疗，表实热证一般不用清法而用汗法，针刺排邪对表实热证的治疗具有奇特优势。

3. 吐法

吐法是指通过一种或多种中医治病手段，以催吐为目的将患者之胸部、胃部之痰饮，或胃中之宿食等催吐出去。因吐法最易损伤胃气，故此法并不适用于年老体弱之人、婴幼儿及孕妇等。

4. 下法

下法又称促泄法，是指通过促进排便的方式将患者肠道内的积滞、水饮、郁热等致病物质排出体外。因下法最易损伤肠内之气，故此法并不适用于年老体弱之人、婴幼儿及孕妇。

5. 消法

消有消除、消减、消散之义，消法主要用于治疗"气滞、血瘀、食积、痰饮、症瘕、积聚"等证。消法的治疗机理不仅用于针灸，也用于中药。但是针、灸、药各有所长，当酌其长而先用之，切不可盲目乱用。现代中医将临床中的理气（破气、降气…）、理血（化瘀、破瘀…）、除湿（化痰、利湿…）等治法，都划在了消法之中。

三、和

和有调和、和解之义,从而和法主要用于治疗由阴阳失调所引起的一些病症。和法的治疗机理有些特殊,强调的是一个"和"字,因而它既不同于单纯的补法或泻法。在针灸方面,针刺中的平补平泻法就属于和法;在中药方面,药物治疗中的调和气血法、调和五脏法也都属于和法。

换句话说,针刺中的平补平泻法就属于和法;针刺不深不浅,相对恰好适度又便于内外和气,也属于和法;用药中的补泻兼施,旨在调和阴阳而使其回复到相对平衡的均衡状态,或者平衡五脏的生克关系而使其回复到相对平衡的生克状态,这些也都属于和法。

第二章 针刺运用理论

第一节 病质理论

中医病质理论是冰凌同志于2004年推出的第一个创新型理论，这个理论中含有两个核心性理论，即病质三态理论和自身打磨理论。

一、病质三态理论

世界是物质的，物质不外乎三种形态，气态、液态和固态。

（一）病质的概念

病质是对引发人体疾病的且与人体生命活动相抵抗的所有物质的统称，古医书称之邪气。诸如，痹证中的病质，是指传统医学中的风寒湿三气，以及现代医学中所定义的引发风湿病、类风湿病的致病因子，也包括肢体内不能排出的代谢产物，我们称其为病质前期物。

（二）病质三态理论

病邪也是物质，故有三种形态，气态、液态和固态。病邪在促使疾病发展的同时，在某种程度上讲，或者说以某种形式，可以从气态转为液态，从液态转为固态，而且病质均以不同的质态表现出同态亲合性。

二、自身打磨理论

自身打磨理论，包括自身打磨理论 i 和自身打磨理论 ii。

（一）自身打磨理论 i

已附着的病质是相对静止的，静止是有利于病质亲合的首要因素，运动却是排斥病质亲合的主要动力，人体的运动可以使组织之间发生轻度的磨擦，从而使附着在组织体表面的表层病质被打磨掉，磨掉的病质可以溶合在组织液中，进入体液代谢。

（二）自身打磨理论 ii

自身打磨的方式有两种，一种是靠自力健身所进行的打磨，称主动打磨；另一种是靠扶助健身、体贴健身所进行的打磨，称被动打磨。被动打磨不仅能将附着在组织体表面的表层病质打磨掉，还能够松解软组织之粘连，兴奋神经，同时也能够驱逐组织间隙内的流散形病质，改善体表脉络的血液循环，提高组织体的受养能力。

三、临床应用

中医病质理论，从物质形态领域揭开了针刺治疗疾病的奥秘。由于物质具有"气散、液流、固踞"之特性，而针刺可以"巧开隧道、直达病所"，从而引泻患者体内的流散形的病质，为针刺治疗风湿、类风湿、中风及中风后遗症等疾病提供了理论依据。

第二节 针刺基理

"盛则泻之，虚则补之。紧痛则取之分肉，代则取血络且饮药，陷下则徒灸之，不盛不虚以经取之，名曰经刺。"（《灵枢·禁服》）

"然，有穷年积岁，饮药无功者，一遇针家施治，危者立安，卧者立起，跛者立行，是药之多，不如针之寡也。然，针不难泄实而难补虚，一遇尪羸（此指身体瘦弱），非饮之甘药不可，是针之补不如药之长也。"（《针方六集》）

"虚实之要，九针最妙，补泻之时，以针为之。泻曰，必持内之，放而出之，排阳得针，邪气得泄。按而引针，是谓内温，血不得散，气不得出也。补曰，随之随之，意若妄之，若行若按，如蚊虻止，如留如还，去如弦绝，令左属右，其气故止。外门已闭，中气乃实，必无留血，急取诛之。"（《灵枢·九针十二原》）

实指正虚邪充之实，虚指正气之不足，尪赢指身体之瘦弱。由于"针刺能巧开隧道，以针体为枢，灵通于表里"，故既能引邪气外出（泻），又能醒动经气而行血气（补），是而黄帝为之著书而取名为《灵枢经》。但是针、灸、药各有所长，针刺不难泻实而难于补虚，故对身体羸弱之人非饮服甘药不可。甘药，指的是生津养血之剂。

一、补法之基理

顺经而刺，助行经气，为补法一；

温和刺激，振奋阳气，为补法二；

平稳出针且速闭针孔，令正气不得出，邪气不得入，为补法三。

押手以两指切按在针体的两旁，刺手快速直稳出针，即《内经》中所说的"按而引针"，使血不得散，令气不得出，为补法四。

二、泻法之基理

迎经而刺，遏制邪气，为泻法一；

强烈刺激，逐散邪气，为泻法二；

刺脉泄血，除泻邪毒，为泻法三；

迅刺速退，携邪外出，为泻法四；

开大针孔，扩通邪之出路，为泻法五；

针后挤捏针孔，逼邪毒外出，为泻法六；

针后拔罐，吸邪毒于体外，属于重泻，为泻法七。

第三节 分部刺法

《内经》时代，人们根据病"在皮、在脉、在肉、在筋、在骨"的不同，分别采用了"刺皮、刺脉、刺分肉、刺筋上、刺骨旁"等不同刺法。现代这些古老的刺法大多已被刺穴法所替代，即便是针刺的深度也有了统一的"参数规定"。如今人们虽然经常谈到《内经》中所说的"以痛为腧"，但未必就领悟到了其中的一些奥妙。

说到"以痛为腧"，它与分部刺法也有着许多联系，就是针刺阿是穴也得把握好针刺分寸，要求必须做到"恰到病处"——即病在皮即刺之皮，病在脉即刺之血，病在肉即刺之分肉，病在筋即刺之筋上，病在骨即刺之骨旁，当刺那里就刺那里，既不可以深夜不可以浅，也就是《素问·刺齐论》中所说的"①刺骨者无伤筋，刺筋者无伤肉，刺肉者无伤脉，刺脉者无伤皮；②刺皮者无伤肉，刺肉者无伤筋，刺筋者无伤骨。"。

经文中有两层意思，分号的前面①中讲的是针刺不够深度中的几种情况，分号的后面②中讲的是针刺不宜过深中的几种情况中的几点要求。对此《素问·刺齐论》中也有讲解，诸如"岐伯曰：刺骨无伤筋者，针至筋而去，不及骨也（讲针刺的深度不过）；刺肉无伤脉者，至脉而去，不及肉也；刺筋无伤肉者，至肉而去，不及筋也；刺脉无伤皮者，至皮而去，不及脉也；所谓刺皮无伤肉者，病在皮中，针入皮中无伤肉也（讲针刺不宜过深中的一种情况中所对应的一点要求，斯一种情况是"刺皮"，其所对应的一点要求是"针仅可刺入皮中，但不可透刺入肉"）；刺肉无伤筋者，过肉中筋也；刺筋无伤骨者，过筋中骨也。"。

关于针刺过深所引起的某些情况，《素问·长刺节论》中也有一些补充性的讲解，诸如"病在筋，筋挛节痛，不可以行，名曰筋痹，刺筋上为故，刺分肉间，不可中骨也。病起，筋炅病已止（发病时用针刺之，筋突然发热时病痛就停止了）。病在肌肤，肌肤尽痛，名曰肌痹，伤于寒湿，刺大分、小分，多发针而深之，以热为故，无伤筋骨（针刺大分、小分之间，不能透刺到筋骨）。伤筋骨，痈发若变。诸分尽热，病已止（诸分肉都有热感时，病痛就停止了）。病在骨，骨重不可举，骨髓酸痛，寒气至，名曰骨痹（寒气至时发病，称其骨痹）。深者刺，无伤脉肉为故，其道大分、小分，骨热病已止（针刺要深，但是不能伤肌肉及血脉，针刺当从大分、小分处透刺而深至骨旁，待骨有热感时病痛就停止了。旁，指边缘）。"

有关分部刺法，《灵枢·官针》中还有讲解，而且很详细。

一、刺皮法

1. 毛刺

"毛刺者，刺浮痹皮肤也。"（《灵枢·官针》）

毛刺指用小针刺皮肤，以泻皮肤内的邪气。浮痹，指风寒湿外邪一同侵入皮肤所引起的皮肤痹证，症见皮肤麻木肿痛等。《内经》中所说的小针，即现代的一寸以下的毫针，也包括本书所定义的毛针。

2. 半刺

"半刺者，浅内疾发针，无针伤肉，如拔毛状，以取皮气，此肺之应也。"（《灵枢·官针》）

半刺，指用毫针或员利针等刺皮肤，以泻皮肤内的邪气。

半刺的运用一定要把握住两个因素，一者"半"的含义是指针刺的深度绝对不能刺透皮肤，针尖当在皮肤之内；二者"如拔毛状"的含义是指针刺的速度、技巧，强调的是点刺到位即快速撤针，针刺时既不缺少力度又恰好使针尖刺入皮肤以内而不过之。

五脏之气外合于五形，五形即"皮、肉、筋、骨、脉"。五脏主中，外取其合而内应其脏，故经曰"以取皮气，此肺之应也"。

3. 毛刺、半刺之区别

毛刺、半刺均属于浅刺，针尖都要巧入皮肤而不过之。毛刺所用的针具一定要"短而细"，对针刺的速度和操作技巧并没有具体的要求；但半刺对针刺的速度和操作技巧都有具体的要求，一是进针要有力度且不能刺透皮肤，二是出针速度要快，并且进针和出针的动作一定要连贯，否则就没有经中所说的"如拔毛状"的效果了。

半刺除了对针刺的速度和操作技巧有具体的要求外，对针具的长短和粗度并没有提出具体的要求。我们在给半刺下定义时用了"半刺，指用毫针或员利针等刺皮肤以泻皮肤内的邪气"这样的概念，是因为毫针、员利针都是我们进行半刺操作时常用的针具，临床要根据患者的体质、病情及气候情况等酌情选用。

二、刺脉法

1. 络刺

"络刺者，刺小络之血脉也。"（《灵枢·官针》）

络刺，指用小号三棱针刺血络，以泻表络中的阴毒邪气，即"祛阳邪，除阴毒"。

血脉，一指行血之脉，有别于气脉；二指有瘀血的脉络。这里的小络之血脉，是指带有邪气的浮络，也指血络。

2. 豹文刺

"豹文刺者，左右前后针之，中脉为度，以取经络之血者，此心之应也。"（《灵枢·官针》）

豹文刺，指用员利针或小号三棱针刺经络之血者，以泻客于脉络中的阴毒邪气。

3. 络刺、豹文刺之区别

络刺、豹文刺均属于刺血，目的都是通过刺血来泻除病气。络刺是刺体表浮现的小络，又称浮络，这些小络由于浮而有色，故肉眼能看得到。络刺所用的针具通常都是小号的三棱针。豹文刺是刺体表浮现的较大的络脉，没有浮现的络脉、经脉，以及隐约略见的络脉或经脉。豹文刺所用的针具有三棱针、员利针，还有毫针。比如，刺体表浮现的较大的络脉时就用三棱针，刺肤下肉眼看不到的小络时则用毫针，刺肤下肉眼看不到的及隐约略见的较大的络脉时则用员利针，刺经脉时则用三棱针。

络刺是针对浮现在体表的肉眼看得到的小络下针，针刺的对象就是小的浮络；豹文刺是针对浮现的较大的络脉，没有浮现的或隐约略见的脉络下针，针刺的对象是浮现在体表的较大的络脉和肤下肉眼看不到的或隐约略见的络脉、经脉。因为是肉眼看不到或隐约略见，所以就得在这些络脉、经脉的所在区域下针，也就是经中所说的"左右前后针之，中脉为度"，为了能够刺中肉眼看不到的或隐约略见的脉络，临床就得多发针。

此外，由于络刺是"刺小络之血脉"，是以其治在皮肤而内应于肺，故经曰"此肺之应也"，这一论述的理论依据是《内经》中所说的"凡十二经络脉者，皮之部也。"（《素问·皮部论》）；然而豹文刺则是以"中脉为度"，是通过刺血来引泻经络中的邪气，盖心主血脉，故经曰"此心之应也"。

三、刺肉法

1. 分刺

"分刺者，刺分肉之间也。"（《灵枢·官针》）

分刺，指用毫针或员利针刺分肉之间，以泻分间之邪气。分肉，古代指赤肉、白肉，今指肌肉部分。分肉之间，简称分间。分间，一指肌肉与其表部的白膜之间，二指肌肉外层与其相衔接的脂肪之间，三指衔接两块肌肉的白膜部分。分间之气称分气，平人乃指荣卫相合之气。

2. 合谷刺

"合谷刺者，左右鸡足，针于分肉之间，以取肌痹，此脾之应也。"（《灵枢·官针》）

合谷刺，指用毫针或员利针刺分肉之间，以泻分间之邪气，但需多发针，而且诸针的针尖指向具有向心性。合谷刺，布针如鸡足入物，如合指抓谷，针尖入分肉之间以取肌痹，分肉即肌肉，故经曰"此脾之应也"。

3. 分刺、合谷刺之区别

合谷刺与分刺的相同之处是，都是针刺分肉之间。不同之处是，合谷刺讲的是多发针，布针如鸡足入物，诸针的针尖指向具有向心性，为斜刺；分刺可能是斜刺，也可能是直刺，其布针情况并不像合谷刺那样一定具有向心性，也可能仅刺一两针或三两针。

四、刺筋法

1. 恢刺

"恢刺者，刺傍之，举之前后，恢筋急以治筋痹也。"（《灵枢·官针》）

恢刺又名廓刺，不刺筋上而刺筋傍，傍者临之边也。数发针于筋旁及其前后，急出针，以尽泻筋旁之邪气。恢即宽大也，故又名廓刺。

2. 关刺

"关刺者，直刺左右，尽筋上，以取筋痹，慎无出血，此肝之应也。或渊刺，一曰岂刺。"（《灵枢·官针》）

关刺，尽刺于筋上，数发针而不伤血，以泻筋上之邪气。关刺一名渊刺，关者机关之要处也，渊者深远之处也。经曰"慎无出血"，是说血能养筋而筋不可以无血。肝主筋，故经曰"此肝之应也"。

3. 恢刺、关刺之区别

两者的主要区别是：关刺刺于筋上，恢刺刺于筋旁。但是对于关刺，《内经》中提出了"慎无出血"这样的要求，是说筋靠血养，筋痹者痹气困筋，血气不能荣筋，故刺之不可伤血。

五、刺骨法

1. 输刺

"凡刺有九，以应九变。一曰输刺，输刺者刺诸经荥输脏腧也……"（《灵枢·官针》）

"输刺者，直入直出，稀发针而深之，以治气盛而热者也。"（《灵枢·官针》）

"输刺者，直入直出，深内之至骨，以取骨痹，此肾之应也。"（《灵枢·官针》）

输者，其行择走径路也，故《内经》曰"直入直出"。输刺，直入直出，针身入体相对较深，或深刺至骨以泻骨旁之邪气，或深刺至热处以泻其热，或刺诸经荥输脏腧。肾主骨，故经曰"此肾之应也"。

2. 短刺

"短刺者，刺骨痹，稍摇而深入，致针骨所，以上下摩骨也。"（《灵枢·官针》）

短者，径而直也，故名短刺。短刺，稍稍摇针以开大针孔，针至骨所以上下摩骨。上下摩骨，说明短刺运针时所采用的是提插针法。

盖骨痹者，风寒湿三邪在骨所之共为患也。痹气凝滞，故当先施补后施泻：先补者，慢提快插，是以摩骨而生热，热能化寒，且能行气、散解凝滞；后泻者慢插快提，是引泻骨旁之邪气，由深至浅，由浅而出。

3. 输刺、短刺之区别

输刺、短刺皆属于直刺，针身入体相对较深。但输刺进针平稳，直达病所，不作运针，直出针，以引泻病气，或针后配合拔罐；短刺进针摇动，即经中所说的"稍摇而深入"，有操作经验的读者可以采取"先补后泻"的提插针法进行运针，然后急出针。此外，刺骨痹时都要深刺至骨。

小结：针刺治病，读者必须注意两个问题：

一、选针，经曰"病在皮肤无常处者，取以镵针于病所，肤白勿取。病在分肉间，取以员针于病所。病在经络痼痹者，取以锋针。病在脉，气少当补之者，取之鍉针于井荥分输。病为大脓者，取以铍针。病痹气暴发者，取以员利针。病痹气痛而不去者，取以毫针。病在中，取以长针。病水肿不能通关节者，取以大针。病在五脏固居者，取以锋针，泻于井荥分输，取以四时。"（《灵枢·官针》）。

二、针刺的深浅及补泻，经曰"九针之宜各有所为，长短大小各有所施也，不得其用病弗能移。疾浅针深，内伤良肉，皮肤为痈；病深针浅，病气不泻，支为大脓（郁化热、热腐精血而为脓）。病小针大，气泻太甚，疾必为害（气泻太甚而损伤正气）；病大针小，气不泄泻，亦复为败（病气不除而复为患）。"（《灵枢·官针》）。

关于刺痹的选针问题，读者还要注意：

①肉薄的部位、小关节，一定要选小针、细针；

②肌肉丰满的部位、大关节，要酌选粗针、长针。

如果当用细针而反用了粗针，倘若痹气不除则会使痹气随针道流窜，以致痹痛面扩大；如果当用粗针而反用了细针，因针道过窄以致痹气难以引泻。除了选针，针刺的深度也要把握好，深层的痹气浅刺了则不易引泻，浅层的痹气深刺了又容易使痹气随针道深入，通常都是"病在皮则刺皮，病在脉则刺脉，病在肉则刺分肉，病在筋则刺筋上，病在骨则刺骨旁（旁者边缘也）"。

刺痹除了前面所讲解的一些刺法外，《灵枢·官针》中还提出了以下两种奇特的针法：

①旁针刺法，曰"旁针刺者直刺、旁刺各一，以治留痹久居者也。"；

②焠刺法，曰"焠刺者，刺燔针而取痹也。"。

有关刺法，《灵枢·官针》中有详细的讲解，读者可以抽时间读一读。

六、营卫刺法

1. 刺营者出血，刺卫者出气：

"黄帝曰：余闻刺有三变，何谓三变？伯高答曰：有刺营者，有刺卫者，有刺寒痹之留经者。黄帝曰：刺三变者奈何？伯高答曰：刺营者出血，刺卫者出气，刺寒痹者内热。"（《灵枢·寿夭刚柔》）

刺营者出血，以泻血分之阴毒；刺卫者出气，以祛气分之阳邪；刺寒痹者内热，痹气去而正气复故也。

2. 刺营无伤卫，刺卫无伤营：

"经言刺营无伤卫，刺卫无伤营，何谓也？然，针阳者卧针而刺之，针阴者先以左手摄按所针之处，气散乃内针。是谓刺营无伤卫，刺卫无伤营也。"（《难经·七十一难》）

"入皮三分为卫气，病在卫者用针则浅，故卧针而刺之，恐其深而伤荣气故也（荣同营）。入皮五分为荣气，故先按所刺之穴，待气散乃内针，恐伤卫气故也（愚注：卫行于表，故当卧针而刺之，深刺则伤营气；营行于里，故当先按所刺之穴，令卫气散而后进针。）。"（《中国针灸刺灸法通鉴·营卫刺法》）

营行于脉中，卫行于脉外；液态之营即血，血之气为营气。营气从气街溢出，气街即络脉之梢杪，一部分仍以气态存在，能济脉外之卫气，且与卫气相将，偕行于腠理分肉之间；一部分逐渐液化，由表向里渗透，以荣养身形之"皮、肉、筋、骨、脉"等。

补充：经曰"①脉之所居，深不见者（此处指脉中气微而不能鼓充脉管上浮，故曰"脉之所居，深不见者"），刺之微内针而久留之，以致其空脉气也（以引脉气渐渐至其空脉，气至则针刺有效，针感也会变得很明显）。脉浅者勿刺，按绝其脉乃刺之（按绝其脉，精躲而阳邪独存，故刺之"无令精出，独出其邪气耳"），无令精出，独出其邪气耳。②所谓三刺则谷气出者，先浅刺绝皮（绝皮，即刚好刺透皮肤），以出阳邪；再刺则阴邪出者，少益深（稍稍再深刺一些），绝皮至肌肉（刺透皮肤刚好至肌肉），未入分间也；已入分肉之间，则谷气出（谷气，即水谷之精气，亦指胃气。谷气出者，胃气输布也，盖胃气行于肌肉，即分肉之间）。故＜刺法＞曰：始刺浅之，以逐邪气而来血气；后刺深之，以致阴气之邪；最后刺极深之，以下谷气。③此之谓也（这就是三刺理论的具体内容），故用针者，不知年之所加，气之盛衰，虚实之所起，不可以为工也。"（《灵枢·官针》）

①中所讲的是，《内经》时代的两种针刺方法。

②中所讲的是，《内经》时代的"三刺"内容。

③中所讲的是，"作为针灸医生必须技能全面，不仅要精通于针灸技法，还要精通于脉诊，要善于用脉诊了解人体气血的运行情况、虚实情况及脏腑的工作情况等；并要参照各个年龄段人群的身体特点，正确地推出患者的身体情况、脏腑的器质情况及功能情况等。如果做不到这些，就称不上是一名合格的针灸医生"。

第四节　针刺调理

针刺调理具有阶段性，分"针前调理、针中调理、针后调理"三个阶段。在针刺调理的过程中，"神志调理"是最重要的（神指精神，志指意志），它贯穿着整个调理过程。为了规范概念，本书将针灸医生在调节患者神志活动中所采用的一些方法，统称为调神法。调神法也称治神法，在不同的调理阶段有不同的解释。

一个人独自处理问题的方式无非是语言和行为，于是"语言劝慰、按摩舒身"就成了调节患者神志活动的基本方式。

一、针前调理

1. **语言劝慰**：医生要用温和的语言劝慰患者，使其心神稳定，信心实足，从而以积极的态度配合治疗。
2. **按摩舒身**：家庭医疗可实施体贴性按摩，使患者身心舒展，增加病愈之信心。
3. **重按多切**：重按多切，进针之法，针刺不痛，不伤神气。

二、针中调理

1. **询问针感**

针刺入穴得气后医生要随时询问患者对针刺的感应，即是询问针感。针感是指针刺入穴后患者的针刺部位所产生的"酸、麻、痛、胀、重"等的感觉。针感的出现说明针刺已经得气，针刺得气是针刺取效的关键。

除了询问针感，医生还要结合刺手指下的感觉，并综合患者的针感，以便及时调整和变换手法。针刺入穴后，如果刺手的指下有沉紧的感觉则说明针刺已经得气，如果刺手的指下没有沉紧的感觉则说明针刺尚未得气。针刺不得气者医生要进行手动催气，针刺得气后还要行气。

2. **言语慰心**

医生可通过讲解相关的病理知识，培养患者病愈之信心，同时也可以穿插讲解一些令患者开心的事情，以分散患者的注意力，或缓解患者的紧张情绪。语言舒心与按摩舒身一样，可以贯穿在针刺的每一个环节。

3. **按摩舒身**

医生巧施按摩，不仅可以使患者身心舒适安逸，还有助于调气。临床证实，边行补泻边按摩能够有效地提高针刺疗效。

三、针后调理

针后调理是维护针刺疗效的重要环节，主要表现在以下四个方面：

1. **保护针眼**：针刺出针之后要用"专用胶贴"封闭针孔，补法要立时贴封，泻法要稍等片刻。针孔无感染者三日后便可取下，若发现有轻微的感染就用蘸有75%酒精的棉球进行消毒，稍后再在感染处涂抹一层"祛脓膏"即可。
2. **静养神志**：针刺操作完毕，患者要静养精神，不要妄动七情。
3. **注意饮食**：针刺之后不要马上饮食，要静等半个小时；旬日内饮食不可以过饱，不可以吃热量偏高的食物；一个月内不可以饮酒，不可以吃生冷、腥辣及淀粉含量高的食物，不能吃海鲜及牛羊肉等。
4. **禁忌房劳**：针灸最忌房劳（房事、劳役），轻者禁半个月，重者数月不等。

第五节　刺手押手

传统的针刺治疗从始至终都是靠手动操作，一手持针，一手扶针。持针之手即是刺手，扶针之手即是押手。按个人的持针习惯，多数人都是右手持针。

一、刺手作用

刺手作用依次表现在"持针、进针、运针、出针"四个方面，但是完美的针刺过程通常都是由刺手和押手一同完成的，所以论其作用，刺手和押手一样重要。

（一）持针方面

持针，通常是指用指腹捏持针柄。持针，分单手持针和双手持针两种：若持短针、较短针就采取单手持针，即以拇指、食指之指腹捏持针柄，采取两指、三指或四指持针；若持长针就采取双手持针，即以刺手持针，押手扶针。

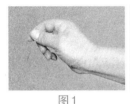 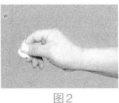 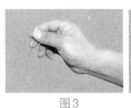 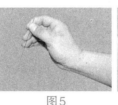 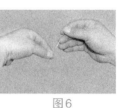

图1　　　　　　图2　　　　　　图3　　　　　　图5　　　　　　图6

1. 单手两指持针

若用两指持短针就以拇指、食指之指腹捏持针柄（图1），若用两指持较长针就以拇指、食指捏一棉球，夹之于针身近针尖约三分处（图2）。

2. 单手三指持针

若用三指持较短针，就以"拇、食、中"三指持针，将拇指置于针柄的内侧，食指和中指置于针柄的外侧（图3）。

3. 单手四指持针

若用四指持较短针，就以"拇、食、中及无名指"四指持针，将拇指置于针柄的内侧，食指、中指及无名指置于针柄的外侧（图4）。

4. 双手协作持针

刺手以两指或三指捏持针柄，押手以拇指与食指扶持于针身的近针尖约二分处。此法不仅适用于长针也适用于较短针，因其进针平稳而能有效地防止弯针（图5）。

（二）进针方面

进针，分单手进针和双手进针两种。

1. 单手进针

刺手以拇指及食指持针，中指端轻按于穴旁，当拇指和食指下按进针时中指即随之让开，以使二指顺利地下按，让针尖刺入所需的深度，此法多用于短针。

2. 双手进针

临床中最常用的双手进针手法有三种，夹持进针法、提捏进针法和舒张进针法。

（1）夹持进针法：押手以拇指和食指扶针于针身的近针尖约二分处，使针尖轻微点在将要针刺的穴位上，刺手用力进针时押手要随之松扶，以使针体平稳入穴，这是临床中最常用的进针手法。

（2）提捏进针法：押手以拇指及食指将待刺部位的皮肤捏起，刺手置针于皮肤被捏起的凸脊部位，卧针刺入穴内。此法多用于平刺，常用于皮肤松薄的部位。

（3）舒张进针法：押手以拇指和食指，或以食指和中指轻按在待刺的穴位上，随后分开两指而使皮肤绷紧，刺手随后将针刺入穴内，此法适用于皮肤松弛的部位。

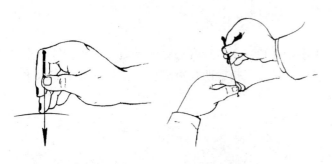
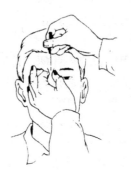
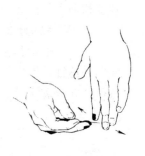

单手进针法　　　　　　挟持进针法　　　　　　提捏进针法　　　　　　舒张进针法

补充：进针也有补泻，进针时不作捻转或稍作捻转，推针而入者为"补"，推指平稳缓速向前；进针时大作捻转，伸针而入者为"泻"，伸指伸展急速向前；进针时稍作捻转，稍用力捻针而使针尖刺入穴内者为"平补平泻"。从捻转幅度及捻转力度上讲，平补平泻法始终介于补法和泻法之间，这真是应了前辈们常说的一句话"中医理论，只可意会而不可言传。"。

（三）运针方面

运针主要体现在"催气、行气、补泻"三个环节上：

1. 催气

针刺入穴后若针感不强或不得气，就得用催气法催气，以催促经气的到来。但催气法的实施需要具备三个条件：一是针刺入穴准确，二是针刺已达到了应刺深度，三是针刺尚未得气或得气后针感不强。

得气是针刺取效的关键，针刺得气即是有针感。针感是指针刺得气后在患者的针刺部位上所出现的"酸、麻、痛、胀、重"等的感觉，同时医生也会觉得针下沉紧。针刺若无针感就得催气，临床常用的催气手法有六种：循法、弹法、刮法、飞法、捻法、捣法。

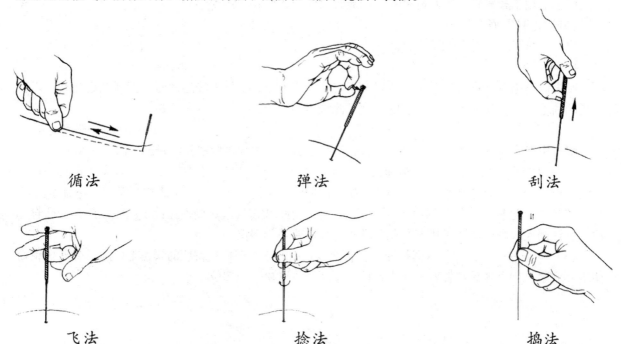

循法　　　　　　　弹法　　　　　　　刮法

飞法　　　　　　　捻法　　　　　　　捣法

（1）循法：手指顺着经脉的循行路径，在所刺腧穴的上下循经作柔和的按摩，这种催气手法即为循法。此法既适用于催气，也适用于行气，通常用押手操作。

（2）弹法：用手指轻弹针尾，使针体微微地震动，这种催气手法即为弹法，此法在临床中较为常见。

（3）刮法：先用拇指轻轻地抵住针尾，随后以食指或中指的指甲轻刮针柄，或用拇指及食指自下而上地轻刮针柄，这类催气手法即为刮法。刮法不仅能使针感增强，也能使针感扩散。

（4）飞法：飞法的操作以捻转为主，操作时先将针柄作较大幅度的捻转，随后迅速地松开手指，即一捻一松，反复三次，若不得气就再行三次。此法是以手指捻针之动作如同"飞鸟展翅"而得名。《医学入门》中曰"以大指次指捻针，连搓三下，如手颤之状，谓之飞。"

（5）捻法：针刺不得气或虽得气但针感不强，都可以用捻法催气。捻法是以刺手之拇指及食指捻针，捻针时要求指法平稳，捻转的幅度不宜大，捻针时指力的大小取决于补泻，补者指力轻，泻者指力重。

（6）捣法：针刺虽得气却针感不强，此时可用捣法催气。捣法也称震颤法，是以刺手之拇指及食指捏持针柄，借助于腕部的轻微震颤而使针尖在小区域内作快速的提插，以促使经气的到来。

以上六种催气手法，临床中要根据气穴的分布部位酌情选用。比如，"刮法、弹法"比较适用于不宜作大幅度捻转或提插的腧穴，"飞法、捣法"则比较适用于肌肉丰厚部位的腧穴，"循法、捻法"所适用的部位及穴位则更广。

2. 行气

行气也称调气，是指在针刺得气的基础上，为了扩大针感面积，延长传感长度，以促使经气抵达病处所采用的运针手法。

（1）按压法：针刺得气后，若使针感向下传导，就将押手之手指按压在所刺腧穴之上方，随后以刺手运针即可使针感下传；相反，若使针感向上传导，就将押手之手指按压在所刺腧穴之下方，随后以刺手运针即可使针感上传。

（2）倒针法：倒针法也称卧针法，是指在针刺得气后将针提至"浅层"（浅是相对穴位的可刺深度而言，通常指肤下！），随后扳倒针身并使针尖指向病处（即卧针刺向病处），随后施捻转或提插便可使针感传向病处。

（3）弩弓法：针刺得气后将针稍提，且使针柄向上或向下倾斜，要求用拇指与食指捏持针柄，用中指侧压针身而使针弯曲呈弩弓状。若使针感向上扩散，就将针柄向后下方倾斜；若使针感向下扩散，就将针柄向前下方倾斜，随后用提插法运针即可。为使针下经气不失，运用弩弓法时也可以结合按压法行气。

弩弓法与前面所讲的倒针法的区别是，倒针法的针身近于平卧，从而可用捻转法运针；但弩弓法的针身却呈弩弓状，故仅能用提插法作轻微的运针。

（4）搓针法：搓针犹如搓线，是以二指或三指捻针，且使针柄向同一个方向转动，从而使肌纤维适度地缠绕在针体上，利用针体对肌纤维的牵拉来醒动和激发经气。临床中可根据牵拉的程度、力度来对搓针法划分补泻，即程度小、力度小者为补，程度大、力度大者为泻。简单地说，搓针法也就是向一个方向平捻针而使肌纤维适度地缠绕在针体上，通过对肌纤维的牵拉来醒动和激发经气。

（5）添针法：是指在同一经脉上顺其经脉走向加刺数针，以辅助经气的运行。此法不仅能使针感增强，而且能使针感顺其经脉走向向远处延伸。

3. 补泻

穴中补泻，在本章＜第五节＞中讲解。

（四）出针方面

出针也称拔针、撤针，是指将针体拔出体外。出针分正常出针和非正常出针，正常出针是针刺操作过程中的最后一个环节。在这个环节中读者不仅要把握好出针时机，还要实施好出针中过程中的补泻，同时也要协调好押手扶助和刺手出针的关系。

1. 出针时机

"指拔者，凡持针欲出之时，待针下气缓，不沉不紧，便觉轻滑，用指捻针，如拔虎尾之状也。"（《针灸大成》）

出针通常都是在各种针刺手法实施完毕，又正值医生的指下没有沉紧的感觉时实施的。

2. 出针补泻

平稳出针，不扩大针孔，出针后且要速闭针孔者为补；摇摆出针，以扩大针孔，出针后缓闭或不闭针孔者为泻。

补充：经曰"虚实之要，九针最妙，补泻之时，以针为之。泻曰，必持内之，放而出之，排阳得针，邪气得泄。按而引针，是谓内温，血不得散，气不得出也。补曰，随之随之，意若妄之，若行若按，如蚊虻止，如留如还，去如弦绝，令左属右，其气故止。外门已闭，中气乃实，必无留血，急取诛之（有留血者，则急取诛之！）。"（《灵枢·九针十二原》）

"按而引针，是谓内温，血不得散，气不得出也"，是讲出针补法中的押手操作。"按而引针"，是指押手用中指和食指轻轻地夹扶针体并将指腹贴按在针穴上，边按压针穴边出针，可使"血不得散，气不得出"，故而"内温"。

"去如弦绝"，是讲出针补法中的直稳快出针。但是出针补法中的"去如弦绝"，都是以"按而引针"为条件的；并且经中所说的"去如弦绝"，是将针尖提到皮肤之下才实施的。倘若没有"按而引针"这个前提条件，快速出针时针体就会携气外出。故《难经》中曰"知为针者信其左，不知为针者信其右。"，讲的就是押手在针刺操作中的作用，这里的"左"指代的是押手，"右"指代的是刺手。

于是"按而引针"，即便是快速出针，只要出针平稳，结果必然是令"血不得散，气不得出"，故为补。然而如果是"抻而引针"，即便是缓慢出针，那么押手的抻拉作用也会使针口变得开阔一些，以致出针时针体"携气外出"，故为泻。以上内容对针刺临床中的补泻操作具有实际意义，希望读者都能悉心领会。

3. 押手协助

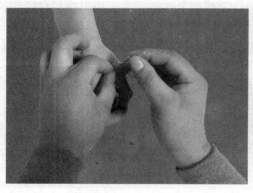 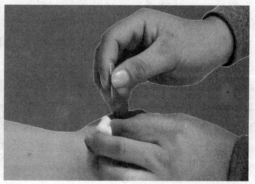

图1（双指协助出针图解） 　　　　图2（三指协助出针图解）

押手协助出针既可以用中指和食指直接操作（图1），也可以用中指、食指及母指协调操作（图2）。三指操作的方法是，押手以中指及食指夹持消毒干棉球，拇指及食指扶持针体，轻轻地切按在穴道的两侧，刺手出针。若是补法，则当使拇指及食指渐渐用力，边切按边出针，以免针身携真气外出，出针后立即用食指腹按闭针孔，或者借助干棉球按闭针孔；若是泻法，则当使拇指及食指稍用力抻拉以扩大针口，边抻拉边出针，让针身携气外出，不闭或迟闭针孔。

倘若出针后有出血现象，若是补法就用干棉球轻轻地按压针孔，稍后便可以止血；若是泻法就待其血止后再轻轻地将血拭去，但要酌情限制出血量。倘若血出不止就得及时止血，即用干棉球按压针口三分钟左右便可，止血后要用专用胶贴封闭针口。倘若出针后有血肿现象，则要立马用针刺之引血，这就是《内经》中所说的"急取诛之"。

4. 刺手出针

出针操作，古代大致有三种情况：一是徐徐出针，不伤营卫；二是疾速出针，携邪外出；三是摇摆出针，以扩宽针口而使邪气易出。下面我们就向读者介绍三种比较常用的出针手法：

（1）轻捻出针法：刺手轻轻地捻针，若是短针就用二指捻针，若是长针就用三指捻针，边捻边提，将针体匀速地提出体外。

倘若医生觉得针下沉紧或提针困难，就稍停片刻，待针下松缓时再行捻转，缓慢出针以免损伤营卫；倘若患者有不适的感觉就采取分层提针的方式，分三次将针体提出体外，三次提针所用的时间通常不少于60秒。此法不仅适用于补法，也适用于泻法和平补平泻法。不过这时的"补与泻"基本上都取决于压手的操作，包括出针后是否按闭针孔。

（2）平缓出针法：医生以刺手捏持针柄，不用捻转而将针体平缓地提出体外。平缓出针法与其它出针法一样，必需是在医生指下有松缓的感觉时才能出针。读者需要注意的是，如果没有押手的配合，那么此时的平缓出针法则最适合针刺的补法操作。

（3）快捷出针法：医生以刺手捏持针柄，在指下有松缓的感觉时，逆着针刺的方向将针体快捷地提出体外。读者需要注意的是，如果没有押手的配合，那么此时的快捷出针法则最适合针刺的泻法操作。

二、押手作用

完美的针刺操作通常都是由押手和刺手一同协调完成的，对此我们很难一概地说出哪只手的作用最大或者最小，仅能说两者是相辅相成的。但是从整个针刺的过程上看，运针时刺手把握补泻的机会相对较大，押手把握补泻的机会则相对较小；出针时押手把握补泻的机会相对较大，刺手把握补泻的机会则相对较小，故而《难经》中曰"知为针者信其左，不知为针者信其右。"。

从针刺的过程上看，押手的作用可以贯穿在"确定穴位、辅助进针、巧施按摩、辅助行气、闭合针孔"等多个环节，具体地说主要表现在以下几个方面：

1. 按摩舒体，治神之法：

针前按摩，可令患者身心舒展，充满信心；针中按摩，可令患者舒逸安然，配合默契；针后按摩，可令针处气血宣畅，余痛尽除。

2. 切而爪之，下针之法：

"切，凡欲下针之时，用两手大指甲于穴旁，上下左右，在四围掐而切之，如刀切割之状，令血气宣散。次用爪法，爪者掐也，用左手大指甲着力掐之，右手持针插穴有准。此下针之法也。"（《针灸问对》）

切指用大指甲施力于穴旁，穴旁指穴位的上下左右，双手操作。切时指甲施力，如同用刀切割食物一样，切可使穴区内的血气宣散。

爪也作掐，掐指用大指甲施力于穴旁，以留下十字或×字切痕，单手操作。掐有两个作用，一可使穴位上的血气宣散，二可使刺手持针插穴时从切点入穴，也就是《针灸问对》中所说的"右手持针插穴有准"。

但是有两点需要向读者说明，一是掐要用大指甲在穴位上掐两下，这样才能出现切点；二是掐用单手操作，通常是用押手操作，也就是《针灸问对》中所说的"用左手大指甲着力掐之"，其实用左手还是用右手也是一种习惯。

3. 按而扶之，正针之法：

押手以大指、食指按于穴旁，且以二指扶针于穴上，可使针体挺正。

4. 拿而捏之，进针之法：

皮松肉薄之处，拿而捏之，卧针而刺，不仅有利于刺手进针，还有利于针体内伸。

5. 循而摄之，行气之法：

"循，下针后气不至，用手上下循之。假令刺手阳明合谷穴，气若不至，以三指平直，将指面于针旁，至曲池，上下往来抚摩，使气血循经而来，故曰循而至气。摄，下针之时，气或涩滞

(或，指有时)，用大指、食指、中指，三指甲于所属经分，来往摄之，使气血流行，故曰摄以行气。"(《针灸问对》)

循，指先将"食、中、无名"三指伸直平布，然后用三指面循经平摩布气、往来抚摩的行气方法。《针灸问对》中曰"循而至气"，循具有"平布经气、均合脉气"的作用。平摩，指指面施力轻且匀称的动摩手法。

摄，指先将"食、中、无名"三指适度地弯曲，然后用三指甲循经路在所刺穴位的附近往来切捏的行气方法。《针灸问对》中曰"摄以行气"，摄具有"催气往来、促使气血流行"的作用。

读者要注意的是，①我们对摄的解释是切捏，是指将呈欲捏合态的三指置于皮上，施力使三指甲下切，随后三指腹同捏；②摄的实施力度一定要适中，过大指甲则可能切伤皮肤。

6. 按而引针，固气之法：

"按而引针，是谓内温，血不得散，气不得出也。"(《灵枢·九针十二原》)

按，指押手用指腹按压于穴上；引针，指撤针、出针。押手用中指和食指侧夹针身于穴旁，出针前以中指和食指的指腹按压于穴上，边按压边出针，令气不得出，让血不得散，而且出针后能速闭针口，为出针补法。此法可使真气内固，故经曰"按而引针，是谓内温"。

7. 抻而引针，扩痏之法：

抻指抻拉，痏指针眼、针口。押手用中指和食指侧夹针身于穴旁，出针前以中指和食指抻拉皮肤以扩宽针口，边抻拉边出针，使针体"携气外出"，出针后不闭针孔或迟闭针孔，为出针泻法。

8. 扪而按之，闭痏之法：

"扪，补时出针，用手指掩闭其穴，无令气泄，故曰扪以养气。一说：痛处未除，以手扪摩痛处，外以飞针引之，除其痛也。"(《针灸问对》)

扪，按而顺揉之。出针后扪按针孔，可以使真气内存；扪摩痛处，还可以除去针刺之余痛。

9. 摩而揉之，除痛之法：

出针后摩揉针孔，可以除去针刺之余痛。

补充：《难经》中曰"知为针者信其左，不知为针者信其右。"，说明押手在整个针刺过程中的作用非常的大，尤其是在出针这个环节上。前面我们说押手在协助刺手出针时，以"按而引针"而决定了出针为补，以"抻而引针"而决定了出针为泻，却没有讲押手如何协助刺手出针才为平补平泻。其实，不论是"按而引针"还是"抻而引针"，两手都要讲究个用力适度。力既有大小也有方向，于是押手协助出针时，由于押手施力的大小、方向的不同而出现了"抻、扪、按、揉、摩"等多种指法。同时也要求，刺手撤针时手指在把握好撤针力度的同时也要把握好撤针时的施力方向。

简单地说，"指腹按压在穴上，边按压边出针（出针后速闭针口）"为补，"指腹抻拉穴部皮肤，边抻拉边出针（出针后不闭针口）"为泻。如果读者也能正确地把握押手协助刺手出针的补泻特点，再取"其中"就不难悟出平补平泻的出针特点了。平补平泻法的出针特点是，出针时既不要使真气外出又不要让外气内入。所以，出针前押手用食指和中指轻夹针身，两指腹紧贴患者的针穴两旁，出针时押手用食指和中指轻贴在针穴上，出针后速用中指或食指轻轻地扪按针口，这就是押手协助刺手出针过程中的平补平泻法。由此可见，平补平泻出针法有些类似于补，又不完全同于补，它也有一个很重要的因素，就是"不能使肤内的真气外泄"。

第六节 补泻手法

补泻手法，是指医生在针刺过程中所运用的补虚泻实的操作方法。由于临床中的补泻手法较多，为了便于读者理解和记忆，我们先将本节中所要讲解的补泻手法分例出来：

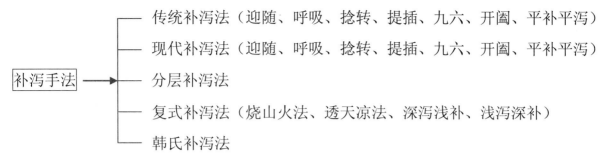

一、传统补泻法

1. 迎随补泻法

"迎随补泻法，迎随就是顺逆的意思，逆其经气为迎为泻，顺其经气为随为补。标幽赋说：要识迎随须知顺逆，因为全身十二经脉的走向是有一定规律的（比如：手三阴经从胸走手，手三阳经从手走头，足三阳经从头走足，足三阴经从足走腹）；如果能了解经脉循行的顺逆，就能掌握迎随补泻法的操作手法。此法的具体操作有以下三种：

①针尖的顺逆：针尖顺其经脉走向进针为补，逆其经脉走向进针为泻。

②取穴的顺逆：取穴在一条经脉上用二、三穴时，针刺时都要顺着经脉依次进针用穴的是补，相反的是泻。

③迎随补泻：是决定于捻转时手指的进针手法，任脉右转后退为补，左转向前为泻；督脉左转向前为补，右转向后为泻；手三阳及足三阴，针右侧时大指向后捻为补，向前捻为泻，如针左侧则相反；手三阴及足三阳，针左侧时大指向前捻为补，大指向后捻为泻，如针右侧则相反。"（《针灸心悟·五补泻法》）

金代的窦汉卿说：以大指次指相合，大指往上进谓之左，大指往下退谓之右。明代的陈合说：大指进，前捻为补；大指退，后捻为泻。窦氏所言之"左、右"，并不是指针体的"左转、右转"，而是指拇指的"前捻、后捻"。综上所述，"拇指进，前捻为左，为补；拇指退，后捻为右，为泻"。

人体有十四名经脉，包括任督二脉。除了任督二脉，人体的每一名经脉都有两条经脉，对称分布在人体的左右，这就是我们通常所说的十二经脉。假设右手捻针，则右手拇指必贴合在针体的左侧，右手食指必贴合在针体的右侧。为了便于讲解问题，我们就将贴合在针体的左侧的手指称为左指，其阴阳属性为阳；贴合在针体的右侧的手指称为右指，其阴阳属性为阴。

由于督脉为阳而任脉为阴，因而右手捻针针督（任）脉穴时，左指前捻为补（泻），后捻为泻（补），左指即拇指，左手持针与右手相反。人体左侧为阳而右侧为阴，因而右手捻针针人体左（右）侧的经穴时，左指前捻为补（泻），后捻为泻（补），左指即拇指，左手持针与右手相反。于是当同时捻患者身体两侧的针时，若以左手捻右侧的针，以右手捻左侧的针，就与陈氏的"大指进，前捻为补；大指退，后捻为泻"相合了。

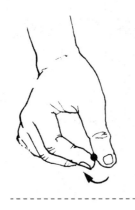 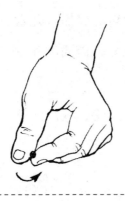 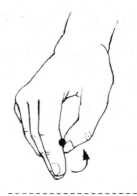 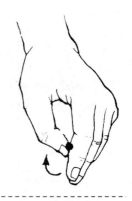

拇指前捻为左（为补）　　　　　　　　　　　拇指后捻为右（为泻）

议论：有关迎随补泻法，前面讲的都是理论上的一些问题，在实际运用中并非那么简单。从整个的针刺过程上看，迎随补泻法只是穴中补泻中的一种操作手法，它的有效实施还需要其它操作环节的协调与配合。为了说明这个问题我们在前面引用了《针灸心悟·五补泻法》中的一段论述，文中一共讲解了三个问题，即"针尖的顺逆、取穴的顺逆、迎随补泻"。其实前两个问题都是在为第三个问题作铺垫，换句话说，进针时的针尖指向是决定迎随补泻能否顺利实施的一个关键。

从我个人的临床经验来看，先按"针尖顺其经脉走向进针为补，逆其经脉走向进针为泻"这一原则进针，针刺入穴后再按迎随补泻的左捻、右捻进行补泻，针刺效果才是最理想的。关于迎随补泻，请参阅"迎随补泻表"。

（迎随补泻表）

医生＼患者	督脉、左侧经脉	任脉、右侧经脉
左手捻针	大指前捻为泻　大指后捻为补	大指前捻为补　大指后捻为泻
右手捻针	大指前捻为补　大指后捻为泻	大指前捻为泻　大指后捻为补

2. 呼吸补泻法

"吸则内针，无令气忤（忤音舞，逆也。），静以久留，无令气布，吸则转针，以得气为故，候呼引针，呼尽乃去，故命曰泻。帝曰：不足者补之奈何？岐伯曰：必先扪而循之（扪音门，义为推按。），通而取之，外引其门，以闭其神，呼尽内针，静以久留，以气至为故，如待所贵，不知日暮，其气以至，适而自获，候吸引针，气不得出，各在其处，推阖其门，令神气存，大气留止，故命曰补。"（《素问·离合真邪论》）

呼气进针，呼气运针，吸气出针，速闭针孔，为补；吸气进针，吸气运针，呼气出针，不闭针孔，为泻。

3. 捻转补泻法

"其泻者有凤凰展翅：用右手大指、食指捻转针头，如飞腾之象，一捻一放。其补者有饿马摇铃：用右手大指、食指捻转针头，如饿马无力之状，缓缓前进则长，后退则短。"（《针灸大成·四明高氏补泻》）

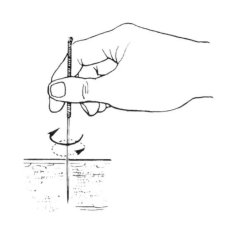
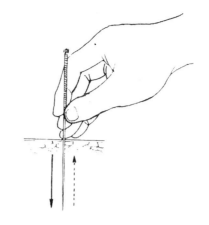

　　　　　捻转法　　　　　　　　　　　　　提插法

捻转是进针、运针及出针时比较常用的一种手法，尤其是在"运针"这个环节中。运针时，以针柄捻转幅度大、速度快者为泻，以针柄捻转幅度小、速度慢者为补。换句话说，也就是运针时"强刺激者为泻，弱刺激者为补"。

4. 提插补泻法

"补泻提插法，凡补针先浅而后深入，泻针先深入而后浅。凡提插，急提慢按如冰冷，泻也；慢提急按火烧身，补也。或先提插而后补泻，或先补泻而后提插可也，或补泻提插同用亦可也。"（《医学入门·附杂病穴法》）

提插也是运针时比较常用的一种手法，可用于催气、行气和穴中补泻。穴中补泻时，以慢提快插者为补，以快提慢插者为泻。换句话说，实施提插补泻时"泻是为了引气外出，由里向表引气，是而快提慢插；补是为了引气内入，由表向里引气，是而快插慢提"。由于人体的阳气在表，也可以说卫气在表，相对而言，营气在里。于是"快提慢插"（属于泻），其有效的人体局部反应当是凉感；"快插慢提"（属于补），其有效的人体局部反应当是热感。

5. 九六补泻法

"凡言九者，即子阳也；言六者，即子阴也。但九六数有多少不同，补泻提插皆然。言初九数者，即一九也，然不止一九便了，但行于一九，少停又行一九，少停又行一九，三次共三九二十七数，或四九三十六数。言少阳数者，七七四十九数，亦每次七数略停。老阳数者，九九八十一数，每次二十七数少停，共行三次。言初六数者，即一六也，然不止一六便了，但行于一六，少停又行一六，少停又行一六，三次共三六一十八数。言少阴数者，六六三十六数，每次一十八数少停，共行二次。言老阴数者，八八六十四数，每次八数略停。"（《医学入门·附杂病穴法》）

俗话说"无规矩则不成方圆"，从临床运用上讲，九六补泻法与捻转补泻法、提插补泻法的结合，也仅是以约数的形式给捻转补泻及提插补泻制定了一个有据可依的约数群，这个约数群是以"初数、少数、老数"分别指代补泻程度中的"轻、中、重"三个级别。具体的约数规定，请读者查阅"九六补泻表"。

九六补泻约数表

	初数	少数	老数
补法之约数	9 * 3 或 9 * 4	7 * 7	27 * 3
泻法之约数	6 * 3	18 * 2	8 * 8

6. 开阖补泻法

"入实者，左手开针空也（空，同孔）；入虚者，左手闭针空也。"（《素问·刺志论》）

开阖是指出针时针孔的开与闭，且以是否快速按闭针孔为补泻依据。通常认为，出针时急按针孔者为补，不按或迟按针孔者为泻。

7. 平补平泻法

"凡人之有疾，皆邪气所凑，虽病人瘦弱，不可专行补法。经曰：邪之所凑，其气必虚。如患赤目等疾，明见其为热邪所致，可专行泻法。其余诸疾，只宜平补平泻，需先泻后补，谓之先泻其邪，后补真气。"（《神应经·补泻手法》）

《神应经》将"先泻后补"定为平补平泻，用于虚实并见之证。先泻后补，是指"先泻其邪，后补真气"，在针刺临床中是一条很适用的治疗原则。我们将它作为补泻法来讲解，是因为这一原则的实施要进行补法和泻法的操作。

对"平补平泻法"的讲解，有些书说在虚实不明的情况下用之，手法介于补泻之间。其实这是一个托辞，虚实不明是因为医生的脉诊不准，以致临床中不能准确地辨证。前面在讲"出针补泻"时，我们也讲到了平补平泻法。那时讲的是针对"出针"这一环节，我们现在所讲的是针对"运针"这一环节，两者是有区别的。

二、现代补泻法

1. 迎随补泻法：顺经脉走向进针者，为随为补；逆经脉走向进针者，为迎为泻。
2. 呼吸补泻法：呼气时进针、吸气时出针者，为补；吸气时进针、呼气时出针者，为泻。
3. 捻转补泻法：针刺得气后运针，捻转幅度小、速度慢者，为补；捻转幅度大、速度快者，为泻。
4. 提插补泻法：针刺得气并达到了可以提插的深度时运针，轻提快插者为补，快提轻插者为泻。从施力上讲，施力轻者速度慢，施力重者速度快。
5. 九六补泻法：针刺入穴得气后，以九的倍数行捻转或提插者为补，以六的倍数行捻转或提插者为泻。倍数越多，补或泻的程度就越大。
6. 开阖补泻法：出针时急闭针孔者为补，迟闭或不闭针孔者为泻。
7. 平补平泻法：针刺入穴得气后，不论是捻转还是提插，其相关值均在"补、泻"之间者为平补平泻。具体地讲，临床实施捻转或提插时，以"运针时轻稳、柔和，出针时不损伤真气，出针后快速轻按针孔"者，为平补平泻。

三、分层补泻法

"一曰烧山火，治顽麻冷痹，先浅后深，用九阳而三进三退，慢提紧按，热至紧闭，插针除寒有准。二曰透天凉，治肌热骨蒸，先深后浅，用六阴而三出三入，紧提慢按，徐徐举针，退热可凭。"（《针灸大全》）

文中之烧山火及透天凉，均为"分层补泻法"，此法内含四大要素：

（1）针刺深度：仅适用于深刺。
（2）针刺角度：70~90度。
（3）补泻层数：通常分2~3层。
（4）补泻手法：典型的复式补泻，当综合"迎随、提插、捻转、九六、开阖"中的一些手法。

四、复式补泻法

（一）烧山火

1. 纵观古今

"烧山火，夫用针时先行九阳之数，入于五分中，得气便进之，渐进一寸之内，三慢出三紧入，如觉热紧闭其穴，实时热气复生，其冷病自除。如不效，依前再施。"（《奇效良方·针灸》）

"此法的具体操作方法是，进针得气后，根据所刺穴位的深度，分作浅、中、深三层，或浅、深二层。先浅后深，每层依次各紧按慢提行九阳数，俗称为一度，然后将针退至浅层。如此反复施行，即可引起患者有温热感，然后出针急按针口。本法尚可结合病人呼吸，施行呼进吸退的呼吸补泻手法。"（《现代针灸全书》）

2. 推陈出新

针对"烧山火"补法，推陈出新，我们提出了"三进一退，三插九捻，一度三飞"的操作理念，具体操作如下：

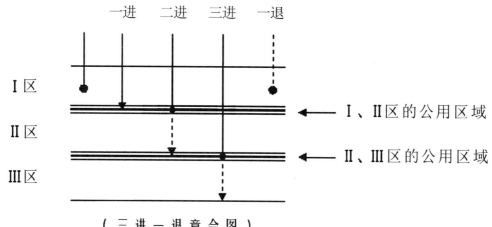

（三进一退意会图）

参考所刺穴位的可刺深度，由表至里划分"Ⅰ区、Ⅱ区、Ⅲ区"三个区域，相邻的两区可以有公用区域，就像两间房子的墙壁一样。针刺时浅刺入穴，得气后便将针尖值于Ⅰ区的中部。

Ⅰ区操作——将针尖插到Ⅰ区的下缘（**一进**），用飞法轻捻针三次（**一飞**），轻提重插三次后回至Ⅰ区下缘，且按捻转之补法捻针九次（**三插九捻**），再按划线部分重复操作两次，然后进入Ⅱ区操作。

Ⅱ区操作——将针尖插到Ⅱ区的下缘（**二进**），用飞法轻捻针三次（**二飞**），轻提重插三次后回至Ⅱ区下缘，且按捻转之补法捻针九次（**三插九捻**），再按划线部分重复操作两次，然后进入Ⅲ区操作。

Ⅲ区操作——将针尖插到Ⅲ区的下缘（**三进**），用飞法轻捻针三次（**三飞**），轻提重插三次后回至Ⅲ区下缘，且按捻转之补法捻针九次（**三插九捻**），再按划线部分重复操作两次，然后将针尖提到Ⅰ区的中部（**一退**），整个操作过程为一度。按"度"操作，直至患者有明显的热感时再徐缓出针，急按针孔30秒钟。

补充："三进一退意会图"，仅用于说明针刺的深度而不代表针刺的位置。图中的进针角度是直刺，在实际的操作中补法可以使针尖稍微指向经脉的运行方面，可使针体与患者的针穴平面约呈80度角，这样按补法运针时针刺效果会更好一些。在讲解中我们推出了"公用区域"这个名词，所谓的公用区域就是指可以归属于相邻的两个区域的区域，这会使每个区域的理论空间变得更大，因而更便于提插补泻的操作了。

（二）透天凉

1. 纵观古今

"透天凉，夫用针时先进入分寸之内，行六阴之数，若得气便进伸，渐退至五分之中，三慢入三紧出，其针自紧，徐徐举之，得冷气渐至，其热自愈。不效再施。"（《奇效良方·针灸》）

"具体操作方法是，进针得气后，根据所刺穴位的深度，分作浅、中、深三层，或浅、深二层。先深后浅，依次在每层中各紧提慢按六阴数，称为一度，如此反复操作数度，即可引起患者的凉感，出针时需摇大针孔，出针后不按针口。本法也可结合病人的呼吸，采取吸进呼退的呼补泻法进行。"（《现代针灸全书》）

2. 推陈出新

针对"透天凉"泻法，推陈出新，我们提出了"三退一进，六提十八捻，一度三飞"的操作理念，具体操作如下：

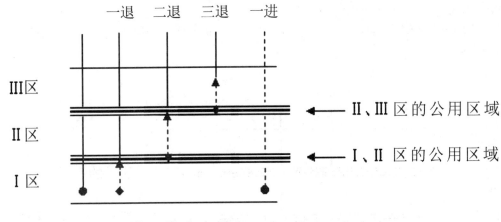

（三退一进意会图）

参考所刺穴位的可刺深度，由里至表划分"Ⅰ区、Ⅱ区、Ⅲ区"三个区域，相邻的两区可以有公用区域，就像两间房子的墙壁一样。针刺时深刺入穴，得气后便将针尖值于Ⅰ区的中下部。

Ⅰ区操作——将针尖提到Ⅰ区的上缘（**一退**），用飞法重捻针三次（**一飞**），慢插紧提六次后回至Ⅰ区上缘，且按捻转之泻法捻针十八次（**六提十八捻**），再按划线部分重复操作一次，然后进入Ⅱ区操作。

Ⅱ区操作——将针尖提到Ⅱ区的上缘（**二退**），用飞法重捻针三次（**二飞**），慢插紧提六次后回至Ⅱ区上缘，且按捻转之泻法捻针十八次（**六提十八捻**），再按划线部分重复操作一次，然后进入Ⅲ区操作。

Ⅲ区操作——将针尖提到Ⅲ区的中部（**三退**），用飞法重捻针三次（**三飞**），慢插紧提六次后回至Ⅲ区的中部，且按捻转之泻法捻针十八次（**六提十八捻**），再按划线部分重复操作一次，然后将针尖插到Ⅰ区的中部（**一进**），整个操作过程为一度。按"度"操作，直至患者有明显的凉感时才可以快速出针，出针时摇大针孔，出针后不要按闭针孔。

补充：在讲解"三退一进意会图"中，我们用了"Ⅰ区的中部"和"Ⅲ区的中部"这样既明确又模糊的词句，目的是想引导读者用意象的思维模式有依据地分析和解决技术操作上的一些问题。我们将前面的"透天凉"的整个针刺过程划分为三个阶段，即"Ⅰ区的操作、Ⅱ区的操作、Ⅲ区的操作"，是想通过重复性的讲解使读者理解和掌握这一针刺过程的操作理念和操作技巧。至于针刺过程中的区域划分是三个还是两个，这还要看是针哪个穴位，并要参考患者的体质和形态。对于两个区域之间的公用区域到底有多大，这个问题读者不要刻意去研究，因为这是一个不能定性的理念性问题，只要便于提插公用区域到底有多大其实并不重要。

（三）深泻浅补

1. 纵观古今

"凡用针之时，先运入一寸，乃行六阴之数，如觉微凉，即退至五分之中，却行九阳之数，以得气，此乃阴中隐阳，可治先热后寒之证，先泻后补也。"（《针灸大成》）

"具体操作方法是，将所刺穴位分浅深两层，进针后先在深层得气，施行紧提慢按六阴数，至患者觉针下凉时，再将针退到浅层，施行紧按慢提九阳数，至患者觉针下热时即出针，并按闭针孔。阳为补，阴为泻，阴中隐阳，即泻中有补，属于先泻后补的补泻方法。"（《现代针灸全书》）

2. 推陈出新

参考所刺穴位的可刺深度及患者的体质形态，由里至表划分二个区域"Ⅰ区、Ⅱ区"，两区可以有公用区域，深刺入穴得气后便将针尖值于Ⅰ区的下缘。

Ⅰ区操作——用飞法重捻针六下，重提轻插六次后回至Ⅰ区的下缘，且按捻转之泻法捻针十八下，再按划线部分重复操作数次，直至患者有凉感为止，然后进入Ⅱ区操作。

Ⅱ区操作——将针尖提到Ⅱ区的下缘，用飞法轻捻针九下，轻提重插九次后回至Ⅱ区下缘，且按捻转之补法捻针二十七下，再按划线部分重复操作数次，直至患者有温热感即准备出针——将针尖插到Ⅱ区的下缘，稍停片刻，徐缓出针，出针后速按针孔30秒钟。此法为"深泻浅补，先泻后补"，适用于内热外寒之证。

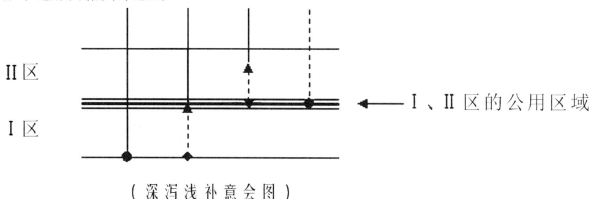

（深泻浅补意会图）

补充：前面讲"深泻浅补，先泻后补，适用于内热外寒之证"，这里蕴含着"热则凉之，泻之散之；寒则温之，补之化之"的治疗理念。气郁则热，泻则气散，散则热消；气少则寒，补则益气，益气则温，温能化寒。

（四）浅补深泻

1. 纵观古今

"凡用针之时，先运入五寸，乃行九阳之数，如觉微热，便运针一寸之内，却行六阴数，以得气。此乃阳中隐阴，可治先寒后热之证，先补后泻也。"（《针灸大成》）

"具体操作方法是，将所刺穴位分浅深两层，先在浅层，针刺得气后，施行紧按慢提九阳数，至患者觉针下热时，再将进针到深层，施行紧提慢按六阴数，至患者觉针下凉时即出针，不按闭针孔。阳为补，阴为泻，阳中隐阴，即补中有泻，属于一种先补后泻的补泻方法。"（《现代针灸全书》）

2. 推陈出新

参考所刺穴位的可刺深度及患者的体质形态，由表至里划分二个区域"Ⅰ区、Ⅱ区"，两区可以有公用区域，浅刺入穴得气后便将针尖值于Ⅰ区的下缘。

Ⅰ区操作——用飞法轻捻针九下，轻提重插九次后回至Ⅰ区下缘，且按捻转之补法捻针二十七下，再按划线部分重复操作数次，直至患者有温热感为止，然后进入Ⅱ区操作。

Ⅱ区操作——将针尖插至Ⅱ区的下缘，用飞法重捻针六下，重提轻插六次后回至Ⅱ区的下缘，且按捻转之泻法捻针一十八下，再按划线部分重复操作数次，直至患者有凉感时即准备出针——急出针，出针后不按闭针孔。此法为"浅补深泻，先补后泻"，适用于表寒里热之证。

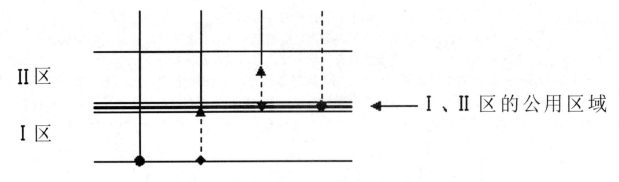

（深泻浅补意会图）

补充：《针灸大成》中曰"凡用针之时，先运入五寸，乃行九阳之数，如觉微热，便运针一寸之内，却行六阴数，以得气，此乃阳中隐阴，可治先寒后热之证，先补后泻也。"

阳中隐阴是阳中有寒气，故用补法益气，浅刺而行九阳之数，是以温热化解寒气。阴中寒气盛，上僭于阳而使阳中隐阴，故用泻法分散阴气，深刺而行六阴之数，是以分散阴气来削减寒气，这点一定要搞清楚。

对于"浅补深泻，先补后泻"，出针时是快出针还是缓出针，以及出针后是速闭针孔还是不按闭针孔，这些还得看运针环节中的补泻效果。由于是"浅补深泻，先补后泻"，因而出针时当用压手按压针穴，目的是防止快速出针时针体携阳气外出而损伤阳气，而且出针后押手不能马上撤出，实际上也是在按压针孔。如果出针时押手不按压针穴，刺手就当缓速平稳出针，以免快速出针时针体携阳气外出而过多地损伤阳气。这便是《现代针灸全书》中仅说"…至患者觉针下凉时即出针，不按闭针孔"的根本原因，但没有说明出针快慢。

五、韩氏补泻法

（一）单层操作

1. 补法

（1）进针：押手以食指验穴，穴位确定之后就以拇指甲切之，以留下十字切痕，若用长针则要用押手扶针；刺手持针将针尖指向十字之交叉处，顺经捻针刺入皮下（直刺除外），随后推针入穴。

（2）催气：针刺入穴后若不得气，就得进行催气，用弹法、飞法或捣法催气。

（3）运针：针刺入穴得气后先用按压法行气，随后用提插法配合捻转法实施补法的运针操作。提插时连续轻提重插9次为一度，可以连续提插三度，每度之后需施捻转一度。捻转时连续轻捻慢转27次为一度，可连续捻转三度。

（4）出针：运针补泻完毕，刺手指下若有松缓的感觉就可以出针了，出针时要用押手按压针穴，刺手稍稍捻转或不用捻转而轻稳地将针体拔出体外，出针后押手速闭针孔。

2. 泻法

（1）进针：押手以食指验穴，穴位确定之后就以拇指甲切之，以留下十字切痕，若用长针则要用押手扶针；刺手持针将针尖指向十字之交叉处，逆经捻针刺入皮下（直刺除外），随后伸针入穴。

（2）催气：针刺入穴后若不得气，就得进行催气，用弹法、飞法或捣法催气。

（3）运针：针刺入穴得气后先用按压法行气，随后用提插法配合捻转法实施泻法的运针操作。提插时连续重提轻插6次为一度，可以连续提插三度，每度之后需施捻转一度。捻转时连续轻捻慢转18次为一度，可连续捻转三度。

（4）出针：运针补泻完毕，刺手指下若有松缓的感觉就可以出针了，出针时要用押手抻拉针穴，刺手可大作捻转或不用捻转而快速地将针体拔出体外，出针后不闭针孔。

（二）多层操作

"当补之时从卫取气，当泻之时从荣置气。其阳气不足、阴气有余，当先补其阳而后泻其阴；

阴气不足、阳气有余，当先补其阴而后泻其阳。荣卫通行，此其要也。"（《难经·七十六难》）

《难经》讲的是"分层补泻"的实施原则，多层补泻当因人而异，从而很难制定出一个统一的操作模式。但是理论可以指导实践，只要我们坚持"吸取精华，活学活用"的研学理念，我们就能推陈出新而将复杂的问题一步步地简单化、清晰化和系统化。以下是我们在前面讲过的一些理论，这些理论都是剖析"分层补泻"的金钥匙，希望读者能够用心分类进行研读。

（1）分域补法：参见"烧山火"之"推陈出新"。
（2）分域泻法：参见"透天凉"之"推陈出新"。
（3）先泻后补：参见"深泻浅补"之"推陈出新"。
（4）先补后泻：参见"浅补深泻"之"推陈出新"。

第七节　针刺要求

"凡将用针，必先诊脉，视气之剧易，乃可治也。五脏之气已绝于内，而用针者反实其外，是谓重竭，重竭必死，其死也静，治之者辄反其气，取腋与膺；五脏之气已绝于外，而用针者反实其内，是谓逆厥，逆厥则必死，其死也躁，治之者反取四末。"（《灵枢·九针十二原》）

"今夫五脏之有疾也，譬犹刺也，犹污也，犹结也，犹闭也。刺虽久，犹可拔也；污虽久，犹可雪也；结虽久，犹可解也；闭虽久，犹可决也。或言久疾之不可取者，非其说也。夫善用针者，取其疾也，犹拔刺也，犹雪污也，犹解结也，犹决闭也。疾虽久，犹可毕也。言不可治者，未得其术也。"（《灵枢·九针十二原》）

黄帝著的《灵枢》，原名《灵枢经》，是中医史上最早的一部针灸学专著，后人又称其为《针经》。由于《内经》时代的医学理论还没有涉入微分子领域，因而古老的中华传统医学都是运用宏观性的理论来解释人体的天然结构及活动规律，由此建立了"人与自然"的宏观联系，古人称其为"人与天地相参"。

现代医学所涉入的是微分子领域，所研究的却是用微观性的理论来解释人体的自然结构及其功能规律，从而建立了"人与物质"的微观联系，推出了"细胞、细菌、病毒、基因"等一系列的微观理论。西医的微分子理论的推出，使世界医学进入了精微化时代。

传统中医学理论的宏观性和现代医学理论的微观性，决定了它们各自的研究方向。由于时代的不同，人类的思维模式会出现很大的差异。现代人习惯用现代的思维模式并借助现代的科学技术来分析和解决医学上的一些问题，这在某种程度上讲就很难与古人在思想上产生共鸣，这是现代医学总想替代传统医学却又无法用微观性的理论和精细的技术分析来解决宏观性问题的根本原因。从辩证唯物主义的角度上讲，现代医学理论和传统医学理论是互补的，他们都有自己的理论特色和理论优势，他们各自理论的宏观性或微观性决定了谁都无法也不可能替代对方。

《内经》提出了"人与天地相参"——天有五星，地有五岳，人有五脏；地有江河百川，人有十二经脉，江河受水而经营于天下，经脉受血而运行于周身。传统医学是将经脉比作江河，将血液比作河水。然而我们当中的很多人对江河未必有过实际性的了解，如果我们将比拟的区域缩小一些，将经脉比作"河渠"，将络脉比作一条条的"河沟"，那么凭着生活的阅历我们就不难理解"拔刺、雪污、解结、决闭"的道理了。可是人体的经络大多都是隐而不现的，我们若想知道"是刺、是污、是结、是闭"，就得通过脉诊来透视人体内部的诸多情况，故经曰"凡将用针，必先诊脉，视气之剧易，乃可治也。"，视是指通过脉象透视人体的气血运行情况及脏腑的器质情况和功能情况等。于是"凡将用针，必先诊脉"，便成了针刺的法则。令国人遗憾的是，现在的针灸医生没有几个会诊脉的，多数都是靠问，根本做不到"依脉辨证施治"。

诊脉是针刺前必须做好的一项重要工作，它对针刺计划的制定与实施具有重要意义：

一、通过诊脉，可以得知疾病的性质，从而推断疾病的轻重与缓急，针刺可治与不可治；

"每针常须看脉，脉好乃下针，脉恶勿乱下针也。"（《千金要方·用针略例》）

"诸小者，阴阳形气俱不足，勿取以针，而调以甘药也。"（《灵枢·邪气脏腑病形》）

二、通过诊脉，可以得知疾病的部位，在里在表，何脏何腑，何经何络，以确定针刺的穴位：

"病痛者阴也，痛而以手按之不得者阴也，深刺之。病在上者阳也，病在下者阴也。痒者阳也，浅刺之。"（《灵枢·终始》）

"风寒头痛则发热、恶寒、鼻塞、肢节痛，华盖、五膈、消风散皆可主。若患头风兼头晕者，刺风府穴，不得直下针，恐伤大筋则昏闷。"（《扁鹊心书·头痛》）

三、通过诊脉，可以得知疾病的属性，从而分辨疾病的虚实、寒热，以确定针刺中的补泻：

"所谓虚则实之者，气口虚而当补之也。满则泻之者，气口盛而当泻之也。宛陈则除之者，去血脉也。邪盛则虚之者，言诸经有盛者，皆泻其邪也。"（《灵枢·小针解》）

"诸急者多寒，缓者多热，大者多气少血，小者血气皆少，滑者阳气盛，微有热，涩者多血少气，微有寒。是故刺急者，深内而久留之；刺缓者，浅内而急发针，以去其热；刺大者，微泻其气，无出其血；刺滑者，疾发针而浅内之，以泻其阳气而去其血；刺涩者，必中其脉，随其逆顺而久留之，必先按而循之，已发针，疾按其痏，无令其血出，以和其脉。"（《灵枢·邪气脏腑病形》）

第四篇 传统针刺疗法与家庭实用灸法

第三章 针刺操作
第一节 毫针
第二节 三棱针
第三节 员利针
第四节 长针与粗针
第五节 毛针与扁柄针
第六节 温针与暖针
第四章 灸熨基理与家庭实用灸法
第一节 灸熨基理
第二节 家庭实用灸法

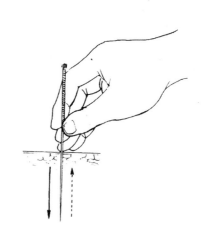

第三章 针刺操作

第一节 毫针操作

一、针刺练习

针刺练习一定要从基础操作入手，初学者当从粗短针练起，粗短针练熟了再练细长针，先易后难。细长针练熟了，就可以在自己的身上试针了，循序渐进。但是毫针的练习需要借助"被刺体"，下面我们就向读者介绍三种常用的练针方法：

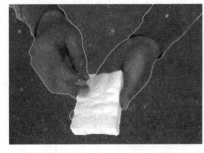 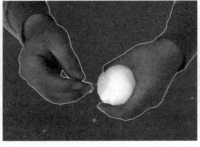 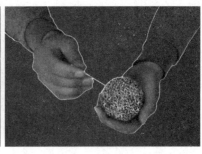

针刺纸块　　　　　　针刺棉球　　　　　　针刺练针球

（一）针刺纸块

用质地细软的纸，折迭成长、宽、高分别为8、5、1厘米大小的纸块，并用棉线将其轧紧。练针时左手固持纸块，右手持针练习（图1）。随着指力的增强及针刺技能的提高，可以将纸块逐渐加厚。超市里卖的面巾纸、纸抽等，捆好扎紧之后都可以作为练针用的被刺体。

（二）针刺棉球

用优质棉花制成一个直径为5~6厘米的棉球，并用棉布将其轧紧，再用棉线缝合。练针时左手固持棉球，右手持针操作，从进针到运针实施"捻转和提插"操作（图2）。

（三）模拟针刺

本书中定义的"模拟针刺"，是指以本书之作者冰凌同志所设计的"模拟练针球"为被刺体，在模拟针刺人体皮、肉、筋等可刺组织的条件下所进行的针刺练习（图3）。

（四）自身试针

假定"模拟针刺"的操作已经达到了"模拟操作"的技术要求，我们就可以在自己的身上试针了。人体可用于试针的穴位多数都分布在四肢便于针刺的部位，诸如手部的合谷穴、小腿侧部的足三里穴等。自身试针不仅能使针刺者在针刺中体验到针刺的感觉，也有助于提高今后的针刺操作之技能。

二、针刺操作（毫针）

毫针是临床中最常用的一种针具，它的临床操作过程比较复杂，主要体现在三个方面：

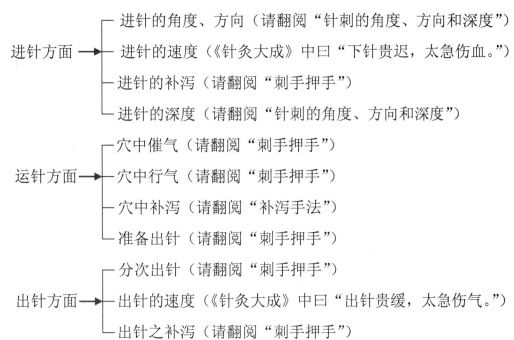

(一) 毫针的补法操作

押手以食指验穴，穴位确定之后就以拇指甲切之，以留下十字切痕，且在进针前以押手之食指按穴良久以令气散；随后左手扶助右手进针，让患者咳嗽一声，针尖随咳声刺入皮下（稍施压力，小幅度捻转将针捻入肤下），稍稍停顿后平缓推针入穴，催气，得气后调节针刺深度，再按单区或多区施行补法操作（其操作过程，请翻阅"补泻手法"）；穴中补法操作完毕，稍停，待针下气缓时将针体稳缓地拔出体外，出针后速闭针孔。

(二) 毫针的泻法操作

押手以食指验穴，穴位确定之后就以拇指甲切之，以留下十字切痕，且在进针前以押手之食指按穴良久以令气散；随后左手扶助右手进针，让患者咳嗽一声，针尖随咳声刺入皮下（稍施压力，快速地将针捻入肤下）；稍稍停顿后平缓地伸针入穴，催气，得气后调节针刺深度，再按单区或多区施行泻法操作（其操作过程，请翻阅"补泻手法"）；穴中补法操作完毕，稍停，待针下气缓时将针体快速地拔出体外，出针后不闭针孔，针后拔罐者为重泻。

补充：毫针的泻法操作大致有两个目的，一是为了驱散邪气、兴奋神经，二是为了祛除针下的流散形的病质。如果单纯地为了"驱散邪气，兴奋神经"，就得完全按照上述的操作程序进行操作；如果既是为了"兴奋神经"，又要"祛除体内的流散形的病质"，就得在上述的操作程序完成后进行拔罐（详见本节的"针刺疗法流程图"）；如果单纯地为了"祛除体内的流散形的病质"，就得按以下的操作程序进行：……左手扶助右手进针，让患者咳嗽一声，针尖随咳声进入皮下（施力捻转，快速地将针捻入肤下），稍停入穴（快速地捻针入穴），催气，得气后出针，出针后拔罐。

以上讲的是一般情况，如果患者意识不清或者无能力配合，医生就得押手作弥补性操作了。具体的操作要靠读者自己来悟，我相信只要读者用心读了前面所讲的一些内容，这个问题自然就解决了。

(三) 平补平泻法操作

押手以食指验穴，穴位确定之后就以拇指甲切之，以留下十字切痕，且在进针前以押手之食指按穴良久以令气散；随后左手扶助右手进针，让患者咳嗽一声，针尖随咳声刺入皮下（稍施压力，平稳地将针快速地捻入肤下）；稍稍停顿后快速推针入穴，催气，得气后调节针刺深度，再按单区或多区施行平补平泻法操作（其操作过程，请翻阅"补泻手法"）；操作完毕，稍停，待针下气缓时将针体轻缓地拔出体外，出针后轻按针孔30秒钟（令正气不得出，邪气不得入！）。

实施平补平泻法时要求：针刺入穴得气后，不论是捻转还是提插，其"相关量值"都要控制在"补法和泻法"之间（在捻转或提插时，力度均和，速度匀缓，令针感柔和！）。

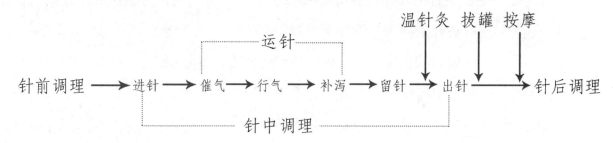

三、针刺疗法流程图（针对"毫针"设计）

说明：①针刺是指整个针刺的治疗过程，它包括"进针、运针、留针和出针"四个阶段。②运针是针刺的核心阶段，它包括"催气、行气、补泻"三个环节。③针中调理贯穿着针刺过程的始终，也就是从进针到出针的整个过程。④温针灸属于补，出针后要速闭针孔，不可以拔罐。⑤针刺泻法，出针后或拔罐或不拔罐，针后拔罐者属于重泻。⑥广义的按摩也就是针后的手动理疗，包括体贴健身和扶助健身中的一些相关技法，狭义的按摩也就是体贴健身。

第二节　三棱针操作

"针刺放血可以驱逐脉病，下泻病血，止痛消肿，防止腐烂，培育新肌，愈合创伤，根除零星疾病，使肥胖者消瘦，使消瘦者肥胖。因此，驱逐疾病最好采用针刺放血疗法。"（《四部医典·针刺放血》）

"治搅肠痧证，手足厥冷，腹痛不可忍者，用手蘸温水，于病者膝弯内拍打，有紫黑点处，以针刺去恶血即愈。"（《普济方·痧证》）

三棱针也就是古代的锋针，此针头部呈三棱椎形，椎尖即针尖，三边交接处为棱，针尖锋利，针刺的切口相对较大，可见三棱针的操作难度要比毫针大得多。临床中三棱针的操作难度仅是在选好针型的基础上如何控制好针刺的深度，继而控制好针刺的指力便是控制好针刺深度的关键。

有一点读者要明确，三棱针的针尖锋利，但棱并不锋利，因为三棱针的棱主要是用来撑大针口，而不是切大针口。

一、针刺练习

刺手以拇指、食指捏持针柄，以中指之指腹靠紧针身的下端，并使针尖露出指下 1.5 毫米左右。随后便是进行针刺练习，将针尖轻快地点在废书上，以废书为"被刺体"，点到即退。练针时要善于把握和控制针刺力度，使针尖仅能刺透 2~3 张纸为宜。被刺体也可以选用老式的阳黄历，它的纸张"薄软而有弹性"。在老式的阳黄历上练针，如果你每次都能刺透 2~3 张纸，则说明你的针刺练习已经接近或达到了技术要求。

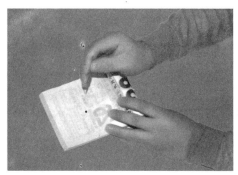 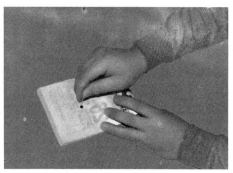

三棱针针刺练习图解

二、针刺操作

关于三棱针的针刺操作,本书仅介绍三种针刺方法,即"刺穴法、刺络法和刺脉法"。

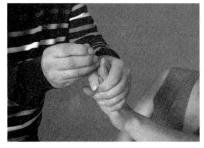 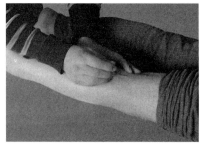 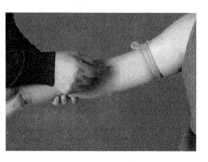

　　　　刺穴法　　　　　　　　　　　刺络法　　　　　　　　　　　刺脉法

(一) 刺穴法

刺穴法也称刺穴位法、刺穴道法,主要用于刺经穴及经外奇穴。

1. 选针

选取小号三棱针,并对其进行严格的检查。

2. 消毒

针刺前要对三棱针、待刺部位、刺手及押手进行严格的消毒。

3. 操作

例举,三棱针点刺,大致分两种情况:

第一种情况:①若是点刺指(趾)端的穴位,就要自腕(踝)部向下捋捏,使血液向指(趾)端积聚,且以押手固持待刺的手指(脚趾),刺手随后持针作快速的"点刺",点到即退,如鸟啄食,但是点刺深度要控制在1~3毫米之间;②针刺后挤捏指(趾)端泻血,一挤一松,3~5次即可;③随后用消毒干棉球拭血和止血,止血要按压针口三分钟;④拭血完毕,要用"专用胶贴"封闭针口(图1-刺穴)。

第二种情况:①倘若是点刺其它部位的经穴及经外奇穴,押手就得以指腹先重按一下穴位,刺手随后作快速的"点刺",点刺深度通常在1.5毫米左右;②点刺之后或拔罐三分钟,或挤捏针口3~5次泻血,随后用消毒干棉球拭血和止血,止血要按压针口三分钟;③拭血和止血完毕,要速用"专用胶贴"封闭针口。

(二) 刺络法

刺络法也称点刺法,主要用于血络刺血。

1. 选针

选取小号三棱针,并对其进行严格的检查。

2. 消毒

针刺前要对三棱针、待刺部位、刺手及押手进行严格的消毒。

3. 操作

①若对身体表部的血络刺血，就得采取快速"点刺"的方式，押手先以拇指、食指，或以食指、中指按压在血络的两旁，随后张开两指抻拉皮肤而使血络暴露；②刺手持针操作，从血络的近末端刺起，再刺于结上，边刺边拭血；③随即速用"专用胶贴"封闭针口，千万不可怠慢而使空气倒吸于血管内（图2-刺络）。

(三) 刺脉法

刺脉法也称泻血法，主要用于经脉泻血。

1. 选针

酌情选取大号或中号的三棱针，并要对其进行严格检查。

2. 消毒

针刺前要对三棱针、待刺部位、刺手及押手进行严格的消毒。

3. 操作

①用橡皮止血带扎在欲刺部位的上端，又称近心端，使待刺的经脉怒张，刺手缓慢进针，使针尖入脉内2毫米左右，随即缓缓出针，使血液从脉内自然流出，但要控制出血量，通常在3~5毫升之间；②泻血完毕即用消毒干棉球拭去残血，然后换一个消毒干棉球按压针口，以防解开止血带后出现空气倒吸现象；③迅速地解开止血带，持续用消毒干棉球按压针口3~5分钟通常即可止血，止血完毕即用"专用胶贴"封闭针口。此项操作仅适用于四肢部的"浅表静脉"（图3-刺脉）。

2. 疗程

急性病每日治疗1次，连续2~3次，病情好转后每3日治疗1次，通常不得超过10次。慢性病每3日治疗1次，连续2~3次，病情好转后每10日治疗1次，通常不得超过7次。

第三节 员利针操作

"圆利针为九针之一，针长一寸六分，针身较粗，圆而且利。临证根据不同病情而选针具；除用毫针轻而浅刺外，着重用的是圆利针。遇到卒中、暴厥、人事不醒，阴阳乖隔及关窍闭塞等危急之证，多用圆利针，有通关开窍之功。至于各种痿痹、瘫痪、麻木之陈痼顽疾，亦常用之。我体会到此针配合太乙神灸，却有回阳救逆、通关开窍、温通经络、活血化瘀、除湿驱风等功效。"（《太乙神针灸临证录》）

"治脉微细不见或时无脉时，以员利针刺足少阴复溜二穴，在内踝上二寸陷处，针至骨，顺针往下刺之，候回阳脉生乃出针。治闪着腰疼，错出气腰疼，以员利针刺任脉气海一穴，肥人针入一寸，瘦人针入五分，三补三泻，令人觉脐上或脐下满腹生痛，停针，候二十五息；左手重按其穴，右手进针三息（进针，疑是运针），停针二十五息；又依前进针，令人觉从外肾热气上入小腹（外肾，男人指阴茎及睾丸，女子则人体外部通肾之处，即会阴处），满肚，出针神妙。"（《针经摘类集·治病直刺诀》）

员利针也写作圆利针，系古代九针之一，是针灸临床中必备的一种针具，经常用于急救。关于员利针的针刺操作，本书仅向读者介绍两种常用的方法：

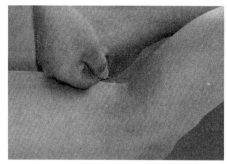 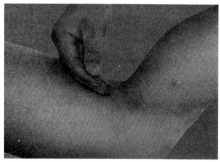

急进急退法　　　　　　　　　　　类毫针法

一、急刺急退法

①押手重按穴位良久，令指下气散，刺手以拇指、食指捏固针体，并以二指控制针身入穴之深度；②矫正针体，使针尖对准欲刺穴位，急刺入穴，当针尖达到所控之深度时即急速出针。针后拔罐为重泻，可用于救治暴急诸证。此法常用于委中穴的针刺，针后均需拔罐（图1）。

二、类毫针刺法

员利针的类毫针刺法与毫针基本相同，可作捻转和提插，也可施补泻，具体的操作过程可以参考毫针。

第四节　长针与粗针

一、长针

本书所定义的长针，针尖呈松叶状，圆而不太尖锐，直径从0.22到0.50毫米，针身长度从4.0到7.0寸的针。从形态及长度上讲，长针可谓是毫针的加长，这些特点决定了长针的用途。长针主要用于引泻深远处的气态和液态的病质，从而用于治疗髋关节痹证及股骨头坏死等。

由于长针的针身较长，因而它的操作难度相对较大。长针的临床操作与身长的毫针相似，必须双手操作才能完成整个操作过程。长针的操作过程，读者可以参照3.0寸以上的毫针。

二、粗针

本书所定义的粗针，针尖圆而不太尖锐，直径从0.6到2.0毫米，针身长度从3.0到7.0寸的针。从形态及长度上讲，长针可谓是现代元利针的加长，这些特点决定了长针的用途。粗针主要用于引泻机关中的水湿邪气等，从而用于治疗髋关节疼痛、膝关节胖肿等。

粗针的针头有两种，一种无棱，一种有棱。无棱者如同员利针，有棱者如同锋针，但是有棱无刃。如今市面上所能见到的仅是前一种，但是从针尖的结构上看，后者更有利于引泻机关中的水湿邪气。粗针的操作过程，读者可以参考员利针。

第五节　毛针与扁柄针

"篇名九针，而帝曰微针，伯曰小针，是九针之外又立小针也。"（《灵枢集注·九针十二原》）
"其小痹淫溢，循脉往来，微针所及，与法相同。"（《素问·气穴论》）

一、毛针

本书所定义的毛针，针尖圆锐，直径从0.1到0.2毫米，针身长度从0.25到0.75寸。从形态及长度上讲，毛针是由古代的微针及小针发展和演变而来的，现代的耳针就在毛针的定义范畴。但是由于古代的微针并不在古代九针范畴，因而历代医家对此并不是十分的重视。

毛针身短体细的特点决定了毛针的用途，所以毛针主要用于幼儿的针刺及小关节的治疗，以及面部的针刺。诸如，针刺小儿的四缝穴治疗小儿急证，针刺成人的指趾部关节治疗手指痹、趾指肿痛等。毛针的操作过程，读者可以参考毫针。

二、扁柄针

传统的针具，针柄都是呈圆柱状，但是扁柄针的针柄都是呈扁状，所以我们也称其为非圆柄针，对此我们已向国家申请了专利。圆柱状针柄的针具便于捻针，因而更适用于针身较长的针型的设计；扁柄状的针具便于点刺，因而更适用于针身较短的针型的设计。

扁柄针可配多种针型，针头有如三棱针者，有如员利针者，有如毫针者，有如镵针或铍针者。由于扁柄针操作简便，既安全又可靠，并能配属多种针型，因而尤其适用于"家庭针灸医疗"。扁柄针的操作，请读者翻阅扁柄针的使用说明书。

第六节 温针与暖针

温针也称温针灸，请翻阅〈第一篇〉中的"其它灸法"。温针之温，暖针之暖，是就针身的温度而言，因而温针当最适宜于虚寒证的治疗。

一、温针

"王节斋曰，近有为温针者，乃楚人之法，其法针于穴，以香白芷作圆饼，套针上，以艾蒸温之，多已取效。然古者，针则不灸，灸则不针，未有针而加灸者，此后人俗法也。此法行于山野贫贱之人，经络受风寒致病者或有效，只是温针通气而已，于血宜衍，痰疾无预也。古针法最妙，但今无传，恐不得精高之人，误用之则危拙出于顷刻，唯灸得穴，有益无害，日后宜行之。"（《针灸聚英·温针》）

由于原始的灸法均为点燃灸，最初的点燃灸会灼伤皮肤，故古人曰"然古者，针则不灸，灸则不针，未有针而加灸者，此后人俗法也。"。现代很多针灸书都将其变通为"灸处不得立时用针，针处亦不得立时用灸"，但是这里的灸并不是指瘢痕灸而是指温针灸。温针的操作在"中华传统灸法"中。

二、暖针

"《素问》遗篇注云，用圆利针、长针，未刺时先口温针暖而用之。又曰，先以口衔针令温。又曰，毫针，于人近体，暖针至温。又曰，着身温之，欲针入针穴，气得温而易行也。今或投针于热汤中，亦此意耳。口温与体温，微有不同，口温者针头虽热而柄尚寒，不若着身温之，则针通身皆热矣。"（《针灸聚英·暖针》）

古时将针具变暖的方式有三种：一是将针身衔在口中，二是将针体贴着于身，三是将针体投于热汤中。然而，其一"用口温针"，倘若针具消毒不够彻底，或者是医生有病，则易传感疾病，故不可取；其二"将针近身"，此是借健康人的纯正之气，引动患者体内的衰阳之气，故可酌取之；其三"将针投于热汤中"，其方法既传统又科学，故而可行，但汤中之药还有待于研究。

第四章 灸熨基理与家庭实用灸法

第一节 灸熨基理

"盛则泻之，虚则补之，紧则先刺而后灸之，代则取血络而后调之，陷下则徒灸之。陷下者，脉血络于中，中有着血，血寒，故宜灸之。不盛不虚，以经取之，名曰经刺。"（《灵枢·禁服》）

"盛"为邪气有余，故当泻之；"虚"为正气不足，故当补之。"紧"为寒疾，且病在气分，故当先刺分肉以泻分间寒气，后灸经穴以温热化解寒气，且可振奋经气；"代"为血气不交，或瘀或滞且有寒，故当先刺血络以除瘀滞，后调其经脉以和经中之血气。"陷下"为阳气衰并血寒，故当徒灸之；"不盛不虚"为正经自病，故当治其本经，刺则取其经脉及其经穴，名为经刺。

"虚者灸之"，是因温热可以促生阳气，由于阳生于阴，故而受灸者阴血不得衰；"实者灸之"，是因艾火可以开辟皮肤腠理之门户，使穴道内的邪气随火气而发散；"寒者灸之"，是因温灸可以化解寒气，又可以促化阳气；"热者灸之"，是因艾灸可以外开腠理，使郁热外发。

综上所述，"灸熨基理"的核心内容是：借助艾火之纯阳熟热之性，或借助散热体之温和柔热之性，以阳热之气由表入里"开门入户"，发挥其"补虚、泻实、温寒、散热"之作用。

第二节 家庭实用灸法

在第一篇中，我们向读者讲解了艾炷灸、艾条灸和温针灸，下面我们将向读者介绍两种最适宜于家庭医疗的实用灸法，简称"家庭实用灸法"。

一、灯火灸

"夫婴儿全身灯火，诚幼科第一捷法，实有起死回生之功。火共六十四燋（《保赤要言》曰"……以火着肉谓之燋"），阴符易数，能疏风散表，行气利痰，解郁开胸，醒昏定搐。一切凶危之候，火到病除。"（《幼幼集成·集成神火歌》）

"明灯爆灸法，又名明火直灸法，民间称爆灯火。施术的方法：取灯心草一根（约10厘米长），蘸植物油并使之浸渍寸许，点燃灯心火后，以灵捷而快速的动作对准选灸穴位，直接点触于穴位上爆灸，一触即离去，并听到爆响叭之声，即告成功（此为一燋）。本法灸后局部皮肤稍微灼伤，偶然也可以引起小水泡，3～4天后水泡自然吸收而消失。此法适应症广，常用于治疗急性病症，包括小儿急性病。民间普遍用于治疗各种常见病、多发病。"（《中国民间灯火灸法》）

灯火灸又名油捻灸、灯草灸、灯火焠，俗称打灯火，属于传统的点燃灸。灯火灸的操作方法是：取灯心草一根，长度在3.5厘米左右，将其一端浸在植物油中，浸端约为一厘米，5分钟后取出，用软棉纸将其浮油拭去；刺手以拇指及食指捏持灯心草的另一端，又称无油端，位置在上三分之一处；点燃之，但要控制好火势，以火微者佳，稍后即移向穴旁，稍停，待火焰刚一变大时即将焰端轻快地径触在穴位上，随听"啪"的一声，灸火随之即灭，随后用脱脂干棉球将穴位上的油珠吸净。灸后，其所灸部位会留下浅浅的灼痕，但会慢慢地退去。由于这种灸法具有简单、安全、适用之特点，且可治疗多种常见病，尤其是小儿急性病，因此被视为"家庭医疗"中的不可缺少的一种灸法。

1. 适宜之证

"近时多有头额上及胸前两旁，有小红点于皮肤者，用纸捻成条，或大灯草，微蘸香油，于香油灯上点烧，于红点上烧爆者是。"（《世医得效方·痧证》）

"中风口噤，口眼歪斜，先开风路针，次针人中、地仓，并可刺鼻角、口角，俱用毫针，更以

灯火熻涌泉穴。"(《幼幼集成·宜用火者》)

2. 不宜之证

"一切久热、消渴、疳证，形骸黑瘦，毛发焦枯，由阴亏、血弱、虚热所为，误用灯火，愈增其燥，慎之。"(《幼幼集成·切忌火者》)

"小儿大病久病，身体怯弱，面目青黄，唇舌白莹，摇头斜视，昏睡露眼，形骸消瘦，声自轻微，自汗盗汗，或一切呕吐泻利，痘麻疮痫，久虚久嗽，失血之后，精神疲倦，乳食减少，指纹沉细，六脉无神，此皆虚极之症。切忌火攻，虑其升散故也。"(《幼幼集成·切忌火者》)

3. 灸后调理

灸后调理，请翻阅"中华传统灸法"。

4. 注意事项

灯火灸所用之油，必须是胡麻油、苏子油。余下事项，请翻阅"针灸疗法"。

二、热熨灸

热熨灸是指将导热性能良好且又不易散热的物体、药末、药泥等加热到一定温度后，迅速地热覆或热敷在人体的某些穴位上，以此施以较为持久的温热刺激，从而治疗人体某些疾病的一类疗法，属于非点燃灸。

1. 用温石、烧砖施灸：

"温石及烧砖，主之得热气彻腰腹，久患下部冷，久痢肠腹下白脓，烧硅并温石，熨及坐之，并瘥。但取坚石烧暖用之，非别有温石也。"(《证类本草》)

"祖母楚国夫人，大观庚寅在京师病（大观庚寅即公元1110年），累月医药莫效，虽名医如石藏用辈，皆谓难治。一日有老道人，状貌甚古，铜冠绯氅。一丫髻童子，操长柄白纸扇，从后过门，自言疾无轻重，一灸即愈。先君延入问术，道人探囊取少艾，取一砖灸之。祖母方卧，忽觉腹间痛甚，如火灼。道人自言九十岁，遂径去；追之，疾驰不可及。祖母是时未六十，复二十余年，年入八十三乃终。"(《老学庵笔记》)

2. 用熨斗、火盆施灸：

"卒死无脉，无他形候，阴阳俱竭故也。治之方……又方：灸，熨斗熨两胁下。"(《千金要方·卒死》)

"铜盆，主熨霍乱。可盛火厚二寸许，以炭火安其上，令微热，下以衣籍患者腹，渐渐熨之，腹中通热瘥。"(《证类本草》)

3. 用炒盐、热葱施灸：

"治赤白久下，谷道疼痛不可忍，宜服温汤，熬盐熨之（熬，指将成块的盐放入锅中加水，加热熬成盐粉）。"(《补缉肘后方·治卒小痢诸方》)

"治小便难，胀满闷，不急疗之杀人，宜服此方救之：葱白三斤，盐一斤，相和烂研，炒令热，以帛子裹，分作两包，更互熨脐下，小便立出。"(《太平圣惠方·治小便不通诸方》)

4. 用热姜、艾绒施灸：

"治霍乱苦绞痛不止方，姜二累，豉二升，合捣，中分为两份，手捻令如粉，熬令灼灼尔，更番以熨脐中，取愈。"(《补缉肘后方·治卒霍乱诸急方》)

"产后腹痛欲死，因感寒起者，陈蕲艾二斤，焙干，捣铺脐上，以绢覆住，熨斗熨之，待口中艾气出，则痛自止矣。"(《本草纲目·艾》)

分析：从"灸"的字体结构上看，上半部为"久"，下半部为"火"，说明灸的本义是用火进行的时间相对持久的治病方法。因而最早的"灸"，很可能是指让干燥植物的茎或枝的一端燃烧，有明亮的炭火时再将其吹灭，用其炭火熏烤人体的某些部位的一种治病方法，主要用于治疗寒证，属于点燃灸。

《说文解字》中曰:"灸,灼也,从火音久。灸乃治病之法,以艾燃火,按而灼也。"这是最典型、最具特色的传统灸法。其特点是"以艾为燃料,将艾火直接按灼在人体的某些穴位或部位上",属于点燃灸中的瘢痕灸,不仅能治疗寒证,也能治疗热证。艾灸的出现,说明"灸"已经进入了药灸时代。

点燃灸都与火相联系,尤其是瘢痕灸,还要用艾火按灼皮肤,这会使一些患者产生恐惧而不愿意接受其治疗。于是,有一种被称为"熨"的治病方法渐渐地替代了一些灸法。从"熨"的字体结构上看,上半部为"尉",下半部为"火",说明熨的本义是用火进行的让人心安的治病方法,尉的字义同慰。由于灸和熨,字体的下半部分都是火,于是通常多以灸熨并称。

灸熨疗法是对"灸和熨"的统称,那么这两种中医疗法,是先有灸还是先有熨呢?对此我们不妨作一些联想和假设:我们坐在椅子上晒太阳,属于熨,可以称其为阳光熨;我们躺在沙滩上,用沙子将身体的某些部位覆盖上,也属于熨,我们称其为沙滩熨;我们用明亮的炭火熏烤身体的某些部位或穴位,叫灸;我们用艾火按灼身体的某些部位、穴位,也叫灸。由于灸的思维模式更高级,治病理念更复杂,因而熨的运用要比灸更早一些。但是从理论体系上讲,灸的理论体系庞大,括含了熨的一切内容,因而在灸法的分类上,熨法固然在灸法之中。

附 篇 中华传统医学民间奇效医疗的收集整理及推广工程

第一部分 中华传统医学民间奇效医疗的收集整理及推广工程
一、《工程》简介
二、《工程》作品

第二部分 韩冰凌的创新理论
一、中医病质理论
二、脉体四纲理论
三、中医象素理论
四、脉诊公式化理论

第三部分 中医的过去、现在与未来

第四部分 客观对待"中西医结合"
一、中西医结合的科学内涵
二、中医药的特色优势
三、促进中西医结合的文化动力

第五部分 韩冰凌的医学文章
一、有关创新理论的文章
二、有关针灸临床的文章

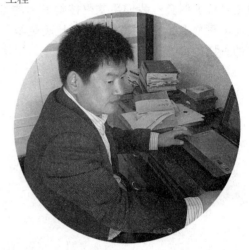

第一部分　中华传统医学民间奇效医疗的收集整理及推广工程

李国平　韩冰凌

一、《工程》简介

中华传统医学民间奇效医疗的收集整理及推广工程（简称《工程》），是一个以"收集整理和推广民间奇效医疗"为宗旨的，由民间的一些传承中医负责策划和组建的健民工程。《工程》的中医传承文化研究总顾问，由北京中医古籍出版社社长兼总编刘从明教授担任；《工程》的学术总顾问、技术总监及作品的编导、编审，由黑龙江省中医研究院研究员、主任医师李国平教授担任；主任由《工程》的发起人韩冰凌、史百成，以及《工程》建设的总指挥、总设计师刘兴印担任，副主任由王振江、郑成奇、刘静波等担任。

中华传统医学发源于民间，历经沧桑数万载方成体系。成书于春秋战国时期的《黄帝内经》和成书于东汉时期的《伤寒杂病论》两大医学著作的问世，充分展现了中华传统医学的神奇与魅力。然而受宗传、战乱及动乱等影响，历代都有很多珍贵的中医诊治技术流散于民间，有些已经失传，有些正面临失传。这些珍贵的中医诊治技术，不仅记载着中华传统医学数千年的发展成就，也承载着一代又一代中医人的心血。如果不能及时对其进行收集整理，随着岁月的流逝有些珍贵的中医诊治技术还会失传，这对中华民族乃至人类来说都是巨大的损失。

珍贵的中医诊治技术大多都出自家传和名师秘传，建国以来在国家相关政策的牵动下，相关部门及其所属单位曾几度开展收集整理工作，但都因收集难度过大而收效甚微。国家提出"中西医并重"，就是要着手解决中医发展中的一些问题，包括如何解决中医传承中的技术问题，以及如何收集和整理流散于民间的珍贵的中医诊治技术。因此，我们的健民工程不仅符合国家的政策要求，也符合社会民众的实际需求。我们希望，这项《工程》不仅能造福于社会，还能对人类的文明和健康产生深远的影响。

用我们的力量力所能及地开展工作，全面收集和整理流散于民间的优秀的中医诊治技术，是《工程》的第一宗旨。我们将通过《工程》的实际建设，逐步打破中医以往的"犹抱琵琶半遮面"的传承模式，力求做到四个公开，即"将脉诊理念和脉诊经验公开，将辨证理念和辨证经验公开，将针灸理念和针灸经验公开，将用药理念和用药经验公开"，彻底打破中医传承中的封建束缚和保守思想。同时，我们也要吸收一些特长中医参加我们的"工程建设"，一同将《工程》做大做强做好，为国民的健康服务，为国家的经济建设服务。

二、《工程》作品

我们已经出版了两部《工程》作品，书名为《中医寸口诊法》和《中医传统技法》，第三部作品为《传统理念经络意会图解》，已向出版社呈交了该书的电子版本。第四部作品为《象素脉诊学》，初稿已经完成。我们最先推出这四部作品，目的有两个：一是要突出中医的特色，全面提升中医的脉诊水平，为中医辨证、针灸治病、合理用药提供准确的脉诊信息；二是要规范中医对传统技法的技术操作，为针灸、按摩、绿色健身、康复锻炼等提供科学的指导。随后我们至少还要推出两部作品，一是有关针灸临床的，拟名《中医针灸临床》，二是有关中药治病的，拟名《中医用药理念与组方》。

我们要特别指出的是，上述作品是针对当前我国中医的总体概况推出的，从脉诊到中医辨证，乃至临床治疗，无不端正求实。在针灸方面，我们所推出的治疗策略很多都出自家传和名师秘传，只要操作得当无不见效；在方剂方面，书中汇集了很多家传秘方和名家验方，只要贴合病情无不削病。

从实际讲，我们当中的每一个人每天都要学习，从古代的作品中感悟出很多珍贵的理论知识，结合自己的知识经验，我们推出了很多新概念、新理论。现代社会竞争激烈，不学习是不行的，尤其是中医，没有特长患者绝不会千里迢迢地来找你治病。患者把健康的欲望托付给你，不仅是信任，也是一份尊重，我们要对得起这份信任和尊重。

当前中医最缺少的是实用的中医诊治技术和奇效良方，中医的脉诊犹如裁缝的量身材定尺寸，如果脉诊不过关，临床中的辨证施治就很难贴合病情。在《中医传统技法》中，我们提出了绿色健身理念，并将绿色健身分为体贴健身、扶助健身和自力健身，规范了健身模式。针对按摩手法"繁、乱、重"之问题，我们定义了动摩手法、动揉手法、推挤手法和夹挤手法等，尽量避免强力按摩对身体的伤害。

在《工程》的第二部、第三部作品中，我们推出了"十四经意会图解"，这是一项创新内容，固然是以往的中医书中所没有的。从经络图解的性能上讲，人体经络意会图解和人体经穴定位图解的相互渗透才是传统意义上的最完整、最完美的实用针灸图解。为了帮助针灸初学者和针灸不够精熟的中医充实经络知识，使其尽快地从似懂非懂的意境中走出来，我们还特意为读者编写了一部《传统理念经络意会图解》，希望读者都能跟随我们的思路，与古人的经络理论从思想上产生共鸣。

第二部分　韩冰凌的创新理论

李国平　王振江

在《工程》作品中，韩冰凌同志推出了很多创新型理论，其中最具影响力的是"中医病质理论、中医象素理论、脉体四纲理论和脉诊公式化理论"。在《中医寸口诊法》中，他还推出了很多新概念，比如脉轴、脉质、病质、质态、行态等。这些概念的推出不仅丰富了中医的基础理论，还使很多抽象的问题变得有些通俗化和具体化了。

一、中医病质理论

中医病质理论中包含了两个理论，即病质三态理论和自身打磨理论。

（一）病质三态理论

世界是物质的，物质不外乎三种形态"气态、液态和固态"，病质也是如此。病质是对引发人体疾病的且与人体生命物质相抵抗的所有物质的统称，古人统称其为邪气。诸如，痹证中的病质，是指传统医学中的风寒湿三气，以及现代医学中所定义的引发风湿病、类风湿病的致病因子，也包括肢体内不能排出的代谢产物。有些病质也可能是由人体物质转变而来的，比如积聚中的津液（化为痰浊）、不能流动的血液（化为死血），不能升降出入的卫气（化为热毒）等，于是我们就将这些即将化为病质的人体物质统称为病质前期物。

病邪也是物质，故有三种形态，气态、液态和固态。病邪在促使疾病发展的同时，在某种程度上讲，或者说以某种形式，可以从气态转为液态，从液态转为固态，而且病质均以不同的质态表现出同态亲合性。

（二）自身打磨理论

理论1：已附着的病质是相对静止的，静止是有利于病质亲合的首要因素，运动却是排斥病质亲合的主要动力，人体的运动可以使组织之间发生轻度的磨擦，从而使附着在组织体表面的表层病质被打磨掉，磨掉的病质可以溶合在组织液中，进入体液代谢。

理论2：自身打磨的方式有两种，一种是靠自力健身所进行的打磨，称主动打磨；另一种是靠扶助健身、体贴健身所进行的打磨，称被动打磨。被动打磨不仅能将附着在组织体表面的表层病质打磨掉，还能够松解软组织之粘连，兴奋神经，同时也能够驱逐组织间隙内的流散形病质，改善体表脉络的血液循环，提高组织体的受养能力。

二、脉体四纲理论

四纲是指脉体的体质、形态、动态，以及脉体所处的空间位置。诊脉时通过对脉体的体质、形态、动态和位置的候审，我们便可以获取有关寸口脉象的信息数据；再结合人体行态学、传统脉学和意象学理论，加上推理，我们便能很准确地推出相关脏器或组织体的功能情况、器质情况，以及经络气血的运行情况等。以上是脉体四纲理论的核心内容，于是韩氏将围绕脉体的"体质、形态、动态、位置"进行综合推病的理论定义为脉体四纲理论。这一理论的推出，不仅丰富了寸口脉学的基础理论，还填补了脉象分析理论中的一页空白。

三、中医象素理论

象素是脉象的结构要素，或者说是脉象的组合元素，是剖析脉象、联系病因与病证的信息公式。韩氏创建中医象素理论时是受了油画家构思绘画和调色绘画的启发，比如我们想请一位画家给我们印象中的某个人画张像，首先我们得向画家描述一下这个人的体貌特征，如"身高、体态、面相、发型、口形、眉毛、眼睛"等，这些都是构成画像的结构要素，是画像中的像素。相仿，脉象中也有它的结构要素，韩氏将其定义为象素。

象素可分为两类，一类是已知象素，一类是隐蔽象素。已知象素是指书中所明示的象素，隐蔽象素是指书中所未明示的象素，但从脉证关系中又可以推出的象素。象素有大有小，大的象素为脉象的结构要素，小的象素为脉象的组合元素。小的象素就像油画的色彩一样，油画家使用的基础油彩是一定的，但是调配出的颜色是多样的，因而绘制出的画面色彩也是多样的。相仿，组合脉象的象素是一定的，但是由象素组合成的脉象却是多样的。

中医象素理论的推出对中医分析脉象和诊脉推病有着极其重要的意义，具体表现在以下三个方面：一是诊脉时提取的是象素，从而使读者摆脱了两千多年以来靠背套脉条套取脉象的传统习惯；二是审脉时是依据四纲中的象素进行审脉，从而使象证分析变得更加条理化和清晰化了，从而提高了脉象的分辨率；三是推病时是依据象素进行推病，彻底打破了两千多年以来靠背套脉条推病的传统习惯，从而使诊脉推病过程变得更为细致，推病结果更加准确了。

为了将象素理论更实际化，韩冰凌同志综合《黄帝内经》《八十一难经》《伤寒杂病论》，《脉经》《濒湖脉学》等传统医书，在《中医寸口诊法》的基础上又撰写了一部脉学专著，书名为《象素脉诊学》。这部书既是在传承，也是在创新和发展，它标志着中华脉学在李时珍的《濒湖脉学》之后，经历了四百余年的传承，飞跃性地进入了用象素推病的新时代。

四、脉诊公式化理论

将诊脉推病公式化，是韩冰凌同志在中医脉诊领域中的又一个贡献，堪称是中医理论中的又一个创举。这一理论使中医的脉诊理论变得不仅不那么抽象了，还使其具有了数理性和更强的逻辑性和可识性。在"五脏脉论"中，韩冰凌同志富有创意地推出了脏平脉和脏病脉的脉象通式，并将这一理论命名为脉诊公式化理论，这是中医脉诊史上首次将脉象分析公式化的理论。

平人脉气＝＝胃气（胃气充实）＋脏气（脏气适中）＋时气（时气适度）

脏平脉象＝＝胃气充和之象－＋－脏气祥和胃气之象－＋－时气见脉之象

病人脉气＝＝胃气（胃气失充）＋脏气（脏气失中）＋时气＋病气＋其它（指药物气味等）

脏病脉象＝＝胃气失充之象－＋－脏气失中之象－＋－时气及病气映脉之象－＋－它气映脉之象

实践证明，脉诊公式化理论的推出，不仅使脉诊结构层次化和数据化了，还大大提高了诊脉的速度和准确性。

第三部分　中医的过去、现在与未来

韩冰凌　王振江

一、中医的过去与现在

中医仅文字记载就有四千多年的历史了，但是中医的第一个鼎盛时期却是在两千年之前。成书于春秋战国时期的《黄帝内经》和成书于东汉时期的《伤寒杂病论》两大医学著作的问世，不仅向世人展现了中华传统医学的神奇与魅力，也标志着中医发展史上的第一个鼎盛时期的到来。

受两大医学著作的影响，历代都有一些医学著作和医学作品问世。此后受战乱及封建宗传思想等的影响，有很多珍贵的中医诊治技术流散于民间，有些已经失传，有些正面临失传。如今有些珍贵的中医诊治技术依然流散于民间，并且只掌握在极少数人手里，这些人有的并没有从医，从医的被称为民间医生。怀有一技或数技之长的民间中医，以其奇特的中医诊治技术，从侧面发挥着中医的传承作用，他们是中医传承的技术纽带，他们所掌握的中医诊治技术是极为宝贵的，是当代中医宝库最精秘的部分。

近百年来中医在中国的历史进程中发挥了巨大的作用，抗日战争时期由于盘尼西林等西药缺乏，共产党人为了寻找盘尼西林经常要冒着生命危险，因而在实际医疗中绝大部分的伤员都是靠中医药治疗的。抗战后期对共产党人来说盘尼西林依然是紧缺药，毛泽东主席为了缓解西药紧缺带来的矛盾，号召并鼓励群众挖掘中医药治病的传统优势，于1944年4月正式提出了"中西医合作，开展群众卫生运动"的指导方针。

建国初期细菌性传染病在国内很多地方流行，对当时的很多疾病来说，盘尼西林（即青霉素）依然是一种特效药。但是临床中发现，有些患者对青霉素有严重的过敏反应，而且长期使用很多细菌还会对它产生抗药性。为了有效地解决人民群众的治病问题，充分发挥中西医的治疗优势，毛泽东主席于1956年又正式提出了"中西医结合"的方针，号召并鼓励医疗工作者进一步挖掘中医药治病的传统优势，最大限度地避免青霉素过敏和西药的毒副作用给患者带来的危害。

"中西医结合"的卫生方针一下达，很多中医便开始学习西医，有些西医也开始学习中医，于是国内出现了一批又一批的中西医兼职的医生。从客观实际出发，毛泽东主席于1956年提出的"中西医结合"的卫生方针是完全正确的。但是由于政治原因，下面的人在执行中或多或少地犯了教条主义的错误，以致文革后的一个时期内不论是中医的教学或是临床，走的都是"中西医结合"的路子。中医被西化，使很多中医放弃了脉诊拿起了听诊器，将针刺的多元化作用简化为神经刺激，将中药的性味作用转化为化学成分的分析和运用，继而使这部分中医从根上失去了中医的传统特色。

二、中医的现在与未来

从1956年提出"中西医结合"到1978年恢复高考制度后的一个时期内，从高校培养出的年轻中医大多都被西化了。屈指一数，他们的年龄大致在85~50岁之间。如今，他们当中的一部分人还是中医科室里的骨干，不仅职称高，在人民群众中的影响也大。换句话说，他们就是中医的形象，同时也代表着当代中医的技术水平。

昔日的中医西化，使今天的很多中医失去了传统的诊治优势，致使中医的"传、帮、带"链条出现了严重的扭曲。中医是一个真真切切靠技能和疗效说话的职业，刚从中医院校毕业的本科生，由于其理论框架过大而实用知识掌握得又过少，因而一旦步入医疗单位，他们的共同问题依然是

"技术能力过低，综合辨证能力过差，临床经验又过少"——这些都是未来中医发展中必须考虑的问题。

第四部分 客观对待"中西医结合"

韩冰凌　王振江

一、中西医结合的科学内涵

为了解决患者对青霉素过敏和西药的毒副作用所引发的医疗问题，毛泽东主席于1956年正式提出了"中西医结合"的卫生方针，在全国范围内号召和鼓励医疗工作者深层次挖掘中医药治病的传统优势，及时有效地解决西药所引发的实际问题，以保障人民群众的医疗安全。

从毛主席提出的"中西医结合"的方针中可以悟出，当时主席最关注的是以下三个问题：一是中西医各有长短，当如何扬长避短，合理发挥两者的诊治优势；二是中医药的传统优势很大，要进一步挖掘，使之更广泛地为人民群众服务；三是西药的副作用大，不适应用西药治疗的患者，要努力用中医药治疗，以保障人民群众的医疗安全。

从实际需要出发，毛泽东主席提出"中西医结合"也是在协调中西医的工作关系。从临床运用上讲，中西医结合首先是指中西医辨证理念的结合，在结合中共同分析和研究患者的病情，商讨和制定合理的治疗方案，而不是一见患者就这边用中医治一治，那边又用西医治一治，更不能单纯地理解为中西医的治疗手段齐上；中西医结合也是中西医临床中的治疗优势的结合，该用中医治的中医先上，该用西医治的西医先上，该中西医同治的就中西医齐上。

从1956年毛泽东主席提出"中西医结合"，到今天已经58年了。今天依然在坚持，是因为中华传统医学有它独特的精神魅力。坚持"中西医结合"，充分发挥中医药治病的传统优势，是时代赋予国人的重大的历史责任。历史告诉我们，中西医结合，中西医要协调发展就必须坚持"优势发展"的战略方针，切实做到中西医之间的"优者先行"。

二、中医药的特色优势

中西医结合的根本目的，就是要充分发挥中西医各自的诊治优势。中医的诊治优势即是中医的传统特色，主要表现在"脉诊、针灸、中药"三个方面。

1. 中医的传统特色"脉诊"

"脉诊"通常是指诊寸口脉，医生通过诊脉获取脏腑的功能情况、气血的运行情况，以及气血的量变情况等方面的信息，以为中医辨证提供可靠的信息数据。它好比裁缝的"量体裁衣"，只有尺寸量准了，衣服才会做得合体，穿着才会舒适好看。脉诊是中医的传统特色，中医如果不精通脉诊就很难辨别病在哪一经哪一脏腑，亦难推出脏腑的虚实情况、病气的致病情况等，从而导致中医的"辨证施治"难以贴合病情。

2. 中医的传统特色"针灸"

"针灸"是指传统的针灸，因为现代针灸的治疗理念只是传统针灸的一小部分。通常人们会认为，急证应当先看西医，中医对急证没有明显的治疗优势。其实不然，从实际讲传统针灸对很多危急病证都有奇好的疗效，有些危急病证看上去很重，可是通过针灸医生的救治，很多患者不出半个时辰就能转安，这就是人们通常所说的"针灸治病，立竿见影"。古代的医缓、医和、扁鹊、华佗等，都是以其神奇的针灸疗效而被传为神医。

"中医理论，博大精深"，如果不进入深层的研究就很难涉入精髓。由于对传统的针灸理论掌握得过少，不懂得经络的系统辨证，靠套路行针施灸而很难做到辨证施治。或者利用针灸替代品替代传统的针灸，从而形成了"精通针者少，妄用灸者多，故用针治病者少，用灸治病者多矣；不明虚实，补泻无度，故针灸奇效者少，制定疗程者多矣；死守常规，不知证变，故急病奇效者少，有后遗症者多矣；不懂针灸，失其所长，故用药无功者多矣。"的局面。

3. 中医的传统特色"中药"

中药主要是指传统的方剂，也包括现代的中成药。中药治病也要辨证，辨证准确了疗效就好。由于中成药的性味稳定，于是有些中成药也可以按化学分析做量化标准，以指导患者按病情限量用药。传统的中药大体分三类，一类无毒，称其上品药；一类有小毒，称其中品药；一类有大毒，称其下品药。中医有一种说法，叫"以毒攻毒"，因而不论有毒无毒，只要医生能辨证用药，各类中药都会发挥出很好的治疗作用，而且安全可靠。

中医药能够真正走向世界的，一指中医师，二指中成药。中医师通过诊脉和辨证才能下方子，这时中药的方剂也就随之走向世界了。中医只要能做到辨证用药，中药治病相对就比西药安全得多，而且副作用小，疗效也好，并且能够做到标本兼治。有些气血类疾病，如果人体内没有西医所说的病毒、病菌等，此时中药的补虚作用则是西药所不能比的。中药治病是以提升患者的脏腑功能见优势，西药治病则是以消炎、杀菌见优势，两者各有所长。这也是毛泽东主席高瞻远瞩，最先提出"中西医结合"方针的根本原因。

4. "针、灸、药"各有所长

中医的特色也就是中医的诊治优势，主要表现在"脉诊、针灸、中药"三个方面。中医临床脉诊在先，如果脉诊得准就能为临床辨证提供准确的信息数据，同时也能为辨证后的针灸治疗和中药治疗提供安全的疗效保障。但是"针、灸、药"各有所长，该用针者则须用针，该用灸者则必须用灸，该用药者必须用中药，临床中是取其长而择先用之。比如，针刺善于排邪，故外感急证可先用之；艾灸善于启动阳气，故阳气脱陷者可先用之；中药善于补虚，故气血虚证可先用之。

中医被西化，使很多中医在临床中很难做到用中医的治病理念来辨别"针、灸、药"治病的传统优势，当先用针者不能用针，使一些患者失去了最佳的针治时机，从而使中医的临床表现大打折扣。古代中医都是"先务针，后务药"，可是现代中医大多都是以中药治疗为主，这就又使很多中医失去了中医传统疗法的总体优势，继而使中医的临床表现再度逊色。国家提出"中西医并重"，就是要提升中医的临床地位，归根到底就是以政策为动力，从中医的实际情况出发，着实解决中医发展中的一些问题。

三、促进中西医结合的文化动力

习近平主席指出"要促进中西医结合"，将国家对中医发展的重视又提升了一个高度。发展中医当从中医的实际情况出发，立足于根本，以知识技能为动力，着实提高基层中医的辨证能力和技术能力，努力做到中药和针灸的同步发展——这是解决中医发展问题的根本策略。

从我国的国情出发，用中国的文化解决中医发展中的一些问题，是当前一个时期内卫生工作的一项重要任务。从中医发展的角度上讲，要认真执行国家制定的"中西医并重"的基本方针，落实习近平主席提出的"促进中西医结合"的指示精神，就得从以下两个基础环节入手：

一是努力着实提升基层中医的临床辨证能力和技术操作能力，二是在改革中完善中医院校的教育机制和教学模式，着重分类培养出"中医临床类和中药研发类"两大专业的实用型人才，彻底改变过去的大框架式的教学模式。中医临床类的学生，必须按照传统的中医模式进行培养，从中医的基础理论入手，用传统的中医辨证理念和技术理念从事临床，这是解决中医传承问题及中医技能问题的根本策略。中药研发类的学生，在学习和掌握中医基础理论的同时，还要学习一些现代医学知识，包括中药的化学分析和中药性能的对比试验等，让这些学生走进化学实验室，引导他们用现代的科学仪器设备研发中药新产品，这是培养中药研发高端人才的基础环节。

中医院校五年制的本科生，他们在校学习中医专业课程的时间还不足三年，毕业后因其理论素质和技术能力普遍偏低而不能满足人民群众"求医祛病"的要求。因此，我们建议国家建立"中医本硕连读"机制，这对中医药的发展有百利而无一害。

第五部分　韩冰凌的医学文章

韩冰凌同志承家传和名师秘传推出了很多创新型理论，其中最著名的是"中医病质理论、中医脉质理论、中医象素理论、脉体四纲理论和脉诊公式化理论"。韩冰凌同志的学术思想带有浓郁的传统气息和个人风格，他的文章说理性强，追求实际，这在中医界颇有些影响。

他的一篇名为"对针刺关节痹证的探究"的课题性论文，在《黑龙江中医药》杂志2004年第1期发表后很快就引起了学术界的关注。2003年黑龙江中医药大学针推系在黑龙江电视台公布，"借鉴于大庆市某医院运用传统针灸和拔罐治疗风湿关节病的经验，……决定在2005年前，在全省各乡镇的医疗单位普遍推行传统的针灸（大致内容）……"。从理论上讲，冰凌同志的这篇名为"对针刺关节痹证的探究"的学术论文，写的就是他对上述课题的论证过程。

李国平2012年5月4日

一、有关创新理论的文章（文章整理：史百成　郑成奇）

文章1. 中医病质理论及经络感传理论在针灸临床中的地位

（一）中医病质理论

世界是物质的，物质不外乎三种形态，气态、液态和固态。

1. 基本内容

（1）病质的概念

病质是对引发人体疾病的且与人体生命物质相抵抗的所有物质的统称，古人统称其为邪气。诸如，痹证中的病质，是指传统医学中的风寒湿三气，以及现代医学中所定义的引发风湿病、类风湿病的致病因子，也包括肢体内不能排出的代谢产物，我们称其为病质前期物。

（2）病质三态论

病邪也是物质，故有三种形态，气态、液态和固态。病邪在促使疾病发展的同时，在某种程度上讲，或者说以某种形式，可以从气态转为液态，从液态转为固态，而且病质均以不同的质态表现出同态亲合性。

（3）自身打磨论

理论 i：已附着的病质是相对静止的，静止是有利于病质亲合的首要因素，运动却是排斥病质亲合的主要动力，人体的运动可以使组织之间发生轻度的磨擦，从而使附着在组织体表面的表层病质被打磨掉，磨掉的病质可以溶合在组织液中，进入体液代谢。

理论 ii：自身打磨的方式有两种，一种是靠自力健身所进行的打磨，称主动打磨；另一种是靠扶助健身、体贴健身所进行的打磨，称被动打磨。被动打磨不仅能将附着在组织体表面的表层病质打磨掉，还能够松解软组织之粘连，兴奋神经，同时也能够驱逐组织间隙内的流散形的病质，改善体表脉络的血液循环，提高组织体的受养能力。

2. 临床应用

中医病质理论从物质形态领域揭开了针刺治疗疾病的奥秘，由于物质具有"气散、液流、固踞"之特点，针刺可以"巧开隧道、直达病所"，从而引泻患者体内的流散形的病质，为针刺治疗风湿、类风湿、中风、中风后遗症等疾病，提供了理论依据。

（二）经络感传理论

1. 基本内容

(1) 经络感传的概念

从神经医学上讲，经络感传是指人体感受刺激、传导感应、产生反射的全过程。从针灸治疗学上讲，经络感传是指在针刺或灸熨的过程中产生的，在神经的参与下才可能完成的，影响或改变气血循布的人体的自我调节过程。

(2) 人体感受器

从人体解剖学上讲，神经与血脉结伴而行，象网络一样交叉分布在人体的每个部位，从而结合成人体的天然反射体系。于是现代医学将与神经相连系的人体的组织体称作感受器，诸如人体表面的每一片皮肤，人体内部的每一块肌肉等。

(3) 人体运动器

感受器通过神经（这一类神经被称作兴奋传感器），将其所感受到的各种刺激转变为信息，称之为兴奋型信息，并通过兴奋传感器将兴奋型信息传递给神经中枢（脊髓与大脑）。神经中枢（尤指大脑）即会对其所收到的信息进行加工和处理，使之转变为一种新的信息，称之为运动型信息；随后神经中枢会通过回传传感器（也称运动传感器，也是神经），将运动型信息传递给与感受器相连结的运动器（也就是通常所说的经筋），促使运动器产生收缩或舒张。

人体运动器的收缩与舒张，必然会牵动附近的脉络，从而影响这些脉络中的气血运行。

(4) 神经与营养

从营养学上讲，神经的兴奋程度及其传感能力与其受养情况有关。临床证实，正气循布良好的区域，其神经活性均为良好（指通常情况下）；被病质困扰的区域，其神经活性均为不良（邪气之所在，正气所不布）。可见，"去除病质，改善气血循布，恢复神经营养"，是提高神经的兴奋程度及其传感能力的重要环节。

2. 临床应用

经络感传理论和中医病质理论的建立，对针灸临床具有重要意义（举例）：

(1) 帮助分析"捻转补泻法"的操作机制

经络感传现象的存在，使捻转补泻在针刺临床中的运用变得更加广泛。临床中，医生运用捻转补泻中的"补法"来输导正气，用其"泻法"来驱散邪气（流散形的病质），继而可以很好地完成针刺治疗中的穴中补泻过程。倘若需要祛除穴位中的流散形的病质，则可以借助于拔罐疗法。

(2) 帮助理解"针灸替代品"的治病机理

现代医学利用经络感传理论研制出一些针灸替代品，针灸替代品虽然也具有影响或改变气血运行的作用，但却不具有祛除体内病质的一些条件。因为针刺可以巧开隧道，直达病所，将体内的气态及液态的病质引到体外，针灸替代品却做不到这一点，所以针灸替代品并不能完全替代传统针灸。

(三) 中医经络疗法

1. 中医经络疗法

经络疗法是以中医经络理论为依据，以人体表部的经络系统为施治对象，以物理性的治疗手段为主策，以治病健身为要旨的综合性的治病方法。显然，中医中的针刺疗法、灸熨疗法、拔罐疗法、揪痧疗法、推拿按摩等，皆属于经络疗法。为了便于理论和阐述，我们将经络疗法划分为针灸疗法、拔罐疗法、揪痧疗法和绿色健身疗法等。

2. 绿色健身疗法

《素问·异法方宜论》中曰"中央者，其地平以湿，天地所以生万物也众，其民食杂而不劳，故其病多痿厥寒热，其治宜导引按跷。"

《素问》中所提到的"导引按跷"：导引是指引导患者活动筋骨关节（导即引导，引即牵引，引申为扶助），按是指给患者按摩，跷是指让患者自己活动肢体关节。受导引按跷的启发，在中医界我们首次提出了绿色健身疗法,并根据自己的临床体会将其分类为体贴健身疗法、扶助健身疗法和自力健身疗法。

(1) 体贴健身疗法

体贴即爱助,献爱心于别人。体贴健身疗法是一种凝聚推拿与按摩之精华的手动疗法。它以与人体经络相联系的具有感传效应的十二皮部、十二经筋为对象,通过对人体表部组织的刺激而影响脉内的气血运行,从而改善人体的血液循环。

(2) 扶助健身疗法

扶助即扶持和帮助,指扶助别人。扶助健身疗法是指通过扶助而引导患者完成一定难度的肢体动作,从而改善患者肢体功能的健身疗法。这种疗法的设计,主要是针对那些肢体活动有障碍或肢节运作不利的患者。通过医生带有试探性的扶助性操作,使患者被动地完成常人可以完成的某些动作,以此来开发患者自身所具有的潜在的活动能力,从而恢复其所能恢复的肢节功能。

(3) 自力健身疗法

自力即自强,自爱自强于己身。自力健身疗法是指患者为了巩固疗效和改善身体功能所进行的,靠其自身的活动能力及身体耐力所能完成的,具有可行性和规范性的健身活动。

3. 临床应用

(1) 针刺疗法

针刺可以巧开遂道、直达病所、引泻病气,从而具有祛邪排毒之功效;针刺可以振奋经气、调和气血、兴奋神经,从而具有平衡阴阳之作用。

(2) 灸熨疗法

灸熨疗法治病,是借助艾火之纯阳熟热之性,或散热体之温通之性,将阳热之气从输穴注入体内,使其沿着相应的经脉或俞穴传入脏腑,从而发挥其温补热泻之作用——温补可以温经散寒,益气活血;热泻既可以开辟门户,泻散郁热,又可以开郁破滞,散瘀消肿。

(3) 拔罐疗法

针后拔罐,借助火罐之吸力,便可将体内之病气从针孔吸出;单独使用,借助火罐之吸力,也可将肤内之病气从汗孔吸出。

(4) 揪痧疗法

揪痧疗法,是一种典型的揪捋疗法,是指通过揪的指法逼迫血气、病气等从络脉的末梢溢出,从而使患者的皮肤渐出潮红或紫红等现象,中医称其出毒,俗称出色祛火。如果施揪于敏感的颈部,民间称其为揪脖子,有痧气者即为揪痧。

(5) 绿色健身疗法

体贴健身疗法能够驱逐组织间隙内的流散形的病质,改善体表脉络的血液循环,增加组织体的受养能力,提高神经的兴奋程度及感传能力。

扶助健身疗法能够松解软组织之粘连,启动机关关节,开发患病肢体潜在的运作能力,改善患者的肢体功能。

自力健身疗法能够增大肺活量,改善全身的血液循环,增强肌体的协调能力,提高人体的代谢功能和组织活性。

(四) 中药养生冲剂

1. 养生冲剂

(1) 药名

养生冲剂(颗粒状)

(2) 用法

开水冲服(温热服)

(3) 方药

人参 20 份、肉苁蓉 30 份、五味子 50 份、丁香 25 份、藿香 25 份、牛膝 30 份、大枣肉 40 份、甘草 10 份……

（4）方解

人参味甘微苦，微温，能固气，补气补血。肉苁蓉味甘咸，微温，能补肾精，济阴助阳。五味子，皮甘肉酸，性平而敛，核仁味辛苦，性温而缓，俱兼咸味，故名五味。其酸能生津，其甘能养血，其苦能益心，其辛能益肺，其咸能益肾。丁香味大辛，气温，能发诸香，能辟三焦之邪，能温五脏之气。藿香味辛微甘，气温，能健脾开胃，能宽胸理气。牛膝味苦甘，气微凉，走二十经络，能助气活血，能填精补髓。大枣味甘气平，能安中养脾，助十二经，又能调和百药，补气血津液之不足。甘草味甘气平，能益脾和中，解百药之毒。

（5）功能

生津养血，滋养脏气，溶解病质。

2. 临床应用

养生冲剂具有生津补血、化补真阴、滋养脏气等作用，且可溶解病质，使病质借助载体进入体液代谢。临床证实，养生冲剂对胃肠疾病、风湿、类风湿、中风、中风后遗症、慢性肾炎等疾病都有着很好的疗效，是针灸临床中的扶正良药。

（五）综合点评

中医病质理论和经络感传理论，是现代针灸学中的十分重要的理论。病质三态理论，从物质形态领域论述了致病物质在人体内的积聚、变化和发展的一般规律，为临床运用针刺疗法去除人体内的气态及液态的病质提供了理论根据。自身打磨理论，从物质运动学的角度论述了相邻组织体之间的有益摩擦现象，定义了主动打磨和被动打磨，阐述了肢体活动与身体运动在治病健身中的作用，并富有创意地将人体的健身活动分为体贴健身、扶助健身和自力健身，从而解决了按摩手法之繁、乱、迭、杂等问题。经络感传理论，从人体的信息传导、神经反射及组织活动等多个方面，论述了针刺治疗影响或改善气血运行的全过程，并且结合营养学理论、中医病质理论，论证了病质的积聚与"组织受养能力差、神经感传能力低"之间的因果关系（李国平）。

文章2. 对针刺"关节痹证"的探究

中医所说的关节痹证，即是现代医学中的风湿性关节炎、类风湿性关节炎，或称其为骨关节炎。传统医学认为，"风寒湿三气杂至，合而为痹。"（《素问》）。风性开泄，走窜挟邪；寒性收引，损伤阳气；湿性重浊，粘滞稠塞。三气合犯关节，令关节疼痛，屈伸不利，是关节痹证的共同症状。现代医学认为：引发风湿病、类风湿病的致病因子，是导致风湿性关节炎、类风湿性关节炎的物质因素。从理论上讲，中西医对此证致病因素的分析都是以物质为根本。在此我们不妨借其共性将导致关节痹证的物质统称为病质，显然现代医学中的风湿病致病因子、类风湿病致病因子等，也在中医病质的论述范畴。

从现代解剖学上讲，关节最基本的组织结构有三个部分：关节液（属流质）、骨（属脆质）、韧带与肌腱（属韧质）。在对传统中医理论的研究及运用中，我提出了"病质三态论"，其内容是"病邪也是物质，故有三种形态，气态、液态和固态；病邪在促使疾病发展的同时，在某种程度上讲，或者说以某种形式，可以从气态转为液态，从液态转为固态；而且病质均以不同的质态表现出同态亲和性"。由于物质具有"气散、液流、固踞"之特性，而针刺又可以"巧开隧道，直达病所"，从而引泻气态及液态的病质。临床证实，用针刺疗法治疗风湿性关节炎，解除或缓解相关症状临床仅需十几分钟。

在针刺治疗关节痹证的临床中，对普通的操作者来说，他们所采用的针具基本上都是毫针。然而我们所运用的是传统的针刺理论，我们所使用的却是现代的针刺用具。虽说现代的针具与古代的针具在形态上很是接近，但是就毫针而言，现代的毫针则要比古代的毫针细得多。这种细针的设计理念，主要是为了应和电针的神经刺激而不利于针刺排邪。为了引泻人体内的流散形病质，弥补现代毫针的不足，针刺之后通常都要拔罐。

流散形病质失津则会变得浓稠，粘稠的病质附着在关节囊及软骨表面，不仅会使关节出现骨质增生，还会使关节骨缺养，诸如膝盖骨缺养、股骨头缺养等。关节骨缺养，骨内必因亏精而化热，从而出现骨质疏松、骨体膨大、关节灼热等，骨表也会因病质的附着而使软骨变得粗糙、增厚，甚者还会因精枯而使软骨变得槁枯、枯萎，甚者枯陷（塌陷）。股骨头塌陷，日久再不得解救则必会出现股骨头坏死。我个人认为，股骨头坏死大多都是因为治疗不当，继而错过了最佳的治疗时机，以致病部关节因长期缺养而逐渐恶变，最终出现了骨头坏死；有的是因乱用西药（诸如地塞米松、双氯灭痛等），由西药的化学作用使病部关节出现了大量的病质，是这类病质导致了股骨头坏死。

病部关节一旦出现了固态病质，则说明药物的临床作用就很难发挥出来了。这是因为药物已经被由粘附的病质所形成的"壳膜"阻隔了，故很难与病处发生作用。而且长期服用祛风湿、除痹气的药物还会损伤脏气，以致出现了一些副疗效，俗话说"是药皆有三分毒"就是这一道理。故就类风湿性关节炎来说，患者就不当一概地依赖于药物治疗，当寻求十分可行的物理性治疗手段。即以针刺开通"隧道"，以扶助健身疗法试探性地开发病部关节所具有的潜在的活动能力，并以自力健身疗法坚持自身打磨，以逐渐磨掉附着在骨膜上与韧带上的液态及固态的病质，才能使药物有机会渗入关节骨表部位。为此我创立了"自身打磨理论i"，其内容是"已附着的病质是相对静止的，静止是有利于病质亲合的首要因素，运动却是排斥病质亲合的主要动力，人体的运动可以使组织之间发生轻度的磨擦，从而使附着在组织体表面的表层病质被打磨掉，磨掉的病质可以溶合在组织液中，进入体液代谢"。

古人曰："拯救之法，妙用者针。上古神良之医，针为先务。"（《针方六集》）由此肯定：黑龙江省预计在2005年前，在全省各乡镇的医疗机构推行传统的针灸医疗，其决策是英明的。在此期望，此举能引出一个全局性的"针灸推广策略"。我们希望，病质三态理论与自身打磨理论的推出，能为针刺治疗关节痹证、中风后遗证等疑难疾病提供新理论……

在此恳请同仁，对之祛疵加昳，共为人类健康服务！

文章3. 痔灶的"治疗－护理－保健"理论

韩氏承家传和名师秘传，经过了20余年的努力总结出了痔疮的全程治疗规律，创立了痔灶的"治疗－护理－保健"理论，他发明的"痔疮百神克·套药"已经申请了国家专利。

（一）痔灶的"治疗－护理－保健"理念

痔灶是指痔疮的发病部位，也称痔床，有时痔床也指肛部。痔疮的传统治疗理念都是以祛除肛部"肿痛、坠胀、搔痒"为主，无人全面论述过痔症消除后的肛部护理问题和无痔症人群的肛部保健问题。无痔症人群，是指痔疮基本治愈人群和无痔史人群。从学术上讲，肛部护理和肛部保健都是中医临床学中的新理论新概念。

众所周知，痔疮是现代人群中发病率最高，也是世界各国普遍关注的疾病之一，在东北就有十男九痔之说。由于发病时肛部"肿痛、坠胀、搔痒"难忍，因而痔疮患者普遍关注的是如何尽快祛除痔疮所带来的病苦而不是肛部的护理和保健。由于肛门是人体排出粪便的部位，因而很多人都忽略了对肛部的护理和保健。这是一个很实际的问题，从现代医学上讲，人体越是容易接触细菌病毒的部位就越是需要做定期的清洁和保养。因此，韩氏推出的肛部"治疗－护理－保健"理论，在中医临床学中也是一个新课题。

1. 肛部护理

肛部护理（韩氏），是指医疗机构或个人为痔症刚刚消除的患者研制的技术护理措施（从治疗手段上讲），是从痔症消除向痔疮治愈过渡的一个重要阶段（从治疗过程上讲），也是促进肛部组织再生、清除肛部毒素、改善肛部微循环的一个重要环节（从治疗机制上讲）。所以，肛部护理所涉及的不仅仅是疗效的巩固问题，还有痔灶的修复和保护问题。

2. 肛部保健

肛部保健（韩氏），是指医疗机构或个人为无痔症人群研制的技术防治病措施（从防治手段上讲），是痔疮基本痊愈后肛部所要经历的最后一个受药环节（从治疗过程上讲）。从内容上讲，肛部保健当包括：①清理肛部毒素，强护肛部组织，提高其免疫力；②由药物向肛部提供养分，提高其组织活性，维护肛部组织健康。

（二）痔疮的用药规则

由于痔疮发病时肛部会出现不同程度的"肿痛、坠胀、搔痒"症状，为了消除由摩擦带来的疼痛，很多痔疮药中都含有油质。由于液态的药油质地清稀润滑，渗透性又好，因而对肛部能起到一定的清洁护理作用。加上产品中都有"镇痛、止痒、局麻"类药物，因而很多痔疮药的初期疗效都很不错，而且见效快，有效率也高。痔疮药物（产品），由于生产工艺及产品配方的不同，不同产品的"临床基本治愈程度、有效治愈率和平均治愈时间"也会有所不同。

为了提高临床疗效与产品的可治愈程度，"痔疮百神克·套药"的发明人韩冰凌先生，承家传在20多年的临床实践中总结出了痔疮的全程治疗规律，这对"痔症反复发作、久治疗效不著"的患者来说无疑是一个福音。

（三）痔疮的治愈标准

在对痔疮的描述中经常会出现一些专业名词和术语，比如"痔症基本消除、痔疮基本治愈、痔症完全消除、痔疮完全治愈"，以及"临床基本治愈程度、有效治愈率和平均治愈时间"等，在此我们需要做些解释。俗话说"无规定则不成方圆"，于是韩氏定义：

1. 痔症基本消除：痔疮的主症"肿痛、坠胀、搔痒"基本消除者，为痔症基本消除。基本消除是指上述症状即便没有完全消失，但就人体的耐受能力来讲却完全可以忽略。

2. 痔疮基本治愈：痔疮主症基本消除，且两周无复发者，为痔疮基本治愈。

3. 痔症完全消除：痔疮的主症"肿痛、坠胀、搔痒"彻底消除，且无其它明显不适者，为痔症完全消除。

4. 痔疮完全治愈：痔症完全消除，且一年无复发者，为痔疮完全治愈。

5. 临床基本治愈程度：是指医疗机构或个人为痔症人群制定的痔疮基本治愈标准，也是临床衡量和评价痔疮临床有效治愈率和平均治愈时间的关键性指标。由于过去学术界并没有制定过这个标准，因而在论述临床基本治愈程度时往往用的都是一些不十分确定的语气和概念。

6. 有效治愈率：是指在对"某种痔疮药物，或者是医疗单位，或者是个人"做痔疮治疗统计时，被视为基本治愈的痔疮患者人数占其所治痔疮患病人数的百分比。

7. 平均治愈时间：是指在对"某种痔疮药物，或者是医疗单位，或者是个人"做痔疮治疗统计时，被视为基本治愈的所有痔疮患者的平均治愈时间。

由于痔疮的诱发因素太多，贯穿于"饮食、情绪、居住、穿着、气候"等多个方面，而且很多都属于随机的或不可抗拒的因素，因而在制定痔疮的"治愈标准"时我们都以基本治愈为准。打个比方说，假设有位患者过去的痔疮主症十分的明显，经过一个时期治疗后痔疮主症基本消失，但偶尔还有一点点"肿痛、坠胀、搔痒"的感觉，这种情况就可以视为基本治愈。临床跟踪随访发现，痔症完全消除的患者并不是没有而是很少，而这些患者大多都属于初发病时就被治愈的人群。换句话说，痔疮初发病时如果不能得到及时有效的治疗，痔核一旦形成要想彻底根治几乎是不可能的。外科手术虽说可以切除痔核，但对肛部都有不同程度的损伤。痔核深者，手术后一部分患者还会出现肛唇关闭不严的情况，轻者容易走气，重者逢大便溏泄时还易漏便。所以，我们在制定治愈标准时决定选择的是"基本治愈"，确实是一个客观无奈的选择。

文章4. 正确的"瘦身减肥"理念

　　肥胖又称肥胖症、肥胖病，通常指单纯性肥胖。现代医学对单纯性肥胖的认定是，患者全身脂肪分布相对比较均匀，没有内分泌紊乱现象，也无代谢障碍性疾病，其家族往往有肥胖病史。

　　说到某些疾病的家族病史，我个人也有一些看法。我曾遇到过这样一个家庭，患者的公婆都因患肺癌而病逝，她也是肺癌患者，她的丈夫因肺病作过开胸手术，但是胸腔打开后便迅速地缝合了。原因是，医生会诊时根据家族有肺癌病史这一因素便认定其丈夫也患上了肺癌，于是在省医院请来了专家作了开胸手术，可是胸腔打开后发现其肺脏质态良好，于是就客观地缝合了。

　　针对这一情况很多人都未免有疑问，儿媳与公婆并没有血缘关系，她为什么也患上了肺癌？是被公婆传染了吗？我看未必。从中医理论上分析，她与公婆长期生活在一起，居住条件基本相同，吃一个锅里的饭菜，因而饮食情况也基本相同，甚至生病时所服用的药物也基本相同，这些才是她也患上肺癌的诸多因素。

　　对于患者家族的肥胖病史，我个人也有不同的看法。比方说几年前我曾遇到过一位患者，那年他才24岁，身高一米八左右，体重220余斤。据说他的祖父、父亲都患有肥胖症，不幸的是这两位长者都在40余岁时过早地过世了。你能说他的肥胖病就是遗传吗？我看未必。我想遗传仅是一种可能，未必是绝对的，也可能有其它因素。比方说，患者很小时就没有得到很好的生活照顾，虽说吃喝不愁却缺少节制，由于经常给孩子吃生冷、辛辣及热量高的食物，致使孩子内热而喜睡凉床，继而伤了脾脏、肺脏等。由于患者从小就跟随着爸妈，以及家中其他长辈，比如爷爷、奶奶、外公、外婆等，经常吃他们给买的零食和小食品，受其影响，孩子从小就跟随着大人经常吃一些生冷、辛辣及热量高的食物，所以孩子长大后也与他的长辈一样患上了肥胖症。

　　前面的那位24岁的胖小伙，我第一次见到他时看到他是挪着步走路，迈的是鸭子步，并不是常人的行走步态。为了排其肾邪我为他作了一次针灸，一共扎了两针，然后开始服用中药。半个月后，他行走时的步态就很正常了，而且自觉走路轻快，三个月后体重下降了20余斤。

　　老人们常说胖人都懒惰，不爱干活也不爱运动，所以要求家里的肥胖者加强运动和锻炼，可是不管老人怎样说患者就是不理睬，闹得彼此都不愉快。其实肥胖者不爱动并不是主观的，是受内脏功能支配的。比方说脾主肌肉，亦主四肢，于是脾虚的人都喜卧，不爱做事，也不爱运动。

　　老人们还说肥胖是吃出来的，肥胖的患者都喜欢吃肉，于是很多患者为了减肥便开始一日三餐吃素食。可是过了一个时期发现，体重并没有减去多少，这就应了那句老话"喝水也长膘"。其实很多患者都是脾伤了才喜欢吃肉，因为"脾，其液为涎，其荣为唇，其臭为香"。脾喜香味，如果脾脏的功能提升了，自然就不那么喜欢吃肉了，前面说到的那位24岁的胖小伙就是。所以要想给患者减肥，医生就当最先考虑患者的脏腑功能问题，尤其是脾肾功能方面的问题。切不可盲目地节食，或长期接受节食、拔罐、针灸等减肥措施。

　　节食减肥，每天仅吃两顿饭是绝对不可取的，因为五脏气要靠胃气来养，饮食不足会使五脏处于饥饿和虚弱的状态，长期下去还会引发肾囊肿、脾肿大等很多疾病。拔罐减肥不仅伤气血，还会损伤脉络，即便能使体重降下来也会出现反弹，并且还会使经常接受按摩的部位的肌肉变得僵硬。针灸减肥对气滞的患者有奇特的瘦身效果，但是过度地实施针灸不仅会损伤正气，还会相对降低人体五脏系之间的协调能力，甚者还会损伤津液。浴蒸减肥则更不可取，不仅伤气伤形伤津液，还会使人体阴虚内热、津液熟化，从而使身体的内环境遭到严重的破坏，以至留下重病隐患。除此之外，还有盐水浴、辣椒浴等，这些都是伤身体的减肥措施，固然也不可取。

　　正确的中医瘦身减肥理念，应当是借助于中医脉诊来了解人体内环境的阴阳失衡情况，包括五脏的功能情况、六腑的协调情况等，再借助于中医辨证来制定合理有效的治疗策略。然后以针刺引泻五脏之邪，以中药协调五脏之间的生克能力，通过健脾益肾来提升脏腑通调水道的功能，遂将水湿、痰液等体内垃圾通过体液代谢平缓地排出体外；同时，还要用中药促进人体气血津液精的生化，辨证施治，逐步提升患者的各项功能。

通过中医传统理念进行减肥，通常150天左右就可减去十余斤至二十余斤不等，有些患者还可以减去三十余斤。然而运用中医传统减肥理念进行瘦身减肥，并不是以减去多少体重为主要目的，而是以提升人体整体功能为宗旨，因而病人的体重减去之后，其身体活力自然也会提升很多，身体不仅轻松了还会有气力，精力也旺盛了起来。有人对我说，某某地方用纯中药10天就减下去十来斤，瘦了一大圈儿。如果患者为气胖，10天瘦了一大圈儿是完全可能的；如果患者为垃圾性肥胖，10天就减下去十来斤就不是脏腑功能提升的结果，而是药物的清利或清泻作用的结果。如此大的清利、清泻作用，对人体的真气、精气、脏气等势必会造成损伤，因为人体是一个生命体而不是垃圾桶。

青少年是家庭的继承者，也是未来国家经济建设和社会建设中的劳动者。中学生的身体肥胖不仅会影响到智力和记忆力，还会影响到身体的耐力和毅力，因此这个年龄段的肥胖人群如果得不到及时的合理性控制，年长之后不仅会引发高血压、高血脂，还会因内环境蓄热而出现高血糖，严重者还会因内热生风而突发中风等重症。

小孩子发胖，很多家长会误以为孩子有福相而不加理睬。孩子长大了，肥胖不仅成了身体负担，还会影响到今后的学习、工作和生活，成家之后夫妻矛盾很快就表现出来了，肥胖会使夫妻生活不协调，有些家庭看上去很和睦很幸福，却因夫妻生活上的不协调而离散了。有些人愚昧地认为胖就是健康，其不知肥胖者不仅血脂不正常还亏血。

肥胖是疾病的温床，健康的杀手，幸福的瘟神。在此我们希望，每个家庭都能够了解和重视体态和疾病的连带关系，有胖孩子的家庭，一定要尽快帮助孩子摆脱肥胖的困扰，使之以一个健康的体态面对未来的学习、工作和生活。

文章5. 正确的"面部祛痘"理念

（一）概论

面部长痘，也就是传统医学中所说的面部粉刺，现代医学称之为面部痤疮。医学认为，痤疮也就是传统医学中的粉刺，又名青春痘、青春疙瘩、壮疙瘩，只有长于面部的才称其为"面部痤疮、面部粉刺、面部痘疮、青春痘、面部痘疙瘩、面部壮疙瘩"等。

现代医学认为，痤疮是一种毛囊皮脂腺出现炎症的慢性皮肤病，多发于青春期，临床以好发于面部的"粉刺、丘疹、脓疱、结节"等为主要的病症表现，也有发于胸上部、背部及肩胛处者。痤疮初得仅表现为毛囊性丘疹，不能治愈则可能发展为炎性丘疹、脓疱、结节、囊肿等，倘若囊肿中的精血凝结固化则可能发展为痘疙瘩、壮疙瘩等。从临床上讲，女性的患病人数要比男性多。

1. 炎性丘疹：炎性丘疹多呈红色、粉红色，大小不等，小的直径为1毫米左右，大者可达5毫米。

2. 脓疱：脓疱有大有小，小的脓疱中充满了白色脓液，有津血渗入者夹血，大的脓疱中因有细络破损而裹血。

3. 结节：指美容师用刺血针刺痘时因针刺过深切断了深层的健壮的筋膜丝及肌肉丝，痘疮愈合后所形成的非痘状的硬结，硬结的长度通常在5毫米以上；或者指由肤内的没有夹血的小脓疱固化后所形成的痘状硬结，硬结的直径通常不小于5毫米，触按时局部有硬痛感。

4. 囊肿：囊肿大多都在肤内，里面裹有大量的"脓液、精液及血液"的混合物；囊肿，有的可以外发透疹，有的却渐渐固化，固化后的囊肿就是前面说的壮疙瘩。

5. 痘疙瘩：小的脓疱在肤内夹血固化后所形成的质硬的痘状结节即是痘疙瘩，痘疙瘩的直径通常都在5毫米以上，大的超过了10毫米。

6. 壮疙瘩：大的脓疱在肤里深处裹血固化后所形成的不规则的硬块即是壮疙瘩，由于液态物质都有下渗现象，因而壮疙瘩的形成位置都在面侧下缘及下颌部，日久脓液与精血堆积则上长，面部的壮疙瘩会使面部变得凹凸不平滑。

传统医学认为，肺经血热、肠胃积热是痤疮生成的内在因素，饮食不节，即过食辛辣、甘肥、肉食等食物是其前因和诱因。此外，吃海鲜中毒、皮肤受有毒物质侵伤、风寒入客皮腠且闭塞微汗的毛孔等，这些也能引发痤疮，其中以"风寒入客皮腠且闭塞微汗的毛孔"者最为多见。

（二）西医的分级治疗

1. 痤疮的西医分级标准

西医根据痤疮皮损性质和严重程度将痤疮分为3度4级：

1级（轻度）：仅有粉刺；

2级（中度）：除粉刺外，还有一些炎性丘疹；

3级（中度）：除粉刺外，还有较多的炎性丘疹或脓疱；

4级（重度）：除有粉刺、炎性丘疹及脓疱外，还有结节、囊肿或瘢痕。

2. 痤疮的西医分级治疗

1级：一般采用局部治疗，首选外用维A酸类制剂。

2级：联合外用维A酸类及过氧化苯甲酰或抗生素，必要时联合口服抗生素。

3级：常常需要联合治疗，口服抗生素联合外用过氧化苯甲酰和/或维A酸类药物为首选。有指征的女性患者也可考虑抗雄激素治疗。

4级：口服异维A酸是最有效的治疗方法，可作为一线治疗。对于炎性丘疹和脓疱较多者，也可先系统应用抗生素联合外用过氧化苯甲酰，待皮损明显改善后再改用口服异维A酸序贯治疗。

说明：前面的"痤疮的西医分级标准、痤疮的西医分级治疗"中的内容都是我们从网上摘录的，内容上没有做任何改动。网上还说"暴发性或聚合性痤疮，可以短期、小剂量地服用糖皮质激素进行治疗"，这便使暴发性痤疮、聚合性痤疮的初期治疗进入了激素治疗的又一个误区。

此外，对西医让患有"中、重度痤疮"的女性患者服用抗雄激素的一些做法，我本人持有疑义。我个人认为，即便是女性患者体内的雄激素水平过高也未必需要服用抗雄激素，因为女性服用抗雄激素不仅不利于人体某些功能的自我恢复还有很大的副作用，所以这种治病不求根源的做法不可取。这就如同西医用碱性物质中和人体内的酸性物质一样，只注重于酸性物质的消除而不考虑盐类物质的生成，结果是使很多患者患上结石病。

（三）治疗误区

①西医让女性患者口服抗雄激素以治疗"中、重度痤疮"，这是一个治疗误区。这个道理与让痛风患者口服小苏打片治疗尿酸过高一样，不仅不是治本，而且副作用大。痛风患者体内的尿酸值高，但是尿酸值高的患者未必就患有痛风。

②西医让患有"暴发性或聚合性痤疮"的患者短期、小剂量地服用糖皮质激素，也是一个治疗误区。我们知道激素疗法会使人体的分泌能力下降，西医之所以强调要"短期、小剂量地服用糖皮质激素"，是从激素的毒副作用的临床表现考虑的。既然知道激素治疗的副疗效大，可是临床中有时又不得不用，这说明西医在痤疮的治疗上具有很大的无奈性。

③根据物质化学反应中的"物质不灭定律"，在化学反应中一种物质的消失标志着另一种物质的生成，其所生成的物质也可能就是一种新的致病因素。痤疮的西药治疗就是这样，轻症患者用了西药，由于新症不明显而不易被患者发现；重症患者用了西药，由于新症明显而容易被患者发现。从而重症经过西医的一系列治疗后，便出现了"结节、痘瘢、痘疙瘩、壮疙瘩、凹状疙瘩"等症状。这些症状的出现，说明至少有两个根本问题西医没有解决：一是痘内的毒素毒液没有清除，并且出现了病质亲和及固化现象，于是出现了"结节、痘瘢、痘疙瘩、壮疙瘩"等；二是痤疮所损坏的局部组织没有得到修复，加上病质亲和及固化，于是出现了"凹状疙瘩"。

④中医的不切实际的治疗，同样也会使患者进入新的治疗误区。传统医学认为，肺经血热、肠胃积热是痤疮生成的内在因素。于是很多中医一见痤疮就给患者用清热化湿的中药，这不仅会使疮毒内收，还会使毒液变得更加浓稠，这是中医临床中的一个治疗误区。中医临床中的另一个治疗误区是，痘疮还没有发透就给患者外用了收敛的药物，看上去痘疮是好了一些，但是疮毒却被包裹在肤内，使患者的皮肤因缺少荣养而变得灰暗无光。而且藏于肤内的疮毒日久还会变得更加的浓稠，裹血后便开始固化，从而形成了一些组织性病块，这就是前面所说的"壮疙瘩"。

⑤美容师用刺血针刺痘，以及用手指肚挤痘排毒，或者用挤压环排痘毒，使痤疮的治疗进入又一个误区。这是因为用刺血针刺痘容易切断深层的健壮的筋膜丝及肌肉丝，这些被切断的丝状筋膜丝及肌肉丝就像被切断的皮筋一样回缩聚结，于是痘疮愈合后肤内便出现了非痘状的硬结。此外，美容师用手指肚挤痘排毒，或者用挤压环排痘毒，将一部分痘毒挤出皮外的同时，也将一部分痘毒压入了肤里深处。由于是用力挤压，因而挤压后肤内一定有出血现象，并使痘毒与血液相互裹和，于是表层的血液固化后便会向肤外映透出紫色或紫黑色的痘瘢。

（四）正确的中医祛痘理念

从痘疮的发病情况来看，排痘毒是首要的，其次是调理脏腑，再次就是通过局部用药修复和改善皮部组织，口服中药调节人体阴阳及提升脏腑功能。所以正确的中医祛痘理念应当是：用针刺、拔罐治痘排毒，用药膏止痒、化瘀结、防感染，且能防止空气中的金黄色葡萄菌帖附于病床而引发感染、传染；用中药调节人体阴阳，使之尽快恢复到平衡状态；用药油营养和修复皮部组织，局部改善皮部的血液循环。

（五）典型病例

近些年每年都有患者来求治，患者治疗后的满意度是百分之百，她们当中有影视演员、有歌手，也有普通人，治愈率达85%以上。

病例1：患者×丽娟，她本人讲："夜里开灯发现了很多蟑螂，便在蟑螂出没的地方撒了一些蟑螂药，第二天起床时觉得面部不对劲儿，照镜子发现面部长了很多粉红色的小痘痘，便简单地吃了一点饭，然后去了医院……"

她去我家时面部长满了红色的痘痘，据她说，她在医院住了七天不仅不见好转，反而出现了加重迹象，于是办了出院手续。当天下午我给她做了针灸治疗，从下午14：50开始，到晚上20：15止，连续治疗了5个多小时。第二天继续针灸，进行内脏调理；第三天她来了月经，马上转入中药治疗。第六天我去她家时，她婶婆说一会儿给我一个惊喜。患者从里屋走出来时，美如仙女，靓丽动人。用她自己的话说"是医生给了我一张新的脸"。

病例2：患者×庆子，她本人讲"为了美容用了一些化妆品，以前是不用的，是化妆品中毒把自己的脸搞成了这个样子，简直无法见人。"，由于是在酒桌上我便没有多问，但是应诺第二天为她治疗。

第二天诊脉发现，她不是化妆品中毒，而是出汗时风寒闭塞汗孔所致。她回想了一下，说去年冬天的某一天，回家时骑着电动车，觉得面部很难受，好像是什么东西打了脸上似的，过两天面部便长了很多红色的小痘痘。我看她的脸色灰墙墙的，笑时无表情，脸部有些臃肿，毛孔扩张，不仅气色差，局部还显现出很多大的毛孔眼儿，这说明她的面部肤下发痘的部位一定裹藏着死血。

我让她稍加休息，十分钟后开始针灸，从早上8：30开始，到中午12：50止，连续针灸了4个多小时。针灸排出的死血像鸡蛋清似的粘合成块，大的有半个鸡蛋黄那般大。这些死血一旦固化，化成一些壮疙瘩，她的这张脸就毁了。询问中得知，今年春季她在绥化治了两个多月，面部外用医生给她配制的药水，内服了很多中药。从她的实际病情看，过去的一段时间的治法存在着很多的不妥。一则药水使疮毒不能外发，看上去痘疮似乎少了一些，但是气色异常的差，面部灰墙墙的，没有常人的血色；二则内服的中药属于凉性，而且又不是辨证用药，凉药使表气内收，从而使痘疮中的毒液内收，藏于肤里深处。由于皮肤内有血络出血，因而肤里有很严重的裹血症象，于是我给她做针灸时排出的都是一些像鸡蛋清一样的血块。

从第一次的针灸治疗至今天已有 70 天了，治疗的第三天开始服中药，外用的是我自己配制的药膏和药油。如今痘痘除去了 4/5，面部恢复了常人的血色，笑时有了表情，她自己说"现在才觉得这张脸是自己的……"。写这篇文章时我向她要了照片，她说初发痘时的照片有，我给她治疗前的一段时间内没有拍照，主要是觉得面部无血色，灰墙墙的特别难看，治疗两个月时的照片也有（其间针灸八次，服药两个月）。因而我插到书里的仅是她初发痘时自拍的两张照片，以及我给她治疗两个月时的两张照片，左右面部各一张。从西医的"痤疮的分级标准"上看，我给庆子治病时她的面部痤疮当属于西医的"4 级（重度）"。

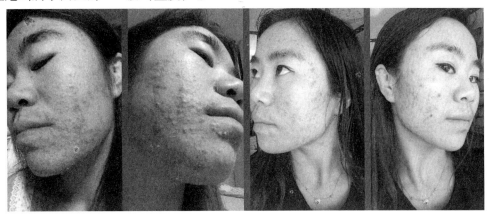

　初期（左面）　　长痘初期（右面）　　治疗 60 天（左面）　　治疗 60 天（右面）

文章 6. 正确的"中医降糖"理念

（一）概论

医学中的降糖，通常是指通过医疗手段降低血糖和尿糖。当人体血液中的糖份，以及尿液中的糖份均超出了正常值时，人体就可能存在着"三多"症状，即"多饮、多食、多尿"，中医称其为消渴，西医称其为糖尿病。

有关消渴的论述，首见于《内经》中，诸如"消瘅、肺消"等。中医认为，饮食不节、情志失调、劳欲过度等，均为引发消渴证的后天因素，阴虚燥热为其主要病机，且将"肺热、脾胃热、肾虚"视为促发消渴证的三大内因。西医则认为，胰岛素分泌缺陷或胰岛素作用障碍，是导致糖尿病的根本原因。

现代医学认为（360 网上说），"糖尿病是一种由于胰岛素分泌缺陷或胰岛素作用障碍所致的以高血糖为特征的代谢性疾病。持续高血糖与长期代谢紊乱等可导致全身组织器官，特别是眼、肾、心血管及神经系统的损害及其功能障碍和衰竭。严重者可引起失水，电解质紊乱和酸碱平衡失调等急性并发症酮症酸中毒和高渗昏迷。"。

（二）中医对"三多"的解释

1. 多饮之病机

胃热上蒸，或因肺阴受损，以致胸中热郁不发而频频欲饮。

2. 多食之病机

胃肠热聚，以致胃体、肠道等组织体松弛，继而导致胃肠的蠕动减弱，使水谷在胃肠中停留的时间过短，就像食物进入漏斗一样下滑，从而出现善饥、多餐、多食等情况，这就是中医学中所说的"热杀水谷"。

3. 多尿之病机

肾脏主水，膀胱主藏津液，肾阴虚而不制火，膀胱内热而使自身气化失常，气化过速，从而出现尿频、尿急、多尿等症状。

(三) 糖尿病的西医诊断

现代医学认为（360网上说），"糖尿病的症状可分为两大类：一大类是与代谢紊乱有关的表现，尤其是与高血糖有关的三多一少，多见于1型糖尿病，2型糖尿病常不十分明显或仅有部分表现，另一大类是各种急性、慢性并发症的表现。"

网上解释说，"1型糖尿病：发病年龄轻，大多<30岁，起病突然，多饮多尿多食消瘦症状明显，血糖水平高，不少患者以酮症酸中毒为首发症状，血清胰岛素和C肽水平低下，ICA、IAA或GAD抗体可呈阳性，单用口服药无效，需用胰岛素治疗。2型糖尿病：常见于中老年人，肥胖者发病率高，常可伴有高血压、血脂异常、动脉硬化等疾病，起病隐袭，早期无任何症状，或仅有轻度乏力、口渴，血糖增高不明显者需做糖耐量试验才能确诊，血清胰岛素水平早期正常或增高，晚期低下。"

前面所说的"三多一少"，是指多饮、多食、多尿和体重逐渐减少。按照西医的说法，空腹测血糖，血糖大于或等于7.0毫摩尔/升者即可诊断为糖尿病，或者用餐两个小时后测血糖，血糖大于或等于11.1毫摩尔/升者也可诊断为糖尿病。并且认为，1型糖尿病是指胰岛素依赖型糖尿病，约占糖尿病发病总人数的10%，多发生于儿童和青少年，由于患者自身不能合成和分泌胰岛素，因而必须接受胰岛素的外源介入治疗。2型糖尿病是指非胰岛素依赖型糖尿病，约占糖尿病发病总人数的90%，多发生于35岁以上的人群，起病缓慢，隐匿性强，相当一部分病人都是在健康检查或检查其他疾病时发现的，其中大约有60%的2型糖尿病患者为体重超重或肥胖。

(四) 消渴证的中医论述

中医学认为，消渴是以多饮、多食、多尿，体重逐渐减少，或尿浊、尿液中有超标的糖份为主要特征的一类疾病，相当于现代医学中的糖尿病和尿崩症。中医论述皆以"饮食不节、情志失调、劳欲过度"等为其主要病因，阴虚燥热为主要病机，治疗上通常都是以"滋阴治本，清热治标"。

不过消渴证的"体重逐渐减少"，在某个时期并不是外形看上去的身体消瘦，许多患者都是看上去身形不瘦，摸上去犹如裹气的皮囊，皮肤弛缓，筋肉痿弱，这些都是由消渴证患者的阴虚多热所决定的。倘若病情进一步发展，发展到气消形缩，这个时期的体重的减少就会突出地表现为身形消瘦，这也是很多书将消渴证的"三多一少"解释为多饮、多食、多尿及身体消瘦的主要原因。

从中医学的角度讲，消渴证的"三多一少"也可解释为多饮、多食、多尿，以及身体缺少阴性的人体物质，也就是通常所说的亏阴、缺津、少精等。从身体对某些物质的吸收和利用上讲，患有消渴证的病人对糖分的吸收并不是充足而是不足。而且由于人体功能的失调，以及脏腑某些功能的紊乱，致使人体无法正常地吸收、分配和利用体内的糖份，从而导致糖的代谢异常和流失，于是人体便出现了高血糖、尿糖等异常情况。

从症状的表现情况上讲，消渴证中的"三多"症状并不是均衡的，有轻有重，症状突出者另有其名。比如，三多中的多饮情况突出者，称其上消（肺燥、肺热突出）；三多中的多食情况突出者，称其中消（脾热、胃热突出）；三多中的多尿情况突出者，称其下消（肾阴亏、肾虚热突出）。

1. 饮食不节

长期过食甘肥、醇酒厚味，致使脾胃运化失职，积热内蕴，化燥伤阴，或者过食冰冷饮品，寒郁化热，裹湿化痰，气滞化热等，久之均能酿成此病。

2. 情志失调

长期思虑过度，心神不安，情绪激动，忧郁不解等，均可导致气机郁结，气郁化火，损耗阴津，消烁脏阴，致使肺阴、脾阴、胃津、肾阴等严重受损，继而发为此病。

3. 劳欲过度

素体阴虚，又加房事不节，劳欲过度，损耗阴精，导致阴虚火旺，上蒸脾胃，复循经脉上传于肺，诸病叠加，继而发为此病。

（五）治疗误区

传统中医学中的消渴，相当于现代医学中的糖尿病和尿崩症。糖尿病是现代医学不断研究和推进的一个课题，也是摧残着人类健康的一大杀手。早在《内经》时代，中医学对此证就有过论述，在后世的中医作品中也有很多成型的治疗经验可以借鉴。现代医学对此证虽说也有详细的论述，但他所总结出的都是病情的发展规律，缺少治愈经验。从中西医结合的角度讲，从辨证、诊断到治疗，中西医之间并没有出现过大的切合点，只是由于西医的检验具有数据性而显得更加的明朗和透明。由于辨证理念和治疗理念不周全，中西医在临床上都存在着很大的误区。

①中医以"清热"治标，有些中医不擅长脉诊，单纯地依赖西医的血糖、尿糖的检验数据下方子，丢弃了中医的阴阳辨证和虚实辨证，从而忽略了人体的生克平衡、阴阳平衡等诸多平衡的治疗性恢复。着重用凉药来压制内热，虽说能够获得短期的疗效，但却因凉药过重而损伤了脏气，致使脏腑功能再度下降，这是中医"降糖"理念中最典型，也是最常见的一个治疗误区。

②从临床上讲，此病的治疗西医所注重的是物质的生成和转化，忽略了人体脏腑功能的提升和恢复，以及新物质的生成及其毒副作用的存在。因此，临床上西医仅是把握了此病的发展规律，以及每一个阶段中的症状表现规律，却没能得出此病的治愈规律。

西药的长期介入，不仅对人体的脏器有损伤，而且大量药物的毒素淤积，阳性的药毒随经气上行，不仅会损伤患者的心脏、双目和脑，从而引起动脉硬化、眼底病变及脑部微血管病变等，还会引起神经系统的一些病变。阴性的药毒随经气下行，不仅会损伤患者的肾脏，以及人体的生殖器官，还会使大量的阴性病质向下肢迁移，沉积于小腿、双脚，从而引起小腿部及足部的溃疡等。从糖尿病的西医临床及其病情的发展规律上看，长期接受西药治疗的患者，西药的毒副作用最终会使之进入一个不可回转的治疗误区。

（六）正确的中医降糖理念

正确的中医降糖理念应当是，①以重建五脏的生克平衡及阴阳平衡为主，即以调和五脏、提升脏腑的功能治本，有些书中所讲的"以滋阴治本"仅是重建平衡理念中的一个策略；②以生津养阴合热为主，以轻度的清热为辅，也就是很多书中所说的"以滋阴治本，以清热治标"，但绝对不可以用大剂量的清热药物来压制内热，这会损伤脏气，从而降低脏腑的一些功能；③要严格地遵守"标本同治"的用药原则，结合患者的实际病情制定出长期用药的方案，生津补阴，滴水成河。

许多中医在消渴证的治疗上很难取得让患者满意的持久疗效，一是因为治疗理念不明确，致使治疗不到位；二是不精通脉诊，缺少中诊治技能，当用针灸治疗时不能用针灸，由于脉诊不精，很难准确地把握用药的方向和尺度；三是盲目主观地用药，一心侧重于清热治标，不仅损伤了脏气，还容易引发其他疾病。

（七）典型病例

患者林某，女，今年73岁（2016年），家住绥棱林业局海都小区。据其家人讲，2006春因脑瘤作了一次手术，检查时发现血糖偏高；2011春初发中风脑梗，检查时发现血糖值上升；2014年秋复发中风脑梗，检查血糖值为13（饭前检查），住院处的医生建议马上用胰岛素，当时用了14个单位。出院时医生建议尽快作针灸调治，由于患者的大女婿与我有交情，于是找到了我，请我到家中作针灸。

第一次脉诊发现，老人家的身体状况并不适合针灸，应当进行中药治疗。当时她的大女儿又提到了血糖高的问题，问我如何处理。我说，我会依据脉诊辨证用药，能考虑到的都会考虑进去，先提升脏腑功能，身体允许时再作针灸，随着身体的改善慢慢地将胰岛素撤下去。说是针灸，其实一年多的时间里我仅给老人家作了两次针灸。随着疗效的出现胰岛素也从14个单位渐渐地减了下去，去年的11月份停用胰岛素,也没有再用其它的降糖药。据其大女儿讲,最近三次的血糖值分别是7.5、8.0、7.0,相对来说,身体情况很好。

(八) 讨论

百度网上说,"1型或2型糖尿病均存在明显的遗传异质性。糖尿病存在家族发病倾向,1/4~1/2(25%~50%)患者有糖尿病家族史。临床上至少有60种以上的遗传综合征可伴有糖尿病"。这一论述似乎是说,由于相当一部分的糖尿病患者具有家族病史,因而可以认定糖尿病具有一定的遗传性和不可避免性。我个人认为,这种说法不够确切,缺少论证依据。

从中医辨证理论上讲,糖尿病的出现必须具备"肺热、脾胃热、肾虚"三大内因,这说明糖尿病的生成与脏腑功能不足有关。先天的脏腑功能不足即是禀赋不足,婴幼儿的禀赋不足可能与双亲的身体情况有关,也可能与其无关而是由其它某些因素引起的。从阴阳平衡及生克平衡的角度上讲,脏腑功能的不足必然会打破人体的生克平衡和阴阳平衡,从而导致脏腑功能的紊乱。

过去人们普遍认为消渴证是一种富贵病,那是因为古代穷人很少吃肉,鱼肉佳肴仅能是富贵人家餐桌上的家常菜,贫困人家即便是过年也很少吃。可是现在的老百姓不仅吃得起肉,还经常吃肉,不懂得养生的人还将肉食当作每日必吃的家常菜。

在古代皇室贵族吃冰都很困难,可是现在即便是平常人家,冰箱门一打开,冰块、冰棍、冰饮、冰激凌,不分季节,想吃拿出来就吃。长此下去,不仅伤了脾胃肾还伤了肺,寒郁化热,寒湿热相裹,继而化痰,从而出现了血稠、高血脂、高血压及高血糖等疾病。

我是一名善于用传统中医理念研究和探讨病情的中医,依据传统的中医学理论我总结出了消渴病的生成条件公式,我们可以借此公式一同探讨糖尿病的生成过程。

消渴病的生成条件(公式)= = 脏腑功能不足 + 引发消渴证的后天因素

从"消渴病的生成条件公式"中可以看出,"脏腑功能不足"是糖尿病生成的基础条件,但是并不是所有的糖尿病患者一出生就存在着"脏腑功能不足"这一情况。我们换一个角度讲,即便是一出生就存在着"脏腑功能不足",未来的他(她)也未必就是糖尿病患者。说明"脏腑功能不足"的患者,只有在"引发消渴证的后天因素"参与下才能一同转化为"促发消渴证的三大内因",这时的他(她)就真的是糖尿病患者了。

针对很多糖尿病患者都有"糖尿病家族史"这一情况,我要作一个解释。我个人认为,一个家庭里的人,生活在同一个环境里,吃一个锅里的饭菜,大人喜欢吃麻辣,孩子也渐渐地喜欢上了麻辣,大人喜欢吃冰饮,孩子也渐渐地喜欢上了冰饮。就这样由于饮食习惯相同或接近,孩子也患上了与大人相同或相似的病。换句话说,半数以上的糖尿病患者都是吃出来的,如果不注意饮食的节制,其病情则必然要向西医所阐述的情况发展,这是现代医学提出"糖尿病存在家族发病倾向"的根本原因。

有一点我要详细地说一下,消渴证(糖尿病)的发病情况与时代因素有关。古代由于富人经常吃甘肥肉类食物,经常饮酒,男人又有偏房,房事过度,又少劳多逸,因而富贵之人患消渴证的概率较高。如今很多老人也患上了糖尿病,是因为年轻时劳累过度,尤其是田间劳动,渴了就喝冷水,加上生活条件差,生津养阴补血的食物吃得又少,因而年纪大了,脏腑的工作能力自然下降时也就患上了糖尿病。

如今胖孩子人数越来越多,不仅是偏食、饮食不节,喜欢吃冰饮、生冷、麻辣的问题,还有家长不懂得养生,片面地给孩子增加营养而使孩子能量摄取过多的问题。因而现代医学研究认定,进食过多、能量摄取过度、体力活动过少是导致孩子肥胖的主要因素,肥胖者不仅容易得高血压、高血脂、动脉硬化,而且患Ⅱ型糖尿病的概率也特别的高。

最后,我还要向读者讲一下百姓最关心的与糖尿病有关的一个问题,也就是糖尿病的预防问题。我们经常听一些中医说,"防病重于治病,中医可以治未来之病"。这句话保健医常说,可是很多中医都做不到。如果一个中医能够治未来之病,那么这个中医就堪称是上等的中医了,不仅是脉诊得好，辨证也非常的准确。

从临床上讲，糖尿病的医学检测西医具有数据化的优势，这是中医无法与其相比的。但是从预防上讲，中医有脉诊的优势，通过脉诊我们就可以推理出脏腑的功能情况、阴阳的虚实情况等，这是西医不能与中医相比的。在未形成糖尿病之前，我们可以采用中医的治疗手段对患者进行及时合理有效的治疗，阻止或延缓糖尿病的发生。我们不要片面地依赖西医的检查，一旦西医的检查出了相应的结果，则说明木已成舟，以后就不是防病而是治病了。因此我建议，有糖尿病患者的家庭，每个家庭成员都要定期地去看一看中医，尤其是孩子，要从中医学的角度了解一下个人的身体情况。发现了问题，也好及时地进行调治，不仅能够防病治病，还能够预防糖尿病，从而降低糖尿病的发病人数。

文章7. 关节痛证的"中医治疗"理念

（一）痛证概论

从中医传统理论上讲，痛证皆在"痹证"的论述范畴，这里的痹同闭，有闭阻不通的意思。经曰"风寒湿三气杂至合而为痹也，其风气盛者为行痹，其寒气盛者为痛痹，其湿气盛者为著痹也。"（《素问·痹论》），可见中医临床中的痛证当在"痛痹"的论述范畴。由于寒气是痛痹生成的主要因素，因而痛痹也叫寒痹。

痹证是人体的常见病，人体有脉络分布的地方都可能出现痹证，因而《内经》时代就有了对脏腑痹、身形痹等的很多论述。脏腑痹，诸如"心痹、肺痹、肝痹、小肠痹"等；身形痹，诸如"皮痹、肉痹、筋痹、骨痹、脉痹"等。而且由于痹证在人体不同部位的发病机会具有一些特殊性，因而就有了"胸痹、颈项痹、手指痹"等很多说法。

为了便于论述，我们将致使人体生发痹证的病气统称为痹气。由于痹气中含杂着风气，因而具有一定的游走性，这就大大增加了人体有空隙部位的患病机率。为了突出重点，我在文章中所要讲解的则是痹证的发病概率最高的人体关节部位，于是我们将发生在人体关节部位的痛痹统称为"关节痹证"。显然传统医学中的关节痹证，现代医学中的风湿关节病、类风湿关节病、痛风、风湿热等，都在关节痛证的论述范畴。

（二）关节痛证的中医论述

经曰"痛者寒气多也，有寒故痛也。"（《素问·痹论》），又曰"经络流行不止，环周不休，寒气入经而稽留，泣而不行，客于脉外则血少，客于脉中则气不通，故卒然而痛。"（《素问·举痛论》），以上论述说明：寒气客于脉中，令诸气不得通行，这时就会卒发疼痛。

说到"脉"我们得作一个很详细的讲解，中医学中的"脉"，有时指血脉，有时指气脉，有时也指经隧。血脉中行血，气脉中行气，经隧中则不仅行气，也行津、液、精等。经曰"肉之大会为谷，肉之小会为溪，肉分之间溪谷之会，以行营卫，以会大气……"（《素问·气穴论》），中医学中的溪谷，主要是指两块肌肉间的缝隙，亦指经筋相互连结于骨的凹陷部位，大的缝隙或凹陷处为谷，小的缝隙或凹陷处为溪，可见溪谷也是人体经隧的组成部分。

此外，经文中还出现了"客"字，"客"有外来而居的意思。那么，寒气由何而来？为什么能客于脉中？由此便引出了"痛证的发病因素"中的一些问题。

《济生方》中曰"痹证皆因体虚、腠理空疏，受风寒湿三气而成。"，可见痛证产生的根本因素是"体虚"（①），体虚包括脏腑气不足，人体亏气、亏精、亏血、亏阴等，以致身形不壮，腠理空疏等。除此之外，寒气的进入还与饮食（②）及身处环境（③）有关，这里的环境不仅是指生活环境、工作环境，还指气候环境，以及人们为自己营造出的一些非客观性的因素，包括衣着等。

痛证的发病因素，前面我们用"①②③"分别作了标注，以"体虚"为根本。体虚者脏腑气不足，身体亏气、亏精、亏血、亏阴，腠理空疏等。脾主运化，为后天之本；肾主藏精，乃先天之本；肺朝百脉，能通调水道。从而在人体的水液代谢中，肺脾肾起到了极其重要的作用。于是其虚不仅会使人体的代谢异常，还会使水湿内蓄，倘若有湿气行留于经隧之虚处，就为痹证的生成铸下了一个条件。

再者是风，如果是外感，我们就称其风邪、虚风、贼风等，此邪具有开腠理、导领诸邪于虚处的作用。倘若风邪旋毛孔开腠理，且人体外又有寒气，则风邪必会携寒气乘人体之虚而入，此时的风邪也就是《内经》中所说的虚风，或夹湿，或不夹湿。倘若风邪导领诸邪于经隧虚处，"风寒湿"三气杂合，就会因其寒气多而卒发痛证。如果是饮食所致，即用了冷饮，或吃了冰冷的食物，尤其是喝了冰镇的酒水，饮食中的寒气则会跟随胃气一同散行于经隧。由于经隧空虚，加之寒气盛而妄行，气妄动则自生风，寒气夹风与湿气杂合，便会因其寒气盛而卒发痛证。故《内经》中曰"痛者寒气多也，有寒故痛也。"（《素问·痹论》）

此外，人体虚又时逢饥饿，胃虚热则欲冷饮，冷饮入则胃气收，收则外气入于皮腠，再行则入腠理、经隧等，这也是痛证发生的一个原因。从不同食物的化学成分之间的化学反应及其化学作用上讲，有些食物则不能同时吃，比如海鲜与啤酒就不能同吃，同吃则容易患痛风；蜂蜜与葱亦不能同吃，同吃则可能出现中毒反应等。

（三）关节痛证的西医论述

1. 风湿性关节炎

网上说"风湿性关节炎起病较急，受累关节以大关节为主，开始侵及下肢关节者占85%，膝关节和踝关节最为常见，其次为肩关节、肘关节和腕关节，手和足的小关节少见。关节病变呈多发性和游走性，关节局部炎症明显，表现有红、肿、热、痛、压痛及活动受限，通常持续时间不长，常在数日内自行消退。关节炎症消退后不留残疾，在关节炎急性期内，患者可伴发热、咽痛、心慌等表现，同期还会出现血沉增快及C-反应蛋白增高等，病情好转后可恢复至正常。"（文字有改动）

（1）对比分析

①类风湿因子：类风湿因子为阴性

②c-反应蛋白：C-反应蛋白值升高

③血沉：血沉升高

④抗链球菌溶血素：抗"O"升高

抗链球菌溶血素O，简称抗"O"、ASO，是人体被A组溶血性链球菌感染后在血清中出现的一种抗体。临床发现，发病期间80%以上的风湿性关节炎患者都有抗"O"升高现象。

（2）临床治疗

西医主要是采用口服阿司匹林及肌肉注射青霉素等进行药物治疗。

2. 类风湿性关节炎

网上说"类风湿关节炎的病因至今并不十分明了，目前大多学者认为是人体自身免疫性疾病，亦可视为一种慢性的综合症，主要表现为外周关节的非特异性炎症。其特征是，在手、足小关节的关节部位出现对称性、侵袭性炎症，致使患病关节及其周围组织受到进行性破坏，轻者可使受损关节发生功能障碍，重者则使患病关节出现畸形与功能丧失，化验检查结果显示血清类风湿因子阳性。类风湿关节炎的发病率较高，可发生于任何年龄，高发年龄为40~60岁，但是女性的发病率是男性的2~3倍，欧美国家的发病率明显高于中国。"（文字有改动）

（1）对比分析

①类风湿因子：类风湿因子为阳性

②c-反应蛋白：C-反应蛋白值升高

③血沉：血沉异常

④抗链球菌溶血素：抗"O"升高

⑤关节液检查：在受损关节中抽出一定的关节液进行检查，显示：关节液多现混浊，但无细

菌，关节液的黏滞度较正常为低，镜检下显示关节液内无结晶物。

（2）临床治疗

网上说"类风湿关节炎的治疗目的，主要在于减轻关节炎症反应，抑制病变发展及不可逆骨质破坏，尽可能保护关节和肌肉的功能，最终达到病情完全缓解或降低疾病活动度的目标。"（文字有改动）

目前西医的总体治疗策略是，轻症采用药物控制性治疗，重症采取手术治疗。西医临床所用的各类药物，有"非甾类抗炎药、慢作用抗风湿药、免疫抑制剂（如糖皮质激素）、免疫和生物制剂"等。

3. 痛风

网上说"痛风是一种由于嘌呤生物合成代谢增加，尿酸产生过多或因尿酸排泄不良而致血中尿酸升高，尿酸盐结晶沉积在关节滑膜、滑囊、软骨及其他组织中引起的反复发作性炎性疾病。它是由于单钠尿酸盐结晶（MSU）或尿酸在细胞外液形成超饱和状态，使其晶体在组织中沉积而造成的一组异源性疾病。本病以关节液和痛风石中可找到有双折光性的单水尿酸钠结晶为其特点。其临床特征为：高尿酸血症及尿酸盐结晶、沉积所致的特征性急性关节炎、痛风石、间质性肾炎，严重者见关节畸形及功能障碍，常伴尿酸性尿路结石。病因分为原发性和继发性两大类，早期症状与类风湿关节炎相似，尤其是小关节的炎性反应。但本病以男性为多发，且血尿酸含量明显增高，其发作与饮食成分密切相关。"（文字有改动）

（1）对比分析

①类风湿因子：类风湿因子为阴性

②c-反应蛋白：C-反应蛋白值升高

③血沉：血沉加快

④抗链球菌溶血素：抗"O"升高

⑤尿液检查：尿酸值高

⑥血液检查：血尿酸值高

（2）临床治疗

通常都是采用药物缓解性治疗，病情较重者则采用药物控制性治疗，部分患者也可以采取手术治疗。西医临床最常用的药物，有"非甾类抗炎药、秋水仙碱、糖皮质激素"等，不过这些药物的副疗效都很大。

（四）关节痛证的治疗误区

关节痛证的治疗存在着三大误区，一是初发病时很多患者都是先到药店买些西药，由于西药治标迅速而使其忽略了病情，以致失去了最佳的正确治疗时机；二是西医以化验数据分析为准，使一些尚未进入西医所规定的数据指标的患者，因为没有定性而盲目地接受西医的药物治疗，由于西药止痛效果好，从而淡化了治疗意识，以致失去了中医的最佳治疗时机，日久西药的毒副作用的日益加重，使患者的病情难以控制，从而一部分患者不得不接受手术治疗，也有一部分患者因病情再度恶化而致残；三是虽说有些患者及时看了中医，但因某些中医临床的辨证思路不明或者是不到位，以致当时的治疗理念不全，或者因其技能不全或技能不达标等因素，以致治疗效果不够明显，使一些患者不得不放弃了中医而走向西医。

临床中还发现，有些患者由于接受了西医的某些病理检测而出现了新病。比如"关节液检查"，针头插入了关节腔，用针管抽出的是关节液，可是由于负压，渗入关节腔内的则有已被腐化的津液及湿毒等，从而使关节内炎症加重。还有一个相似的例子，西医为了对肾脏作活体细胞检验，便在患者的腰部插入一个微型的机械手，以便灵巧地在肾上取下微小的活体组织，却忽略了它对肾脏的伤害。肾乃先天之本，伤之则会使人体的整体功能受到影响。腰乃肾之府，以致患者的腰部被刺位置出现了凹陷，从而使患者患上了极难治愈的腰痛病。

（五）关节痛证的正确治疗理念

西医重在治标，疼痛虽有减缓，但未能治其根本，所以病情不断地发展。中医虽能标本兼治，但因医生的治疗理念不全而未能顾及根本。中医的"正确治疗理念"是，①"以内治为主，外治为辅"，先平衡阴阳，尽快建立五脏之间的生克平衡，逐步提升脏腑的总体功能；②"以强健根本为主，驱寒化湿为辅"，药以轻剂，切不可以重剂驱寒、化湿、止痛而损伤精气；③"以中药为主，以针灸、按摩为辅"，针、灸、药各有所长，要酌取其长而酌先用之，切不可妄施针灸；④认真对待食物中的营养成分，用中医理念合理调配饮食（比如"酸走筋，筋病无多食酸…"等），用《内经》中的食疗理论指导对脏腑及身形的膳食提供（比如"辛生肺，肺生皮毛，皮毛生肾…"等）。

要特别提醒读者注意的，针刺是为了局部祛除关节部位的流散形病质，属泻。不过针刺取效的前提是，"取穴一定得准，针刺既不宜深，也不宜浅"，否则就很难得到"立竿见影"的疗效了。

（六）典型病例

病例1：患者张巍瀚，男，今年9岁（2015年），患膝关节痛已经7年（据其父张全兵讲，孩子2岁时就有膝关节疼的毛病……，电子邮箱qihuhx@163.com。）。为了说明病况及写好这篇文章，孩子的爸爸将孩子近两年的检验报告等寄了过来。

①『宜宾市第二人民医院检验报告单』/2014-09-27

抗"O"（ASO）　　542（参考范围：0.0~150.0）

②『宜宾市第一人民医院检验报告单』/2015-05-05

单核细胞比（MONO%）　　10.50（参考值：3~8）
红细胞计数（RBC）　　4.88（参考值：3.29~4.85）
血细胞压积（HCT）　　40.0（参考值：27~39）

说明：报告单中显示："标本（TYPE）：全血（样本编号1022）"。报告单中共有24项指标，除了前面列出的3项外，其余均在参考值范围。此外，当天还有一项"全血"样本检验（样本编号1010），检验的是"血沉（ESR）"，测定值是10，参考值是0~15。

③『宜宾市第一人民医院检验报告单』/2015-05-05

抗链球菌溶血素O（ASO）　　563（参考值：0~200）
类风湿因子（RF）　　2（参考值：0~20）
C反应蛋白（Hs-CRP）　　0.1（参考值：0.1~3）

说明：报告单中显示："标本（TYPE）：血清（样本编号3035）"。此外，当天还有一项"血清"样本检验（样本编号5014），检验的是"抗环胍氨酸肽抗体（CCP）"，测定值<0.5，参考值是0~5。

④『宜宾市第一人民医院检验报告单』/2015-07-02

门冬氨基酸基转移酶（AST）　　24（参考范围：0.00~40.00）
肌酸激酶（CK）　　113（参考范围：24.00~195.00）
肌酸激酶同功酶MB（CK-MK）　　16（参考范围：0.00~25.00）
CK-MK/CK比值（CK-MK/CK）　　0.14（参考范围：0.01~0.25）
a-羟丁酶（HBDH）　　167（参考范围：90.00~250.00）
乳酸脱氢酶（LDH）　　213（参考范围：30.00~240.00）
比值（LDH/HBDH）　　1.28（参考范围：1.2~1.6）

说明：报告单中显示："标本（TYPE）：血清（实验号450）"。此外，当天还有一项"彩色超声检查"（检查号633609），超生提示：心内结构及血流未见明显异常。

以上是患者近两年的检查及检验报告中的内容，2014年的5月9日，患者还在四川省"乐山市中医院"作了一次CT检查（影像号107105），报告单中显示：检查方法"CT双关节平扫"，影像表现"双膝关节平扫未见明显异常"。

今年7月份，孩子的爸爸从网上找到了王振江老师的手机号，从他那里得到了我的相关信息。预约后当天晚上我们通了第一次电话，这时我才知道他去年就在和我联系，只是我一直在写作而没有打开电子邮件。听到病情的介绍后我便将我的想法告诉了他，"孩子以前都是按风湿病治的，由于治疗理念不全，或者说是辨证不到位，以至于病了就治，好了一点又犯，就这样反反复复地治而没治到根本。"。

第二天孩子的爸爸就买了飞机票，于7月12日到黑龙江找我。我帮他们按排好宾馆，次日便开始了针灸治疗，治疗的第三天下午开始服中药，7日后带着6个月的中药返家。今天我特意给他打了电话，一是了解一下去年同期的发病情况，二是问一下有些信息资料是否可以公开。

据孩子的爸爸讲，"去年孩子疼得很重，有过一连疼痛7天的经历，并且都是夜间疼得重，严重时很难入睡，就像有人用锤子锤膝盖似的。而且，去年同期夜里被疼醒的时候很多，都是天蒙蒙亮时再睡，非常遭罪。今年就不一样了，夜里几乎不痛了，傍晚即便是疼也疼得很轻，这一周也很好，晚上疼也不过半个小时，孩子可以耐受，没有主动要求过按摩，而且每周至少有三天是全天不痛。今天开始服第三个月的药了，孩子的身体强健了很多，饮食也很好，每天都按时服药，药也不难喝。"

他还说，"这病西医治不了，去年医生建议我给孩子用长效青霉素，我没有同意。我的孩子是2岁时得的病，为了他我也一直在自学中医，孩子病了7年，我也学习了7年。我单位一位同事的女儿是8岁得的病，现在16岁，很快就17岁了，为看病去了很多地方，比如北京、上海、西安、重庆、成都等，现在都站不起来了，很可惜。说心里话儿，我们全家都十分感激您，找到了您是我们全家人的福份儿。"

孩子的爸爸很坦诚，说话时有些激动，我都被他感动了。他同意我将孩子的情况写出来，并建议我用他们的实名，也可以将他的手机号公开。我考虑到他既要工作又要照顾好孩子，因此只将他的电子信箱号写了出来。家里有同类病人的读者，你可以与他进行交流，从中也可以吸取一些经验。

病例2：说到痛风，其实我自己就是一个痛风患者。2003年的9月份，由于追求清净便自己住进了平房，平房是地板，地域又很潮湿，加上饮食不注意等原因，使我患上了痛风。我记得，初发病时仅是足跗骨缝有些烦心的疼痛，当时并不重。不幸的是这病发展得太快了，三天后我的右脚踝关节也痛了起来，痛得十分的利害。由于北方的11月份天气十分的寒冷，我便没有麻烦别人。更不幸的是，两天后左脚也痛了起来，双踝的剧痛使我根本无法行走。我清楚地记得，我姐来看我时我是用双膝走路，是爬行给姐姐开的门。

连续7天多的疼痛使本来很强壮的我变得像一个70岁的老人似的，双脚简直是皮包着骨，看上去十分的苍老。两只小腿瘦得像胳膊一样粗，头发也稀了很多，胸部显得有些骨瘦如柴，脸瘦成了一条。连续7、8天的疼痛使我7天加起来也没睡上一天的觉，一闭上眼睛就仿佛有人用刀子割我的骨头肉。肾的损伤使我每天都觉得特别的渴，为了护肾我每天都是用一份的纯奶兑一份的开水，就这样一直兑得喝，有一天我竟然喝了8盒250毫升的鲜牛奶，还有4斤的开水。

肾是护住了，我没有得结石病。即便是刮骨一般的疼痛，我也没接受西医的任何治疗，每天服用的都是我自己配的中药。到了第二年的夏天，我的双脚还是怕冷，穿着棉鞋也觉得有冷风从地上过。经过三年的治疗，我的脚就不觉得那么冷了，但是夏天还是不敢穿凉鞋。病后的第四个春节到了，大家都在喝酒，可是我就连一口饮料都不敢喝，心里别说有多委屈。就是这样我依然进行着写作，有些时候就像一个着了迷的傻瓜似的。

姐姐鼓励我说："要坚强，你将书写好了，你的病也就好了，好人一定会有好报的……"。又过了两年，痛风的发病次数又少了很多，疼痛程度也减轻了很多。那年的春节我没有出去玩，过了大年三十我就开始看书了。又一次翻到了《素问·阴阳应象大论篇》这篇文章时，使我突然对文章中的"辛生肺，肺生皮毛，皮毛生肾……"这段话产生了兴趣。"皮毛生肾"，皮毛如何生肾？吃！

于是我便开始研究食疗，我将药物治疗与食疗结合起来，奇迹终于出现了，以后的几年中痛风就很少发作了。去年和今年，加起来也不过5次，而且很轻，稍作一些药物调理就过去了。

我对小患者张巍瀚关节痛的治疗，着实借鉴了我的痛风病的治疗理念和治疗经验。对张巍瀚的病情进行辨证时，我的辨证思路始终都没有离开过痛风，只是此时的辨证理念要比过去更全面了，从而给他制定的治疗策略相对就比我自己的优化了很多。

（七）补充

10月24日，小患者张巍瀚的爸爸发信息过来说："尊敬的韩先生，您好。我今天带孩子去医院检查了，刚得到结果，抗链球菌溶血素O（ASO）为292（正常值0~200），我来黑龙江前为563（正常值也是0~200），这两次检查在同一个医院同一个检验科，是非常可信的。您的药的效果会大大超出西医的预料，尊敬的韩先生，您创造了奇迹，中医创造了奇迹，您救了我儿一命，我们全家终身难忘。我会把检查结果给您寄过去。"

宜宾市第一人民医院检验报告单中显示（2015-10-24）：

标本（TYPE）：血清（样本编号3016）

抗链球菌溶血素O（ASO） 292（参考值：0~200）

类风湿因子（RF） 4（参考值：0~20）

C反应蛋白（Hs-CRP） 0.5（参考值：0.1~3）

二、有关针灸临床的文章（文章整理：史百成 何宝忠）

文章1. 中医治疗"亚健康证"

1. 亚健康证

随着社会的进步及职业竞争的日益激烈，人们不得不将大部分的时间及精力，投入于工作、学习或其它社会活动中。逐日工作量的增加及人体负载能力的下降，会使人们的身心处于疲惫、压抑、消极与痛苦之中，这种状态就是人们常说的亚健康状态，西方医学称之为灰色状态。这时人体会潜移默化地出现一些病症，这些病症就是我们所定义的亚健康证。

2. 基本症状

头晕、目眩、失眠、健忘、疲倦、腰酸、腿软、胸闷、心慌、气短、记忆力减退等，均为亚健康证的基本表现。有些患者还会出现机体免疫能力下降，从而容易患伤风、感冒、肝炎、肺炎等多种疾病。

3. 治疗策略

从中医理论上讲，亚健康证即是中医所说的"虚而不实证"，其证因是气血不足及脏腑功能低下。临床证实，此证的出现与社会环境、患者的心理因素及其生活方式、饮食状况等有关，因而又被称为"身心疾病"。从现代医学上讲，亚健康证并不属于由病原体引起的感染类疾病，因而西医的诊治理论并不适用于此证。

从临床上讲，中医对亚健康证的治疗主要采取两类疗法：一类是主观疗法，是指患者对乐观情绪的培养，对饮食结构的合理调整，以及合理地安排作息时间，积极主动地参与自力健身活动等；另一类是客观疗法，是指临床中的针灸疗法、体贴健身疗法和中药方剂治疗等。

3.1 绿色健身疗法

（1）体贴健身疗法：每日要对患者进行一次体贴性的治疗，即对其背部实施火手按摩（有温灸之疗效），对四肢部实施净手按摩，或在沐浴时对其肢体实施水手按摩。

（2）自力健身疗法：患者要坚持每日两次的自力健身。

3.2 中医药物疗法

日服"养生冲剂"1~3次，依病情、时季等因素酌定个体剂量。

3.3 传统针灸疗法

病情严重者需接受针灸治疗，其治疗方案如下：

第一次针：针涌泉（穴属肾经，穴中补法，每5分钟捻一次针，每次9下，共5~9次）、公孙（穴属脾经，余同涌泉）、足三里（穴属胃经，余同涌泉）。

第二次针：针然谷（穴属肾经，余同涌泉）、三阴交（穴属脾经，余同涌泉）、太冲（穴属肝经，穴中泻法，每5分钟捻一次针，每次6下，共4~6次）。

第三次针：针漏谷（穴属脾经，余同涌泉）、交信（穴属肾经，余同涌泉）、阳陵泉（穴属胆经，平补平泻法，每5分钟捻一次针，每次10下，约7次）

嘱：①每日一次针，最好在早晨8：00左右进行（早饭在6：00左右吃，吃4~6分饱）；工作繁忙者，可在晚饭前进行（针刺前的半小时之前，患者可吃一点点营养丰富且易消化的食物，喝一点温开水。在针刺后的半小时内不要饮食，不要吸烟，晚饭后的半个小时内不要卧床）。②一定要遵守每一个环节中的每一项要求，每次针刺结束后都要对患者进行一次较为系统的按摩，最好能对患者的背部实施火手按摩。③患者一定要注意饮食和睡眠，不可用冷饮，不要饮酒，不要食辛辣食物，要安排好作息时间，要按时休息，千万不要房劳（针灸最忌房劳）。④上述针方可依次循环采用，6天为1个疗程，轻者一个月1个疗程，重者一个月2个疗程，疗效满意时止。

4. 养生冲剂

药名：养生冲剂（颗粒状）

用法：开水冲服（温热服）

方药：人参20份、肉苁蓉30份、五味子50份、丁香25份、藿香25份、牛膝30份、大枣肉40份、甘草10份……

人参味甘微苦，微温，能固气，补气补血。肉苁蓉味甘咸，微温，能补肾精，济阴助阳。五味子，皮甘肉酸，性平而敛，核仁味辛苦，性温而缓，俱兼咸味，故名五味。其酸能生津，其甘能养血，其苦能益心，其辛能益肺，其咸能益肾。丁香味大辛，气温，能发诸香，能辟三焦之邪，能温五脏之气。藿香味辛微甘，气温，能健脾开胃，能宽胸理气。牛膝味苦甘，气微凉，走二十经络，能助气活血，能填精补髓。大枣味甘气平，能安中养脾，助十二经，又能调和百药，补气血津液之不足。甘草味甘气平，能益脾和中，解百药之毒。

功能：生津养血，滋养脏气，溶解病质。

5. 临床资料

5.1 临床资料

多年来治疗亚健康证患者无计其数，轻者采用中医药物疗法治疗，并辅导患者进行每日两次的自力健身，重者还需采用传统针灸疗法治疗，并对患者进行每日1~2次的体贴健身。所治患者均在10日内明显见效，85%以上的患者在两个月内得到治愈，总有效率100%。

5.2 典型病例

曹某，女，32岁，干部，在某市电业部门工作。该患者经人引见，于2002年9月下旬来我处求治。求诊时面色暗黄，身体消瘦，诸脉虚弱。患者自叙，近两年失眠严重，夜眠不足四小时，由于工作较忙，又要照看孩子，每日都觉得很累。由于患者病情较重，故而采用综合疗法进行治疗：每日针灸两次，体贴健身两次，饮服"养生煎剂"三次，自力健身两次。四日后患者睡眠恢复正常，面见神色，体力精力明显增强。

6. 讨论

亚健康证具有间续性、时间性及病进性之特点：其间续性，是指随着工作压力的减轻、心情的放松以及饮食状况的改善等有益因素的出现而见好转；时间性，是指人体的亚健康状态并不是永久存在的，即所谓"早治则愈，迟治则进"；病进性，是指随着病情的持续，以及致病因素之增多而发展为五脏重证，诸如神经衰弱、抑郁症等。

从理论上讲，笔者所提供的治疗策略具有"体贴、具体、简单、实用"等特点，操作起来也很容易。绿色健身疗法能够舒身健体，改善脏腑之功能；中医药物疗法中的养生冲剂，能生津养血，滋养脏气；针灸疗法可以激发人体正气，从而提高机体的抗病能力。

文章2. 针刺治疗"七十二番痧"

1. 番痧臭毒

番痧是一类最常见的危急性疑难病证，是指民间所说的番症与痧症（番，应加"疒"字旁）。此证属于隐因发病，具有"病迹隐幂、发病骤急、病进迅速、辩证困难、死亡率高"等特性。由于在患者的体内甚难查出与西医相关的病毒物质，因而西医对此症的诊治尤为困难，常因盲目救治而使病情疾速恶化，甚者导致患者死亡。医生素以患者的病症表现，诸如顽固性呕吐、泻泄、头部剧痛等症状，以及患者死亡时的孔窍出血现象而将其追诊为急性脑膜炎、急性胃肠炎，或症状与其相似的其它疾病。临床中番症与痧症经常并见，于是古人以番痧臭毒并称。

2. 临床资料

临床救治50余例，青少年较多，年龄最大者70余岁，最小者仅4岁，均为急性发病。症轻者咽喉肿痛、心烦、呕吐、腹胀、腹泻等；症重者头痛似裂，鼻息困难，亦有昏睡者，甚者不醒人事。采取辨证施治，所治患者均在半个时辰内基本治愈。基本治愈，是指邪去身虚，需要养正。

3. 治疗方案

速察患者的头部动脉，即耳前的颞浅动脉、耳后的枕动脉、额部的眶上动脉，若呈怒张状态（脉象洪大），就以小三棱针或员利针急刺其颞浅动脉（俗称耳前动脉），泻血2~5豆许（依病情而定）。脑番重者须用"烟草焦油"以毒攻毒，其具体作法是：左手以拇指及食指顺压在耳前动脉的两侧，右手持针点刺，左手挤捏针孔泻血，右手以脱脂棉球轻轻拭血，而后再将烟草焦油涂抹在针眼上，并速以医用胶带封闭针孔（切不可使空气倒吸于脉内），且将蘸有烟草焦油的棉球作团塞入耳中（待鼻中有烟草焦油之气味时取出）。

再依次针刺大椎（穴属督脉，取员利针，微向上斜刺，缓速进针，入穴即出针，针后拔罐）、委中（穴属膀胱经，男左女右取穴，用员利针，速刺速退，入穴即出针，针后拔罐），若疗效不佳则男刺灵台，女刺至阳（穴属督脉，向上斜刺，余同大椎），若神志不清则刺督脉之哑门（取员利针，卧刺，自项部沿督脉上刺，平缓进针，针尖指向哑门穴，而后施捻转补泻，"先补后泻"，即先以补法捻针9下，而后以泻法捻针6下，此为一度。依病情连捻针3~10度，出针后拔罐）。针刺结束后医生要对患者实施按摩，以助其正气恢复。

4. 典型病例

李明，男，46岁，后头乡二井村农民，2001年6月14日上午巳时突发头痛，刻时病进。

患者自述：每年突发头痛都有二、三次，每次都是求人挑刺，这次病来得快，只是在地边走一走的工夫便突然发病，到这里需十几分钟，现已头痛似裂，难以支撑……！

速诊其脉：寸脉洪，关脉浮，尺脉弱，耳前动脉呈怒张状态——此为脑番！急刺耳前动脉，泻血约4豆许，随后急刺大椎、委中，此时患者自觉病情大有好转，但头有些昏沉；再刺涌泉（补法）、大敦（泻法），5分钟后余症消失。

5. 讨论

对于番痧，民间有多种说法，有些地方称之"七十二番症"，有些地方却称之"七十二痧症"。不过"七十二"仅是一个虚数，即"多而杂"之义。因为在0、1、2、3、4、5、6、7、8、9这十个基础数字中，中医将9称作最大的阳数，将8称作最大的阴数，8与9相乘即为72。这也是一种夸张的说法，如同孙悟空的"七十二"变。民间治番痧的方法很多，有用揪刮（属于刮痧范畴），有用挑刺（属于针刺范畴），针刺以结根泻毒法为最。

对于痧症，古人总以热毒而论之；但对于番症，古人论述的却很少，故临床中医生多是凭借自己的临床经验（包括经验秘方），综合于脉象及病症反映而采取经验辩证。由于番症的症状复杂，又常并合于痧症，故临床中并无固定的治疗方案可以全面借鉴，因此医生的临床综合能力十分重要。

文章3．被猪链球菌感染人群的针灸救治

摘　要：人猪链球菌是人体及猪体内普遍存在的一种微生物菌，通常不会引发人体疾病；但在异常湿热的条件下，人猪链球菌则会异常活跃，从而使相关患者出现高热、呕吐、泄泻、昏迷等症象。此证属于传统医学中的"番痧臭毒"范畴，为"隐因发病"，具有病迹隐幂、发病卒急、病进迅速、辩证困难、死亡率高等特性。临床证实，传统的针刺疗法对番痧病人有着奇好的疗效。

关键词：针灸救治　人猪链球菌　番痧臭毒　隐因发病　急性脑膜炎　郁蒸败血　青霉素

1．古典文献

金·阎明广："古人治疾，特论针石……昔之越人起死，华佗愈蹙，非有神哉，皆此法也。离圣久远，后学难精，所以针之玄妙，罕闻于世。今时有疾，多求医命药，用针者寡矣。"（《子午流注针经》）

明·杨继洲："劫病之功，莫捷于针灸。故《素问》诸书为之首载，缓、和、扁、华，俱以此称神医。盖一针中穴，病者应手而起，诚医家之所先也。近世此科几于绝传，良为可叹。"（《针灸大成》）

清·谢元庆："夫疠气时行，转筋霍乱，古贤条辨甚悉。番痧臭毒，张石顽亦有定论，至《痧胀玉衡》一书，治法更为详备。但其中杂病兼痧之症，概以痧名，粗心难辨，所以置人高搁也。比年，斯疾四时常有，急救之法，针刮为最。"（《良方集腋》）

2．临床症状

多数患者都有过高烧、呕吐、泄泻、头痛、项强（筋急）等症状，危重患者处于昏迷，死者手指或有瘀癍。

3．中医病因

其内因是体内积热化火（或因酒食化火，或因湿热化火，或因情志化火），其外因是人体感受外邪（或因暑热内犯，或因淋雨感寒，或因冷水沐浴）。

4．中医辨证

四川省的"人猪链球菌感染"所引发的特殊疾病，与饮食（饮酒、食辣）、情志（郁怒、忧虑、着急、上火）、气候（闷热、多雨）等因素有关，斯暑热内犯为此病的导火索。暑热之气侵害人体，遂使人体气血升降失常，气机大乱。《灵枢·五乱》中曰："气乱于心，则烦心密嘿，俯首静伏；乱于肺，则俯仰喘喝，接手以呼；乱于肠胃，则为霍乱；乱于臂胫，则为四厥；乱于头，则为厥逆，头重眩仆。"

暑热夹湿，热多伤气，湿多伤血，湿热闭塞络杪，郁蒸败血。四末为阴阳经脉交接之处，经谓之"阴阳之会，气之大络"。血粘气浊，腧络不通，令四末束。四末束，气相失，逆不合。故经曰"络绝则径通，四末解则气从合，相输如环。"

此外大热时季，人体因淋雨感寒，或因冷水沐浴，以致汗孔及玄府闭塞，也能导致体内热气内郁不发，从而引发高烧、呕吐、头痛等症，此与番症同论。

5．中医救治

5.1　轻症患者及疑似病人的针刺方案

(1) 刺腘弯部之委中（穴属膀胱经，取员利针，缓刺入穴即疾出针，针后拔罐）、肘弯部之尺

泽（穴属肺经，法同委中）。

（2）刺项部之大椎（穴属督脉，取员利针，微向上斜刺，缓速进针，入穴即出针，针后拔罐）、脊部之灵台、至阳（穴属督脉，取员利针，男刺灵台，女刺至阳，向上斜刺，缓速入穴即出针，针后拔罐）。

（3）项强、头胀、头痛者刺项中（取员利针，直刺，针刺入穴即出针，针后拔罐），胃热如灼者刺涌泉（穴属肾经，取毫针，用补法，3分钟捻一次针，每次捻9下，共捻4次）。项中（奇穴），韩氏注：在第三颈椎棘突下，主治颈项强痛、后头痛、咽喉痛、头昏头鸣等；直刺或微向上斜刺0.5~0.8寸，针感为酸胀，可放散到肩背与头部。

按摩：针刺结束后，医生要对患者的背部进行火手按摩（即用手指蘸取燃烧的酒火进行按摩），或者进行酒手按摩（即用手指蘸取温热的白酒进行按摩）。

中药：针刺治疗结束后，就给患者服用一些"生津养血"之剂（温热服），"以津凉血、以血舍气"。切不可乱用凉药，以免寒热相撞，闭塞气道，以致气血郁闷，热郁化火则可能导致败血。

5.2 重症患者及病危患者的针刺方案

（1）刺手指部之井穴（取小号三棱针，每穴泻血1~3豆许）、足趾部之气端（取中号三棱针，每穴泻血3~5豆许）。

（2）刺腘弯部之委中（穴属膀胱经，取员利针，缓刺入穴即疾出针，针后拔罐）、肘弯部之尺泽（穴属肺经，法同委中）。

（3）速察患者的头部动脉，若呈怒张状态（脉象洪大），就以小三棱针或员利针点刺患者的颞浅动脉（俗称耳前动脉），泻血2~5豆许（依病情酌定出血量，泻血后速以专用胶贴封闭针孔）。

（4）刺项根部之大椎（穴属督脉，取员利针，微向上斜刺，缓速进针，入穴即出针，针后拔罐）、脊部之灵台、至阳（穴属督脉，取员利针，男刺灵台，女刺至阳，向上斜刺，缓速入穴即出针，针后拔罐）。

（5）神志不清者刺哑门（穴属督脉，取员利针，卧刺，自项部沿督脉上刺，平缓进针，针尖指向哑门穴；当针尖接近哑门穴时，即大幅度捻针数次，随后快速撤针，针后拔罐）。

按摩：针刺救治成功后，医生要对患者的背部实施火手按摩，或者是酒手按摩，以助正气恢复。

中药：针刺救治成功后，医生要根据患者的身体情况，酌情给患者服用一些生津养血之剂。

6. 民医访谈

绥棱米厂有一位退休工人，名叫白贵，今年69岁，是绥棱城内的一名颇有名气的针灸医生。白老先生行医40余年，救治患者数千人，堪称民间的"治番专家"（番，应加'疒'字旁）。针对四川省的特殊疾病，我特意访问了他。白老先生在介绍番症时说：番有七十二种，最常见的是臊番和臭番，死人最快的是哑番，15分钟就能死人，由于医院里不认这种病，因而在医院里能被救治过来的危重病人极少，对其死者医院常说是得了急性脑膜炎、急性肠炎、胃穿孔等，其实就是起番。

我问他：四川的某些地方出现一种病，发病很快，有些病人高烧、呕吐、腹泻，死了30多人，西医诊断是猪链球菌感染，您认为是什么病？他回答：就是起番，这种病不能输液，越输液越厉害，严重的会要人命，由于医院里不认，又不会用针灸救治，因而屈死的人很多，近些年民间会用针灸治番的人越来越少，要失传了。

7. 综合讨论

根据CCTV-1之《新闻报道》，获悉四川省的被猪链球菌感染所引发的特殊疾病，×××具有"发病急、病进快、死亡率高，病人分布散乱、不具传染性、无旁类致病菌"之特点，斯人猪链球菌具有"在人体与猪体内普遍存在，通常不会引发人体疾病，对青霉素极不敏感"之特性。综合其病症表现，可以断定：发生在四川省的人感染猪链球菌所引发的特殊疾病就是传统医学中的"番痧臭毒"，即白贵老先生所说的"七十二番"（简称番症）。

按阴阳进行划分，番症当分热番和寒番两类，也就是白贵老先生所说的起热病（湿热）、起凉病（寒火）。于是四川省的人体感染猪链球菌所引发的疾病，就是因人体外环境中的暑热之气侵害人体所引发的"热番"。湿热二毒侵害人体，使人体内的人猪链球菌得到了极好的生存环境与生殖条件，遂使人体内的人猪链球菌变得异常活跃——此即现代医学通过实验观察所认定的"人体感染猪链球菌"的客观依据。

8. 中西医结合

从中医学上讲，人体发病不外于"外感、内伤、饮食、劳逸……"。由于传统医学并未涉入微分子领域，因而有些问题我们还不能用中医理论来解释。为了建立中医与西医之间的联系，我们将人体感染猪链球菌的情况分为：

（1）湿热的空气使人体外环境中的猪链球菌变得异常活跃，倘若"活跃菌"随空气进入肺部，或随饮食进入胃肠，则会伺机激活人体内环境中的人猪链球菌，从而使人体出现高烧、头痛、呕吐、泻泄等症，此种情况为"真感染"。

（2）人体营卫不足，导致人体外环境中的暑热之气侵害人体，湿热之邪闭塞气街，使体内热气不得外发，湿气不得外泄，遂使气机乱于内，导致人体阴阳升降出入失常，从而使人体出现高烧、头痛、烦心、呕吐、腹泄等症，此种情况为"似感染"。似感染情况的出现，使西医虽然得到了"呈阳性"的检验结果（暑热之气侵害人体，使人体内环境变得异常湿热，从而激活体内的人猪链球菌，故使实验室中的检验结果"呈阳性"），但却查不出使病人感染猪链球菌的"感染体"。

此外，饮酒食辣、忧郁愤怒、淋雨感寒，或冷水沐浴等，也可导致似感染情况的发生。

经曰"头者诸阳之会也"（《难经》），故诸阳之气皆能循经脉上达于头部。若是湿热上犯，则必腐败脑部组织，从而被西医诊断为急性脑膜炎，鼓破头部之气街则会卒发脑出血。湿热之气乱于肠胃，使胃气逆乱，使肠道内的某些菌类微生物腐败，从而被西医诊断为急性胃肠炎，严重者会使胃粘膜腐败脱落，甚者会出现胃穿孔。

文章 4. 针灸治疗"初中风偏枯"

偏枯也称半身不遂，其症状是身体一侧肢体不能运作。证因是根本亏虚（根本指脾肾，亦指血气），外邪内干，致使病气阻塞经络（病气指虚邪、痰火、瘀血、死血等），继而折伤脉系（脉系指经脉及其所属的肌肉筋膜等），导致病侧肢节不能运作。

1. 古典文献

"虚邪偏客于身半，其入深，内居荣卫，荣卫稍衰，则真气去，邪气独留，发为偏枯。"（《灵枢·刺节真邪》）

2. 针灸急治

先察耳前的颞浅动脉，若呈"怒张状态"（脉象洪大），即以小号三棱针点刺泻血，以防浊气上闭清窍。要求泻血 3~5 豆许，用脱脂棉拭血，轻轻地按压针口 30 秒后再速以专用胶贴封闭针孔，切不可使空气倒吸入内。

急刺病侧"手部井穴、足部气端穴"，以泻病侧之痰气，并且可阻止痰气循经内犯于腑脏。具体的操作方法是：先刺手部井穴，后刺气端穴，泻血均约 3 豆许，随后自上而下捋捏病肢 3~5 遍。要求从肢根到肢末，手法快捷，力度适中，然后用脱脂棉拭血，速以专用胶贴封闭针孔。

再刺病侧经穴，上肢不遂取"肩髃、臂臑、曲池（大肠经），臑会、外关、阳池（三焦经），曲泽（心包经）、少海（心经），阿是穴（在痛处取）"，下肢不遂取"环跳、风市、阳陵泉、悬钟（胆经），髀关、阴市、足三里、下巨虚（胃经），曲泉（肝经），申脉、委中、承筋、跗阳（膀胱经）"。

必须注意的是，有针刺就一定有补泻。初中风患者第1次针病测穴位时，阳经通常要用泻法，但是胃经除外；阴经通常要用补法，但是肝经除外。胃经的穴位，实则泻之，虚则补之，难辨虚实者就用平补平泻法；肝经的穴位，通常都要用泻法。

由于初中风患者，其病测经脉基本上都是虚中夹实，虚指正气不足，实指邪气有余。故针刺后为了祛除经脉中的邪气，通常都要拔罐3分钟。针刺委中穴时，为了彻底排除肾邪，通常都要用员利针。阿是穴都是在痛处取，通常取2~8穴，针刺入穴即可出针，针后也要拔罐或者挤捏针孔。拔罐结束后，医生一定要对病体做火手按摩，先对病肢，后对背部，随后扶助患者活动病部关节，然后做10分钟左右的净手按摩。

3. 典型病例

刘某（女），45岁，家住东边井。2001年5月，因与家人生气而引发中风，左侧半身不遂。在医院治疗8天，病情不见好转，又加虚幻症，或时自言自语，经常说"外面有人来偷东西，有鬼……"。医生建议转院到"阁山精神病院"进行治疗，其家人不肯，便出院投宿于亲戚家。经人介绍，请我为其诊治。诊其寸口，六脉虚慌，胃脉兼洪。次日开始针灸，针灸的第三天开始服用"生津补血、益脏安神"之剂。治疗的第5天患者能独自站起，治疗的第7天患者便能在家人的搀扶下练习走，虚幻症已消失。

4. 讨论

根据《内经》理论，半身不遂皆因正虚邪袭、根本亏虚，根本即脾肾（根本亦指气血）。针后拔罐是为了吸出体内气态及液态的病质（遵循病质三态理论）。火手按摩是为了温经活血、引动经气，活动关节是为了开启机关、引动经筋、打磨病质，且可阻抗病质的附着与亲合（遵循自身打磨理论）。饮服中药是为了生津养血、补益脏气，津是人体最好的稀释剂，故津可以稀释血液、降低血液的浓稠度，又可以溶解病质而使其进入体液代谢。

文章5. 针灸治疗"腰椎间盘突出症"

腰椎间盘突出症又称腰椎间盘纤维环破裂、髓核突出症，从现代解剖学上看，椎间盘是由髓核、纤维环组成的"夹垫"（髓核居中），盘踞在相邻两个椎体之间，盖由此得名。现代医学认为，腰椎间盘突出症是指由外力作用导致纤维环破裂，使髓核从中脱出而压迫或刺激神经根，导致人体出现腰腿痛、下肢运作困难等症状的一类疾病，此证属于中医腰腿痛、腰椎痛、痹证等范畴。

1. 临床资料

临床治疗腰椎病患者63例，男性41例，女性22例，其中真实性腰椎间盘突出症15例，疑似性腰椎间盘突出症48例。治疗结果是：真实性腰椎间盘突出症，治愈6例，显效9例；疑似性腰椎间盘突出症，治愈41例，显效7例（综合于脉诊、触诊、X线拍片及患者体感所得出的结论）。

2. 典型病例

樊某，男，31岁，工人，家住车站街。1998年4月下旬，经亲友介绍求诊。据樊某讲，去了好多医院，专家也会诊过多次，CT检查"腰椎间盘突出症象"并不明显，西医建议手术治疗；在医院也针灸过，但疗效不明显。

观察：患者行走十分艰难，步距不足半尺，鞋底托地，下肢抬举困难，不能下蹲，俯身困难，不能拾物。

触诊：腰椎未发现异常，一侧肢体之肌肉有萎缩症象。

脉诊：六脉皆虚，尺脉沉涩浮紧。

诊断：疑似性腰椎间盘突出症。

遂于"五·一"假期进行治疗，5日后肢体功能恢复正常，行走骑车皆自如。

3. 病质理论

（1）病质三态理论

病邪也是物质，故有三种形态，气态、液态和固态。病邪在促使疾病发展的同时，在某种程度上讲，或者说以某种形式，可以从气态转为液态，从液态转为固态，而且病质均以不同的质态表现出同态亲和性。

（2）自身打磨理论

理论 i：已附着的病质是相对静止的，静止是有利于病质亲合的首要因素，运动却是排斥病质亲合的主要动力，人体的运动可以使组织之间发生轻度的磨擦，从而使附着在组织体表面的表层病质被打磨掉，磨掉的病质可以溶合在组织液中，进入体液代谢。

理论 ii：自身打磨的方式有两种，一种是靠自力健身所进行的打磨，称主动打磨；另一种是靠扶助健身、体贴健身所进行的打磨，称被动打磨。被动打磨不仅能将附着在组织体表面的表层病质打磨掉，还能够松解软组织之粘连，兴奋神经，同时也能够驱逐组织间隙内的流散形病质，改善体表脉络的血液循环，提高组织体的受养能力。

4. 中医辨证

（1）病因：本病多因运作时不慎用力，或急转扭伤，或跌打损伤等，使经筋受伤、经络受损，以致气血及津液积而不运；或者因外感风寒湿邪气，以致经脉阻塞不畅，气血瘀滞，郁热腐化则也会转为"病质"。

（2）病质：风寒湿邪气均为病质，气血津液之凝聚郁结，腐化则会转化为病质。病灶处的瘀血津液郁结化热，若不能及时化解则会转化为"病质前期物"，腐化后即会转化为"病质"。

（3）病理：病质与人体组织亲合而附着在组织体表面，有些病质还会渗透到组织间隙中，或者渗透到组织体之间。进入到两椎体间的病质，会与椎体、椎间盘等亲和，从而引起腰椎骨质增生、韧带钙化等（由于病质的附着而使韧带上的钙质明显增多的症象，西医称其为韧带钙化。）。病质与组织体的长期亲合，遂使椎体边缘、腰椎间盘、关节突关节、韧带等产生异变，以致腰椎部的"神经及血管"的居处空间变得相对变窄，从而导致该部的"神经根及血管干"遭受挤压，继而出现腰部疼痛、下肢麻木、运作困难等许多症状；病情严重者还会导致腰部的"脊髓"受到压迫，继而出现严重的下肢功能性障碍，甚者截瘫。

（4）症状：临床表现在肢体行动困难（在"迈步、弯腰、下蹲、起身"时），有的伴有肢体麻木疼痛，病情严重者行走困难，甚者下肢截瘫。

5. X 线拍片

X 线拍片可能显示出腰椎间盘纤维环破裂、髓核突出等症象，本文称其为"真实性腰椎间盘突出症"；有的虽说症状表现明显，而 X 线拍片却无腰椎间盘纤维环破裂、髓核突出之症象显示，但可能有"纤维环退变、椎间隙变窄、骨质增生、韧带钙化、椎间孔变小"中的某种症象，本文称之为"疑似性腰椎间盘突出症"。CT 检查及磁共振拍片，对以上两种症型的区分和诊断具有指导意义。

6. 临床治疗

针刺取穴（第 1 次针灸）：先刺委中（穴属膀胱经，取员利针，缓刺入穴即疾出针，针后拔罐），次针涌泉、太溪、交信（皆属肾经，穴中补法，每 5 分钟捻一次针，每次捻 27 下，共捻 7～9 次），后刺阿是穴（以痛为腧，以紧胀点为腧，在近腰椎处酌取 2～4 穴，针刺入穴即出针，针后拔罐）。

察络刺血：察腘横纹上下，若见红色、紫红色或青蓝色的血络，即以三棱针尽刺之，祛其恶血，以通其脉络。

针刺取穴（第 2 次针）：先刺腰阳关（穴属督脉，取员利针，缓刺入穴即出针，针后拔罐）、腰眼（经外奇穴，毫针缓刺，入穴得气即出针，针后拔罐），次针太白、公孙、三阴交（皆属脾经，穴中补法，法同涌泉），后刺阿是穴（同前）。

针刺取穴（第 3 次针）：先刺腰俞（穴属督脉，法同腰阳关）、腰宜（经外奇穴，法同腰眼），次针然谷、大钟、复溜（皆属肾经，穴中补法，法同涌泉），后刺阿是穴（同前）。

嘱：①以后的针灸治疗皆以针刺阿是穴为主，当酌情谨慎用针；②能够进行自力健身的患者，要适度地做一些健身活动；③三次针灸过后，患者需要饮服中药。

7. 讨论

临床中以针刺开辟隧道，引泻气态及液态的病质；以按摩输通气血，打磨病质，引动经筋；以灸熨温经活血，化解寒气；以中药生津养血，养骨生髓，化补真元，且可溶解病质，使病质借助载体进入体液代谢。

临床发现，患"真实性腰椎间盘突出症"者，多数患者都有腰部扭伤或挫伤等病史；患"疑似性腰椎间盘突出症"者，男性患者多数都有过饮酒无度或房劳不节等情况。

临床证实，腰椎间盘突出症的发生与发展，与饮酒、房劳、内脏功能减弱、外感风寒湿邪等情况有关。

8. 评论

李国平教授评论说，"针灸治疗腰椎间盘突出症，是韩冰凌同志继针灸治疗股骨头坏死之后推出的又一篇颇具学术价值的医学论文。韩冰凌同志从临床需要出发，富有创意地将腰椎间盘突出症分为真实性腰椎间盘突出症和疑似性腰椎间盘突出症，这一论点为腰椎间盘突出症的手术治疗和非手术治疗提供了辨证依据。"

文章6. 针灸治疗"股骨头坏死"

摘　要：股骨头坏死属于中医"关节痹证、骨痿证"的论述范畴。从现代解剖学上讲，髋关节的最基本的组织结构有三个部分：关节液、髋关节骨、关节囊及韧带。股骨头是指股骨上端之侧出如球之部分，为髋关节之轴枢，被护裹在关节囊内。其表面有一层光滑的软骨，股骨头坏死就是因为有病质附着于软骨层表面，从而阻隔养分渗透，使软骨层缺养而开始坏死；又因长期不得解救，继而造成软骨粗糙枯萎，股骨头塌陷，终因病质积聚及股骨头极度缺养而彻底坏死。

关键词：股骨头坏死　股骨头塌陷　病质理论　扶助健身　体贴健身　自力健身

1. 临床资料

临床治疗34例，基本治愈15例（X片"灶影"消失），明显好转8例（功能明显改善），好转11例（患者自觉见效）。

2. 古典文献

《灵枢·邪客》中曰："凡此八虚者，皆机关之室，真气之所过，血络之所游，邪气恶血不得住留，住留则伤经络，骨节机关不得屈伸，故拘挛也。"

《素问·调经论》曰："病在脉，调之血；病在血，调之络；病在气，调之卫；病在肉，调之分肉；病在筋，调之筋；病在骨，调之骨。"

3. 针灸机理

"针刺"可以巧开隧道，直达病所，为引泻流散形的病质开辟门路。

"温熨"可以温经活血，行气散邪，济生真元。

"拔罐"可以借助针刺所开辟的隧道，将气态及液态的病质从体内吸出。

"按摩"可以通经活络，消瘀散结，松解粘连。

4. 病质理论

（1）病质的概念：病质是对引发人体疾病的且与人体生命活动相抵抗的所有物质的统称，中医称其邪气。痹证中的病质，是指传统医学中的风寒湿三气，以及现代医学中所定义的引发风湿病、类风湿病的致病因子，也包括肢体内不能排出的代谢产物，我们称其为病质前期物。

（2）病质三态理论：病邪也是物质，故有三种形态，气态、液态和固态。病邪在促使疾病发展的同时，在某种程度上讲，或者说以某种形式，可以从气态转为液态，从液态转为固态，而且病质均以不同的质态表现出同态亲和性。

（3）自身打磨论 i：已附着的病质是相对静止的，静止是有利于病质亲合的首要因素，运动却是排斥病质亲合的主要动力，人体的运动可以使组织之间发生轻度的磨擦，从而使附着在组织体表面的表层病质被打磨掉，磨掉的病质可以溶合在组织液中，进入体液代谢。

（4）自身打磨论 ii：自身打磨的方式有两种，一种是靠自力健身所进行的打磨，称主动打磨；另一种是靠扶助健身、体贴健身所进行的打磨，称被动打磨。被动打磨不仅能将附着在组织体表面的表层病质打磨掉，还能够松解软组织之粘连，兴奋神经，同时也能够驱逐组织间隙内的流散形的病质，改善体表脉络的血液循环，提高组织体的受养能力。

5. **针灸治疗**

针刺取穴：环跳、居髎，冲门、维道、阴廉、曲泉、委中，阿是穴、扶助穴。

第一次针：针刺环跳（穴属胆经，针尖刺入关节囊后即疾出针，针后拔罐）、居髎（穴属胆经，法同环跳），阿是穴（以痛为腧，在病痛区内取 2~6 穴，针刺入穴即疾出针，针后拔罐）、扶助穴（在病痛区外酌取 2~4 穴，平补平泻，每 3 分钟捻一次针，每次捻 10 下，共 5 次）；针后需先对臀部及大腿部作适度的按摩，最好是火手按摩，随后扶助患者活动髋关节，用被动屈伸法（取仰卧位）。

第二次针：针刺冲门（穴属脾经，针尖刺入穴即疾出针，针后拔罐）、维道（穴属胆经，法同冲门）、阴廉（穴属肝经，法同冲门）、阿是穴（同上）、扶助穴（同上）；针后操作，同前。

第三次针：针刺曲泉（穴属肝经，入穴得气即疾出针，针后拔罐）、委中（穴属膀胱经，取员利针，缓刺入穴即疾出针，针后拔罐）；针后操作，同前。

第四次针：察腘横纹之上下，若见红色、紫红色或青蓝色之血络，则为邪毒留塞脉络所致，当以三棱针尽刺之，祛其恶血即可通其脉络（《甲乙经·脉度》中曰"孙络之盛而有血者疾诛之"）。

按： 根据患者的病情，第一次针及第二次针的针刺方案皆可多次采用，以每周 1~2 次为宜。不过针具的选用一定要有分寸：病轻者可选用较粗的毫针，病重者则要选用适当型号的巨针。每次针刺后，医生都得对患者做 10 分钟以上的按摩，最好是火手按摩。做扶助健身时，手法宜缓不宜急。

此方仅适用于可以独自行走且不需要任何支撑物的相关患者，但股骨头有破损或塌陷迹象者不宜采用。

6. **典型病例**

张某，男，36 岁，家住绥棱县城，干部。2000 年 9 月下旬求诊。患者讲：在乡下工作时坐下了胯股疼的毛病，去年突然发病，疼痛难忍，便到某一医院求治；因用了大量的肾上腺皮脂激素，以致半年后转为股骨头坏死。诊其脉"六部皆沉"，且脉动不足 60 次/分。次日进行针灸治疗：先调理脾胃及肾脏，以益中气、营卫及元气，并实施每日两次的火手按摩，煎服中药。第四日晚，他在做健身活动时突然能够下蹲（事后患者自叙），蹲了几次后，因高兴便在众人面前跑了几分钟。由于剧烈运动，回到家后便又不能下蹲了。

7. **讨论**

冰凌同志根据病质三态理论，将髋关节痹证分为三种症型：(1)初期症型，病质以气态为主，且以气态渐向液态转化，液态的病质以流质态向髋关节渗透，令关节疼痛，运作不利；(2)中期症型，病质已由液态渐向固态转化，病质以不同的质态向韧带、关节囊、关节液、软骨等进行渗透和亲合，致使关节液逐渐变得浓稠，股骨头的软骨表面开始有微粒附着（X 光照相会出现"灶影"，即可诊断为"股骨头坏死"）；(3)后期症型，病质亲和现象更为严重，病质的固化程度在急剧加深，韧带及关节囊变得痿弱干枯，股骨头因严重缺养而开始枯陷，终因病质积聚及股骨头极度缺养而彻底坏死。笔者认为：髋关节痹证，如果能在初早期接受针灸治疗，不擅自盲目用药，不用西药（尤其是激素药、类激素药，诸如地塞米松、双氯灭痛等），股骨头坏死是可以预防的；倘若已被诊断为股骨头坏死，就当以传统针灸治疗和方剂治疗为主，以体贴健身为辅。

8. 评论

李国平教授评论说，"股骨头坏死的治疗是现代医学都在关注的一个课题，现代医学对此证所做的病理分析和临床药物的化学试验，基本上都是在实验室中对切除后的股骨头进行的，由于缺少人体实验过程而使药物无法贴合病情。冰凌同志推出的病质三态理论和自身打磨理论，为中医治疗股骨头坏死提供了新理论，其论文'针灸治疗股骨头坏死'又为中医预防和治疗股骨头坏死提供了一条新思路。"

文章7. 针灸治疗"胃肠疾病"

胃肠疾病是一类常见病与多发病，它不仅严重影响着人体的健康，也给患者带来了极大的病苦。中医学认为：胃腑具有受纳饮食、腐化水谷、输降食糜之功能，小肠具有受盛化物、泌别清浊之功能，大肠具有传化糟粕之功能。经曰"胃为水谷之海"，人体生命所需的水谷之精气，均由胃肠所化；"胃为五脏六腑之海"，胃气为脏腑气之生化提供养份。"胃为后天之本"，胃肠一旦患病，很快就会破坏人体的生克平衡与阴阳平衡。

1. 临床资料

185例患者中，男性113例，女性72例，年龄最大者64岁，最小者6岁。病程最长者20余年，最短者8个月，病程在3~6年者在半数以上。基本治愈164例，一年内无复发，显效21例，有效率100%。

2. 针灸机理

针刺可以巧开隧道，为引泻病气开辟门路，同时也可醒动经气，驱逐邪气；灸熨可以温通经络，化解寒气，益脏腑气，济生真元。按摩可以通经活络，消瘀散结，疏理真气，舒身健体。

3. 针灸治疗

（1）依病取穴

上脘、中脘、下脘（任脉），承满、梁门、太乙、天枢、足三里、上巨虚（胃经），公孙、三阴交（脾经），涌泉、然谷、太溪（肾经），太冲（肝经），尺泽（肺经），曲池、手三里（大肠经），外关（三焦经），委中（膀胱经）。

（2）针灸操作

每日两次针，第一次针在早晨8点左右（要求患者在早6点左右，食用一些养分较高且易消化的食物，以患者自觉有3、4分饱为宜。每次针刺前，提醒患者排尿），第二次针在下午2点半左右，每次针刺后都要对针刺部位和背部进行按摩。

第一天上午：中脘（直刺，要求针尖刚透壁腹膜；穴中泻法，每10分钟捻一次针，每次捻6下，共3次，针后拔罐）、梁门（斜内刺45度，针尖斜指中脘穴；穴中泻法，余同中脘穴）、天枢（斜内刺，针尖斜指神阙穴；平补平泻，每5分钟捻一次针，每次捻10下，共捻5次）。

方义：①针刺透壁腹膜，可以引泻"肠胃之外、募原之间"的邪气。②中脘乃胃之募穴，为手太阳、手少阳、足阳明、任脉之会，且腑会中脘；梁门、天枢均为足阳明之经穴，天枢又为大肠之募穴。针刺以上诸穴，既能引泻诸腑之病邪，又能调理胃肠之功能，故能起到驱除病气、消积化滞、通畅胃气、止呕止痛等作用。

第一天下午：涌泉（直刺，穴中补法，每3分钟捻一次针，每次捻9下，共7次，出针后速闭针孔）、公孙、然谷（皆同涌泉），肝气滞郁者加太冲（直刺，穴中泻法，穴中操作同梁门）。

方义：①涌泉为肾经之井穴，然谷为肾经之荥穴，针此二穴用补法，可以益助真元，通理肾水，改善气血循环，增强胃肠腐化之功能。②公孙为脾经之络穴，交通于冲脉，针之要用补法，可以健脾养血，化湿祛痰，从而添补胃津，改善和提高小肠的分泌及吸收功能。③太冲为肝经之原穴，针之用泻法，可以平肝气，调和脾胃。

第二天上午：上脘（同中脘）、承满（同梁门），下肢萎弱者加足三里（顺经刺，补法，余同涌泉）。

方义：①上脘为任脉、手太阳、足阳明之会，针上脘、承满可再度调理肠胃之气机。②足三里为强壮之要穴，针之用补法，可以输调胃气，滋阴养形。

第二天下午：曲池（同中脘）、手三里（直刺，平补平泻，穴中操作同天枢），胸热或呕吐者加尺泽（直刺，泻法，针后拔罐），心烦或心闷者加外关（同太冲）。

方义：①曲池为强壮之要穴，大肠经之合穴，针后拔罐，既可泻祛机关之邪，也可清热散风，通治一切肠疾。②手三里为大肠经之经穴，本方取之是为了助曲池穴取气。③尺泽为肺经之合穴，针后拔罐可以清除肺热，止呕止吐。由于宗气为诸气运行之动力，故而针刺此穴还能够调理周身之气。④外关为三焦经之络穴，交通于阳维脉，阳维脉维系一身之阳，从而此穴具有行气开郁、解表退热之功效，可治胃肠之热疾。

第三天上午：下脘（同中脘）、太乙（同梁门），腹泻或腹痛者加"委中"（取员利针，速刺速退法，针后拔罐）。

方义：①下脘为足太阴、任脉之会，针上脘、太乙可三度调理胃腑之气机。②委中为肾经之合穴，此穴具有清热、解毒、醒神之功效，针后拔罐可治腹痛、腹泻、呕吐等症，还可祛除肾脏之邪。

第三天下午：内关、上巨虚、三阴交、太溪（均同涌泉）。

方义：①内关为心包经之络穴，交通于阴维脉，阴维脉维系一身之阴，从而具有调和营卫、通理心气之功效，针之还能宽胸理气。②上巨虚为大肠经之下合穴，可治一切胃肠疾病。③三阴交为足少阴、足厥阴、足太阴之会，太溪为肾经之原穴，此二穴同用可以通治肝、肾、脾三脏系之诸疾，还可以济补真元。

注：此方仅适用于"呃逆、呕吐、胃痛、厌食、腹痛、泄泻、便秘"等证。胃部有出血者，胃体严重糜烂者，以及身体极度虚弱者，皆不宜完全采用此方。

4. **典型病例**

李盛荣，男，64岁，患胃肠病20余年，96年10月24日到紫云水塘镇卫生院求诊。患者自述：患胃病二十余年，近三年顿食米饭不足半小碗，喜食粘性食物，胃部经常疼痛；已求医多年，均无疗效。其家人讲：所去的各大医院均怀疑他患了胃癌，却查不出癌细胞来。初诊观察：患者每自行十几步就得蹲下休息3、5分钟，其身高174公分，但其体重却不足45公斤，面暗无光，音息无力。因逢雨天，患者一周后入院治疗，先由学员对其实施温熨按摩，以扶正气；5日后我对他实施针刺治疗，三日后其胃痛症状消失，且可正常进食，顿食米饭3小碗，或20多个水饺，针灸七日后出院，随访三年无复发。

5. **古典文献**

"……留而不去，传舍于肠胃，在肠胃之时，贲响腹胀，多寒则肠鸣飧泄，多热则溏出糜；留而不去，传舍于肠胃之外，募原之间；留著于脉，稽留而不去，息而成积。"（《灵枢·百病始生》）

6. **讨论**

从经文中可以看出，人体内的病气，其留舍也是有规律的。如果我们把握了这些规律，就可以运用传统的针刺疗法将那些游散形的病质祛除掉。故医治胃肠疾病，冰凌同志主张"先用针，后用药"，即先以针刺引泻体内邪气，后以中药化补体内正气。这样做不仅排邪彻底，还有利于胃肠功能的极早恢复。

7. 评论

李国平教授评论说："胃肠疾病，其病因复杂，或因外邪侵犯，或因饮食劳伤，或因脏腑失调，或因禀赋不足，以致'受纳、消化、吸收及体液代谢'等生理功能出现异常。在临床方面，笔者在中医经络理论的支持下，针对'虚邪传舍于肠胃之外，募原之间'所引发的胃肠疾病，提出了'针刺透过壁腹膜，可引泻肠胃之外及募原之间之邪气'的精辟论点，冲破了几千年来由经穴的可刺深度给针刺临床带来的一些束缚，有继承、有创新，也有发展。"

文章 8. 针刺治疗"风瘾疹症"

1. 风瘾疹证

风隐疹又称隐疹，此证发病较急，发病时瘙痒难忍，有的伴有疼痛。初发时多呈麻粒状，或散或密，大小不一，疹处多呈红色或白色。搔抓时疹风即串，进而疹聚成块，称其"风疹块"。风疹块形状不一，大小不均，达雀蛋大者又称痦瘟，现代医学认定是真皮局部水肿所致。

中医学认为，风隐疹是风、寒、湿、热之邪客于肌肤腠理，令津液集聚所致。其病因多是身虚卫弱，汗出挡风，或过食辛辣，或皮肤接触致敏物质等。其疹处发红者热多，是风、热、湿等毒气搏于肌肤，故遇热则剧，遇冷则消（风隐发疹皆夹湿邪，故恶雨喜晴）；疹处发白者风多，是风、寒、湿等毒气搏于腠理，故遇寒则剧，遇热则消（风与气搏夹湿发疹，其动则痒）。

2. 临床资料

58 例患者中，男性 37 例，女性 21 例，均为急性隐疹，辨证施治，均在三日内痊愈。

3. 针灸治疗

分部取穴，由皮部究其经络，以求标本同治，分两种情况：

3.1 疹在人体上部

在病侧取穴，先刺曲池、外关、合谷（穴中泻法，每 3 分钟捻一次针，每次捻 18 下，共捻 3～6 次，针后拔罐），次刺大椎（取员利针，针刺入穴即出针，针后拔罐）、曲泽（法同曲池）。自肚脐横分，肚脐以上为人体上部，肚脐以下为人体下部。

（1）头部有疹者，配翳风（穴中泻法，每 3 分钟捻一次针，每次捻 6 下，共捻 5 次，疾出针）；
（2）面部有疹者，配人中、承浆（以小三棱点刺泻血豆许）；
（3）颈项部有疹者，配风池（法同翳风）；
（4）背部有疹者，配肺俞（浅刺，针刺入穴即疾出针，针后拔罐）；
（5）胸腹部有疹者，配天枢（取双侧穴，法同翳风）；
（6）臂部有疹者，配肩髃（风热客表者取之，法同肺俞）、尺泽（胃热上蒸者取之，法同大椎）；
（7）手部有疹者，配八邪（法同翳风）。

3.2 疹在人体下部

在病侧取穴，先刺曲泉、风市、血海、足三里（法同曲池），次刺大椎（法同前，刺过不必再刺）、委中（法同大椎）。

（1）腰部有疹者，配大肠俞（法同肺俞）；
（2）臀部有疹者，配环跳（法同曲池）；
（3）大腿部有疹者，配伏兔（法同曲池）；
（4）小腿部有疹者，配飞扬（法同曲池）；
（5）足部有疹者，配八风（法同翳风）。

以上针刺完毕，即对其背部、疹部实施火手按摩。若出现余疹，则即酌情用员利针或毫针刺其疹上，多发针而后拔罐，以求彻底清除疹毒。

4. 典型病例

张某，女，25 岁，在绥棱县医院工作。98 年 11 月 29 日晚求诊。患者自述：出去买水果回来，进屋即觉得额角发痒，用手挠了几下即有疹块出现，并迅速增大，5 分钟后便有鸡蛋黄般大，瘙痒难忍。诊其寸口"脉浮虚缓"，为风隐疹，属风寒客表。随后用针刺"曲池、外关、合谷、翳风"等穴，12 分钟后疹块明显变小，继续捻针 6 分钟后出针，针后部分穴位需拔罐，35 分钟后痊愈。

5. 讨论

风隐疹发病较急，部位不定，甚是顽固。初发时若不能根治，则会在病因再次出现时重复发作，由急性转为慢性。针刺以祛风除邪为主，风热者祛风清热，风寒者祛风散寒，胃热者祛风清热利湿。表里虚者当祛风固表，针后饮服中药，培本益气。